Kathrin Lieb
Split-Brain-Forschung und ihre Folgen

Geschichte
und Philosophie
der Medizin

History
and Philosophy
of Medicine

Herausgegeben von
Professor Dr. Andreas Frewer, M.A.
Institut für Geschichte und Ethik
der Medizin
Universität Erlangen-Nürnberg
Glückstr. 10
91054 Erlangen

Band 11

Kathrin Lieb

Split-Brain-Forschung und ihre Folgen

Medizin – Geschichte – Populärwissenschaft

Franz Steiner Verlag

Umschlagabbildung: © Kathrin Lieb

Bibliografische Information der Deutschen Nationalbibliothek:
Die Deutsche Nationalbibliothek verzeichnet diese Publikation in der Deutschen Nationalbibliografie; detaillierte bibliografische Daten sind im Internet über <http://dnb.d-nb.de> abrufbar.

ISBN 978-3-515-09937-0

Gedruckt auf säurefreiem, alterungsbeständigem Papier.
Druck: Offsetdruck Bokor, Bad Tölz
Printed in Germany

Für meine Eltern

INHALTSVERZEICHNIS

VORWORT

„Männer sind rational, Frauen sind emotional.“ – „Linkshänder sind kreativer als Rechtshänder.“ – „Wer sein geistiges Potenzial voll ausschöpfen will, muss dafür sorgen, dass seine linke und seine rechte Gehirnhälfte harmonisch zusammenarbeiten.“ – Diese und ähnlich plakative Aussagen kursieren millionenfach im Internet, werden in Schulen und an Universitäten, auf Partys und in Therapiestunden diskutiert, sind Anlass für wissenschaftliche Studien und populärwissenschaftliche Veröffentlichungen sowie Inhalt immer wieder neu aufgelegter Bestseller. Obwohl die meisten Menschen hinreichend viele Beispiele nennen könnten, die diese Aussagen in ihrer Simplizität infrage stellen, werden entsprechende Annahmen immer wieder als allgemeingültige Wahrheiten verkauft und im Streitgespräch „wissenschaftliche Beweise“ herangezogen, die diese Thesen scheinbar untermauern.

Was aber ist dran an solchen „Beweisen“? Wieviel haben populäre Annahmen mit den wissenschaftlichen Erkenntnissen gemein, auf die sie sich berufen? Und welchen Anteil haben Forscher selbst an der Entstehung solcher Glaubenssätze?

Die vorliegende Arbeit befasst sich mit der historischen Einordnung der zerebralen Kommissurotomien, auch „Split-Brain-Operationen“ genannt. Sie stellt die theoretischen, klinischen und experimentellen Grundlagen zusammen, die zur Wiederaufnahme der Kommissurotomien in den 1960er Jahren führten und untersucht den Stellenwert der Operationen innerhalb der heutigen Epilepsietherapie. Weiterhin wird auf den Einfluss eingegangen, den die Nachuntersuchungen an den Kommissurotomie-Patienten auf psychologische und philosophische Fragestellungen nahmen. Nicht zuletzt zeigt sie auf, inwiefern diese Untersuchungen zum Allgemeinverständnis von der Funktion der Gehirnhälften (Hemisphären) beitrugen und wieweit diese populärwissenschaftlichen Annahmen von den wissenschaftlichen Befunden abweichen.

Das Corpus callosum (deutsch: der Balken) ist ein Nervenfaserbündel, das zusammen mit weiteren Kommissurenbahnen die beiden Gehirnhälften verbindet. Bei den zerebralen Kommissurotomien werden unterschiedlich große Anteile dieser Nervenverbindungen durchtrennt. Erstmals hatten W. P. Van Wagenen und R. Y. Herren zwischen 1939 und 1943 zerebrale Kommissurotomien am Menschen vorgenommen, die an medikamentös nicht behandelbaren (refraktären) Epilepsien litten. Bei der Nachuntersuchung der Patienten durch A. J. Akelaitis waren keine nennenswerten neurologischen oder kognitiven Defizite aufgefallen, doch aufgrund des nur mäßigen Operationserfolgs im Hinblick auf die Reduktion der Anfälle waren die Kommissurotomien bald wieder eingestellt worden.

Als P. J. Vogel und J. E. Bogen 1962 die Kommissurotomien wiederaufnahmen, beriefen sie sich auf Akelaitis' Untersuchungsergebnisse, vornehmlich jedoch auf tierexperimentelle Studien von R.W. Sperry und R. E. Myers aus den 1950er Jahren. Sperry, ein Mentor Bogens, hatte durch Durchtrennung (Sektion) von Corpus callosum und Chiasma opticum bei Katzen und später Affen nachgewiesen, dass der Balken maßgeblich an der Übertragung von Informationen von einer Gehirnhälfte auf die andere beteiligt ist. Seine Versuche legten Vorstellungen nahe, dass ohne den Balken die Kommunikation zwischen den Gehirnhälften gestört sei, aber auch, dass die einzelnen Gehirnhälften unabhängig voneinander agieren könnten – und es schien, als verfügte jede Hemisphäre über ein eigenes Bewusstsein.

Zur Wiederaufnahme der Kommissurotomien in den 1960er Jahren führte nicht nur die Hoffnung, durch die Durchtrennung des Corpus callosum eine Generalisierung epileptischer Anfälle bei den Patienten verhindern zu können. Die Frage, inwieweit auch beim Menschen ein jeweils unabhängiges Bewusstsein in den getrennten Hemisphären zu beobachten sei, spielte ebenfalls eine bedeutende Rolle. Die durch M. S. Gazzaniga et al. teilweise über zwanzig Jahre fortgesetzten Nachuntersuchungen einzelner Patienten ermöglichten bis dahin unerreichte Einblicke in die Funktionsweise der Großhirnhälften und des menschlichen Bewusstseins und konnten insbesondere auch Unterschiede zwischen den Hemisphären offenlegen. 1981 wurde Sperry für die Entdeckung der funktionellen Hemisphärenunterschiede mit dem Nobelpreis für Physiologie und Medizin ausgezeichnet.

Später verfeinerten D. H. Wilson et al. die Operationstechnik und konnten dadurch die Operationsergebnisse so optimieren, dass die Technik auch heute noch als palliative (lindernde) Maßnahme in Einzelfällen in Betracht gezogen wird.

Während die Kommissurotomien innerhalb der Epilepsietherapie bis heute nur eine untergeordnete Rolle spielen, haben die Erkenntnisse aus den Nachfolgetests wesentlich zum Verständnis von der Funktion der Hemisphären beigetragen und sind nicht nur in die philosophische Diskussion über das menschliche Bewusstsein und in die Psychotherapie eingeflossen, sondern wurden darüber hinaus von den Populärwissenschaften aufgegriffen, in denen eine eher stereotype Darstellung der Hemisphärenunterschiede erfolgte, die sich verselbständigte und immer weiter von den wissenschaftlichen Erkenntnissen entfernte. Auf dem Wege zunehmender Trivialisierung fanden die Ergebnisse der Split-Brain-Forschung schließlich Eingang in viele Teilbereiche der populären Kultur.

Anhand des Beispiels der zerebralen Kommissurotomien wird deutlich, in welchen komplexen kulturellen Zusammenhängen wissenschaftliche Forschung betrieben wird und von welchem großen Interesse gerade die Gehirnforschung für die Allgemeinheit ist. Das Gehirn wird mit dem menschlichen Geist, seinem Verstand, seinem Bewusstsein assoziiert, gar als Sitz seiner Seele angesehen. Studienergebnisse, die uns der Antwort auf die Frage nach Ursprung und Beschaffenheit unseres Bewusstseins näher bringen, erfreuen sich großer Beliebtheit. Dabei sind es nicht immer die wissenschaftlichen Fakten, die eine rasche Verbreitung und Popularisierung erfahren, sondern vielmehr von diesen abgeleitete Vereinfachungen, die es uns scheinbar ermöglichen, komplexes menschliches Verhalten anhand von wenigen prägnanten Merkmalen der Personen vorherzusagen. Die Verantwortung der Wissenschaftler und populärwissenschaftlicher Autoren wird deutlich, Studienergebnisse erst nach sorgfältiger Prüfung zu publizieren, um der Verbreitung langlebiger Klischees vorzubeugen.

Die vorliegende Arbeit wurde im April 2009 vom Senat der Medizinischen Hochschule Hannover als wissenschaftliche Dissertation im Fachbereich Medizin angenommen. Der Titel lautete „Die Zerebralen Kommissurotomien – Ein Beitrag zu deren medizinisch-psychologischer, populärwissenschaftlicher und kulturgeschichtlicher Einordnung“. Für die Drucklegung wurde der ursprüngliche Text überarbeitet und geringfügig ergänzt.

An dieser Stelle möchte ich all jenen danken, die zur Entstehung dieses Buches beigetragen haben, an erster Stelle Herrn Prof. Dr. Andreas Frewer, ohne dessen unermüdliche und geduldige Unterstützung dieses Buch nie fertig geworden wäre. Ich danke Frau Prof. Dr. Brigitte Lohff für die Betreuung dieser Arbeit und der Gesellschaft der Freunde der Medizinischen Hochschule Hannover e. V. für die Förderung des Buches. Den Mitarbeiterinnen und Mitarbeitern des Franz Steiner Verlages danke ich für die freundliche Begleitung des Manuskripts. Ich danke meinem Lebensgefährten, der mir immer liebevoll zur Seite stand und während der letzten beiden Jahre akzeptierte, dass unser Esstisch sich in einen weiteren Arbeitsplatz verwandelte. Nicht zuletzt danke ich meinen Eltern für ihre Liebe und Unterstützung. Ihnen möchte ich dieses Buch widmen.

Heidelberg, im Oktober 2011 Kathrin Lieb

1 EINLEITUNG

1.1 THEMA UND FRAGESTELLUNG

> „Meister logischen Denkens wie Albert Einstein waren wohl, entgegen der früheren Auffassung, nicht ‚linkslastig'. Man weiß, daß Einstein durch virtuoses Geigenspiel auch seiner rechten Hirnhälfte viel Beschäftigung gab. Einige Wissenschaftler sind sogar der Meinung, Einstein habe seine Relativitästheorie auf der rechten, also intuitiven Seite, entwickelt und auf der linken, der logischen, nur die Formeln dazugeschrieben."
>
> Süddeutsche Zeitung 22.09.1988

In einem Artikel der Süddeutschen Zeitung vom 22. September 1988 über den Ersten Kongress über Cerebrale Dominanzen, der vom 14. bis 17. September 1988 in München stattfand, liest man, Forscher hätten entdeckt, dass es eine Zweiteilung der Gehirnfunktionen in den Hemisphären gebe. Die linke Gehirnhälfte analysiere und bearbeite logische Probleme und sei Ort des rationalen Überlegens und der Sprachverarbeitung, die rechte Seite hingegen sei „für Intuition, Kreativität und musische Fähigkeiten zuständig, aber auch für den Gefühlsbereich" und zwischenmenschliche Beziehungen.

Die in dem Artikel nicht näher genannten Forscher, auf die sich der Autor beruft, sind der Psychologe und Nobelpreisträger Roger Sperry, der Neurochirurg Joseph Bogen sowie eine Reihe weiterer Wissenschaftler aus dem Umfeld Sperrys, die sich eingehend mit der Funktion der rechten und linken Gehirnhälfte auseinandersetzten. 1962 hatten Philip Vogel und Joseph Bogen vom White Memorial Hospital Los Angeles die zerebralen Kommissurotomien zur Behandlung medikamentös unzugänglicher Epilepsien wieder aufgenommen, die zuletzt in den 1940er Jahren zu diesem Zweck angewandt worden waren. Sperry, sein Doktorand Michael Gazzaniga sowie weitere Studenten und Kollegen konzipierten in Anlehnung an vorherige Tierversuche Sperrys spezielle Tests, um die Hemisphärenfunktionen der Kommissurotomie-Patienten zu untersuchen. Die Erkenntnisse über die unterschiedlichen kognitiven Fähigkeiten der Gehirnhälften stellten die bisherigen Vorstellungen von der unbedingten Überlegenheit der linken Hemisphäre infrage und brachten Sperry 1981 den Nobelpreis für Physiologie und Medizin, den er sich mit dem Kanadier David Hubel und dem Schweden Torsten Wiesel teilte, die für ihre Arbeiten zur Informationsverarbeitung im visuellen System des Gehirns geehrt wurden. Die Kommissurotomien erlangten unter dem einprägsamen Begriff „Split-Brain"-Operationen auch außerhalb der Medizin Bekanntheit, und die Ergebnisse der psychologischen Nachfolgetests mit den Patienten wurden besonders in den 1980er Jahren ausführlich in den Medien diskutiert.

Hatten aber Sperry, Bogen oder andere „Split-Brain-Forscher" tatsächlich eine dichotome Lokalisation der kognitiven Fähigkeiten, also der analytischen, logischen, rationalen und sprachlichen auf der einen, der linken Seite und die Lokalisation der intuitiven, kreativen, musischen und emotionalen Fähigkeiten auf der anderen Seite vorgenommen, so wie dies später in der populären Presse (vgl. Eingangszitat) gesehen wurde?

Ziel der vorliegenden Arbeit ist es, den zerebralen Kommissurotomien der 1960er Jahre einen historischen Rahmen zu geben. Hierzu soll zunächst ermittelt werden, auf welcher wissenschaftlichen Grundlage Vogel und Bogen die Kommissurotomien 1962 wiederaufnahmen und wie der damalige Kenntnisstand über die Eigenschaften des während der Operationen durchtrennten Corpus callosum war. Weiterhin ist von Interesse, welchen medizinischen Nutzen die Kommissurotomien hatten und welchen Stellenwert sie in der heutigen Epilepsietherapie einnehmen. Darüber hinaus soll auch ihr Einfluss auf die philosophische und psychologische Forschung untersucht werden. Zuletzt bleibt die zu Beginn aufgeworfene Frage zu klären, wie wissenschaftliche und populärwissenschaftliche Darstellung sich voneinander unterscheiden und warum sich die dichotomen Zuschreibungen bestimmter Fähigkeiten zu den Hemisphären einer solchen Beliebtheit erfreuen.

1.2 ZU DIESER ARBEIT

1.2.1 Material und Methoden

Bei der vorliegenden Arbeit handelt es sich um eine Untersuchung und Auswertung der historischen und aktuellen Literatur zu den Split-Brain-Operationen. Einen wesentlichen Teil der Quellen zu den zerebralen Kommissurotomien machen die Publikationen Roger Sperrys aus. Auch wenn nicht auf alle im Einzelnen in dieser Arbeit eingegangen werden kann, stellen ihre Inhalte ein wichtiges Grundwissen zum Thema „Split-Brain-Forschung" dar. Eine Zusammenstellung von Sperrys Veröffentlichungen ist bei Interesse auf der Seite www.rogersperry.info [Stand: 06.07.2011] einzusehen.

Neben Sperrys Arbeiten wurden Veröffentlichungen weiterer Split-Brain-Forscher berücksichtigt, von denen in erster Linie Michael Gazzaniga und Joseph Bogen zu nennen sind. Eine ausführliche Auflistung der verwendeten Literatur findet sich im Quellenverzeichnis.

Für die Untersuchung der populärwissenschaftlichen Darstellung wurde gezielt in den Archiven einer deutschen Tageszeitung und einer Wochenzeitschrift recherchiert (vgl. Kapitel 4.2.1). Darüber hinaus wurden zahlreiche Quellen (Bücher, Filme, CDs) zum Thema berücksichtigt, die durch systematische Internetrecherche bis zum Jahr 2008 auffindbar waren. Es bleibt zu beachten, dass die hier vorgestellten populärwissenschaftlichen Quellen nur einen geringen Teil der in den Medien publizierten Beiträge zum Thema „Split-Brain" ausmachen. Die verwendeten Quellen sollten jedoch ausreichen, um sich einen sehr guten Überblick verschaffen zu können über die Darstellung der Forschungsergebnisse und der aus diesen abgeleiteten Vorstellungen von der Funktion des Gehirns, wie sie in der populären Presse, in Literatur und Kunst anzutreffen sind.

1.2.2. Gliederung

Im ersten Teil dieser Arbeit (Kapitel 2) findet sich eine Einführung in die historische Bewusstseinsforschung, die auf den ersten Blick über das eigentliche Thema der Arbeit hinausgeht, als Wissenshintergrund für die in Kapitel 4.1.3 ausgeführte Diskussion über das menschliche Bewusstsein, wie sie sich an die Split-Brain-Forschung anschloss, jedoch hilfreich ist. Ebenfalls in Kapitel 2 zusammengefasst sind die geschichtlichen Ursprünge der Lateralitätsforschung und deren Ergebnisse aus dem 18. bis ausgehenden 19. Jahrhundert, die im Wesentlichen dem Erkenntnisstand zu Beginn der Split-Brain-Tests entsprechen.

Zunächst überraschen mag der Exkurs zur Psychochirurgie in Kapitel 2.3. Da eine Verwechslung derselben mit den Kommissurotomien – wohl aufgrund des Terminus „Split-Brain“ – durch Laien nicht selten vorkommt, erscheint eine Abgrenzung der Psychochirurgie von den epilepsiechirurgischen Maßnahmen sinnvoll, besonders, da die Psychochirurgie zur Zeit der ersten Kommissurotomie-Serien die populäre Presse beherrschte.

Nach diesen allgemeinen historischen Ausführungen widmet sich Kapitel 3 der Betrachtung der zerebralen Kommissurotomien der 1960er und 70er Jahre unter medizinischen Gesichtspunkten. Auf eine Untersuchung der konkreten wissenschaftlichen Hintergründe der Operationen folgen eine Beschreibung von Indikation und Patientenauswahl, eine vergleichende Darstellung der Operationsmethoden und eine Schilderung der postoperativen Symptome. Auf den Aufbau der psychologischen Nachfolgetests und die daraus gewonnenen Erkenntnisse wird eingegangen, ehe das Kapitel mit einer Erörterung der medizinischen Relevanz der Kommissurotomien für die heutige Epilepsietherapie schließt.

Wie eingangs erwähnt, waren die Kommissurotomien nicht nur für die klinische Medizin von Bedeutung, sondern trugen nicht unwesentlich zum Verständnis der Aufgaben des Corpus callosum und zu revidierten Vorstellungen von den Hemisphärenfunktionen bei. Darüber hinaus wurden die Ergebnisse der Split-Brain-Versuche vielfach in die Diskussion über das menschliche Bewusstsein einbezogen und fanden Eingang in Psychotherapiemethoden. Den psychologischen und philosophischen Implikationen widmet sich Kapitel 4.1.

Abschließend wird in Kapitel 4.2 auf die populärwissenschaftliche Darstellung der Hemisphärenunterschiede eingegangen. Mögliche Ursachen der von den Split-Brain-Forschern kritisierten „Dichotomanie“ werden diskutiert und der Anteil der Forscher an der stereotypen Verbreitung der wissenschaftlichen Erkenntnisse wird dargelegt.

2 HISTORISCHE UND PHILOSOPHISCHE KONTEXTE

2.1 DIE BEZIEHUNG ZWISCHEN KÖRPER UND GEIST

2.1.1 Bewusstsein, Geist, Seele

„Zwei Geister wohnen, ach! in meinem Kopf", betitelte *Die Zeit* in Anlehnung an Goethes Faust einen Artikel vom 27. April 1984, in dem Erkenntnisse aus der Split-Brain-Forschung über die unterschiedlichen Befähigungen der Hemisphären thematisiert wurden und in dem die Autoren die historische Ansicht zu widerlegen versuchten, die lange Zeit als „sprachlos" geltende rechte Gehirnhälfte sei nur „ein niederer unbewusster Automat".

Der Artikel ist als exemplarisch anzusehen für eine weitreichende populärwissenschaftliche wie auch philosophische Diskussion über das menschliche Bewusstsein, die durch die Tests mit den Kommissurotomie-Patienten neue Nahrung gewann. Auch die Split-Brain-Forscher widmeten sich in den späteren Arbeitsjahren zunehmend den philosophischen Implikationen ihrer Forschungsergebnisse. Die zentrale Frage war für sie die nach der Beziehung zwischen „Geist" und Gehirn. Konkreter: Wodurch entsteht Bewusstsein und wie kann es rückwirkend auf das Gehirn Einfluss nehmen?

Die Schwierigkeit, das Bewusstsein überhaupt begrifflich einzugrenzen, zeigt sich in der umgangssprachlichen und oft tautologischen Definition, wie wir sie zum Beispiel im Duden finden: „Bewusstsein" wird hier erklärt als der „Zustand geistiger Klarheit" und die „Gesamtheit der psychischen Vorgänge, durch die sich der Mensch der Außenwelt und seiner selbst bewußt wird".[1] Eine Abgrenzung der Begriffe „Bewusstsein", „Geist" und „Seele" voneinander ist selbst in der Medizin nicht gegeben, so befasst sich beispielsweise die Psychiatrie, die Seelenheilkunde, mit „Geisteskrankheiten" und Bewusstseinsstörungen. In der klinischen Medizin – hier sei als Beispiel das Wörterbuch Pschyrembel herangezogen – wird „Bewusstsein" definiert als „Wissen um die umgebende Welt sowie um das Selbst (Ich) als Träger der Bewusstseinsinhalte".[2] Als Qualitäten des Bewusstseins werden Wachheit, Orientierung, Zielgerichtetheit, Aktivität, Aufmerksamkeit, Auffassung, Denkablauf und Merkfähigkeit genannt.

Der heutige Bewusstseinsbegriff wurde von René Descartes (1596–1650) geprägt („conscientia", von dem sich das englische „consciousness" [Bewusstsein] und das französische und englische „conscience" [Gewissen] ableiten) und er-

1 Duden Band 7: Das Herkunftswörterbuch. 3. Auflage. Mannheim: Dudenverlag; 2001: 93.
2 Pschyrembel: Klinisches Wörterbuch. 259. Auflage. Berlin: Walter de Gruyter; 2002: 202.

scheint im Deutschen erstmals 1719 in Christian Wolffs Schriften in getrennter („Bewußt seyn") und später geschlossener Schreibweise.[3]

Wenn wir davon ausgehen, dass die Suche nach dem Sitz des menschlichen Bewusstseins, historisch betrachtet, eng verknüpft war mit der Suche nach dem Geist und der Frage nach der Existenz einer menschlichen Seele, so lässt sich die Bewusstseinsforschung bis in die Antike zurückverfolgen, und es zeigt sich, dass viele der heute kontrovers diskutierten Ansichten schon damals vertreten wurden.

2.1.2 Das Leib-Seele-Problem

Das vorliegende Kapitel soll einen kurzen Überblick über diese Geschichte des sogenannten Leib-Seele-Problems geben, soweit sie für das Verständnis der philosophischen Diskussion im Kontext der Split-Brain-Forschung von Bedeutung erscheint. Kapitel 4.1.3 wird sich eingehender mit dieser Debatte befassen.

Das Leib-Seele-Problem ist ein zentrales Thema der abendländischen „philosophia perennis",[4] das von der Antike bis zur Gegenwart diskutiert wurde und sich mit der Frage beschäftigt, ob es eine vom Körper unabhängige Seele – oder auch ein vom Gehirn unabhängiges Bewusstsein – geben kann oder nicht. Die unterschiedlichen Thesen dazu werden im Allgemeinen einer von zwei konträren Positionen zugeordnet, die in der Philosophiegeschichte als *Dualismus* bzw. *Monismus*[5] bezeichnet werden.

Alle *dualistischen* Lehren gehen davon aus, dass zwei verschiedene Kräfte im Universum herrschen, z.B. Geist und Materie.[6] Das menschliche Bewusstsein, sein Geist oder seine Seele sei dabei von der Materie unabhängig. Dem gegenüber steht der Monismus, der alles Sein auf ein Grundprinzip zurückführt. Dabei gibt es innerhalb des *Monismus* einander entgegengesetzte Lehren, z.B. einerseits den auf Platon zurückgehenden *Idealismus*, der die Ansicht vertritt, die wahrnehmbare Wirklichkeit sei lediglich Abbild der ihr zugrundeliegenden Urbilder (Ideen), andererseits den Materialismus, der alles Sein als auf Materie beruhend betrachtet und Bewusstsein als Produkt physikochemischer Vorgänge im Gehirn ansieht (*Physikalismus*).[7]

Der Glaube an die Existenz einer oder auch mehrerer menschlicher Seelen findet sich in allen Kulturen. Den größten Einfluss auf die in Europa bis in die Neuzeit

3 Vgl. Ritter J, Gründer K (Hrsg.). Historisches Wörterbuch der Philosophie. Überarbeitete Neuauflage. Basel: Schwabe & Co. AG; 1992: 888 ff.

4 Lat.: *philosophia perennis*: beständige, immerwährende Philosophie.

5 Nach griech.: *monos*: allein; lat.: *duo*: zwei.

6 Nach Christian Wolffs Definition: *„Dualistae sunt, qui et substantiarum materialium, et immaterialium existentiam admittunt."* [lat.: Dualisten heißen diejenigen, die die Existenz materieller und immaterieller Substanzen annehmen.] Siehe: Ritter, Gründer (1992): 298–299.

7 Vgl. Ritter/Gründer (1992). Vgl. Gazzaniga M, Ivry R, Mangun G. Cognitive Neuroscience. 2nd edition. New York: W.W. Norton & Company; 2002: 656–660.

verbreiteten Vorstellungen hatten die hebräischen Propheten und die griechischen Philosophen der Antike.[8]

In der hebräischen Überlieferung wird unterschieden zwischen einer sterblichen, den Tod des Körpers nicht überdauernden Seele als Sitz aller geistigen Aktivitäten und einem Geist als unpersönlicher Lebenskraft, die nach dem Tod zum Quell allen Lebens, zu Gott, zurückkehrt. Im Alten Testament[9] ist die lebende Seele (*nepesh*) sterblich, ihr Tod oftmals eine Strafe für mutwilligen Gesetzesbruch. Die persönliche Existenz des Menschen endet mit dem Tod.

Für die Griechen zur Zeit Homers (im 8. Jh. v. Chr.) besaß die Geistseele nicht die mentalen Fähigkeiten des lebenden Menschen; sie entwich bei seinem Tod durch Mund oder Wunden, um als schattenhaftes Abbild des Verstorbenen in den Hades hinabzusteigen. Kraft und Intellekt blieben im Bereich des Zwerchfells zurück und lösten sich mit dem Tod des Körpers auf. Die Naturphilosophen der ionischen Schule und ihre Nachfolger begannen, die menschliche Seele als Manifestation der alles durchdringenden ursprünglichen Kraft anzusehen. Über die Beschaffenheit dieser Urkraft waren sie sich jedoch nicht einig. Während Thales von Milet (ca. 624–546 v. Chr.), der Gründer der ionischen Philosophenschule, Wasser als Ursubstanz ansah, war diese bei Anaximenes (ca. 585–525 v. Chr) Luft und bei Heraklit (ca. 540–475 v. Chr.) Feuer.

Pythagoras (ca. 570–510 v. Chr.) glaubte, die unsterbliche Seele sei zur Strafe im Körper gefangen, aus dem sie nach dem Tod in den Hades entweiche, um sich bald darauf einen neuen Körper als Wohnsitz zu suchen. Die letzte Bestimmung der Seele sei eine endgültige Befreiung von den Fesseln des Lebens und das höchste Ziel des Menschen, durch Askese die Rückkehr der Seele zu ihrem göttlichen Ursprung zu beschleunigen.

Im 5. Jh. v. Chr. entwickelten Empedokles (ca. 494–420 v. Chr.), Anaxagoras (ca. 499–428 v. Chr.) und letztlich Demokrit (ca. 460–371 v. Chr.) die Vorstellung von Atomen: kleinsten aus den vier Grundelementen (Feuer, Wasser, Erde, Luft) zusammengesetzten Teilchen, aus denen alle Dinge bestünden. Demokrit lehrte, die Seele bestehe aus feinen Atomen, die zwischen den Atomen des Körpers eingelagert seien und ihn so belebten.

Großen Einfluss über mehr als zweitausend Jahre bis heute[10] nahm Platon (ca. 427–347 v. Chr.) mit seiner Ideenlehre, in der er das Reich der unveränderlichen Ideen dem ihrer Abbilder gegenüberstellte. Die Seele gehörte für den Athener Platon beiden Reichen an; wie die Ideen sei auch die Seele immateriell und real, eine Vermittlerin zwischen dem Reich der Ideen, um die sie wüsste, und der greifbaren Welt, in der sie für jede Bewegung verantwortlich sei. Im Gegensatz zu den Philosophen der ionischen Schule war für Platon die Seele jedoch nicht bloß eine Teilmanifestation der göttlichen Urkraft, sondern ein individuelles Wesen, der Ursprung der Persönlichkeit. Im Reich der Materie sei die Seele für den freien Willen und Verstand verantwortlich und übe im Körper verschiedene Funktionen aus: das

8 Vgl. MacDonald P. History of the Concept of Mind. Aldershot: Ashgate; 2003: 1 ff. Vgl. McDougall W. Body and Mind. London: Methuen & Co Ltd.; 1918: 7.

9 Vgl. 4. Mos. 15: 27–31.

10 Vgl. Popper K, Eccles J. The Self and Its Brain. Berlin, New York, London: Springer; 1977.

Erwecken der Emotionen und körperlichen Bedürfnisse. In dem späten Dialog *Timaios*[11] (ca. 360 v. Chr.) unterschied Platon zwischen drei Anteilen der Seele oder gar drei verschiedenen Seelen: Die unsterbliche und rationale Seele sitze im Kopf, die sterbliche, Bedürfnisse erweckende, in der Brust, wobei ihr besserer Teil vom schlechteren durch das Zwerchfell getrennt sei.

Aristoteles (ca. 384–322 v. Chr.) ist die zweite beherrschende Gestalt der griechischen Philosophie, und seine Ansichten über die Seele nahmen nicht minder Einfluss auf die europäischen Gelehrten. Sie gelangten über das seit dem 8. nachchristlichen Jahrhundert arabische Spanien ins abendländische Europa, wurden vom Griechischen ins Arabische und aus diesem ins Lateinische übersetzt[12] und beeinflussten die Lehre der Scholastiker, insbesondere die Thomas von Aquins. Aristoteles vertrat die Ansicht, Seele sei in allem, was lebt; sie sei die Summe der Vitalprinzipien, die in unterschiedlichem Maße bei Pflanzen, Tieren und Menschen vorhanden seien. Während den Pflanzen nur Ernährung, Wachstum und Vermehrung zu eigen seien, besäßen die Tiere darüber hinaus Appetit und Verlangen, Sinneswahrnehmung und freie Beweglichkeit. Allein der Mensch verfüge über Denkvermögen, und nur dieses sei von den Organen des Körpers zu trennen wie das Ewige vom Vergänglichen. Als Organ des Lebensursprungs, als Zentrum der sensorischen Wahrnehmung, sah Aristoteles das Herz an. Ähnlicher Auffassung war Epikur (ca. 342–271 v. Chr.), der den verstandlosen Teil der Seele, das Vitalprinzip, über den ganzen Körper verteilt glaubte, den verstandesmäßigen Teil hingegen in der Brust beherbergt sah.[13]

Während die ersten Kirchenväter des frühen Christentums dualistische Materialisten waren, die von der materiellen Beschaffenheit sowohl der Seele als auch des Körpers ausgingen, betrachtete der von den Neoplatonisten beeinflusste Augustinus (354–430) die Seele als eine immaterielle Substanz, die zu jedem Zeitpunkt im ganzen Körper präsent sei. Im 12. Jahrhundert kehrten die vom islamischen Kulturkreis tradierten Lehren Aristoteles' nach Europa zurück und veranlassten Gelehrte wie z.B. Albertus Magnus (ca. 1200–1280) aus Köln, der größten Stadt des deutschen Mittelalters, dazu, die altgriechische Naturphilosophie in einem mit dem Christentum konformen Sinne zu erklären. Albertus' Schüler Thomas von Aquin (ca. 1225–1274) übernahm das aristotelische Prinzip der drei Seelen: *anima vegetativa*, *anima sensitiva* und *anima rationalis*, von denen letztere nur dem Menschen zu eigen sei. Allein die Seele des Menschen überdauere den Tod.

Über den Umweg des Arabischen erhielten auch die medizinischen Erkenntnisse des im 2. Jahrhundert unserer Zeitrechnung lebenden griechischen Arztes Galen (ca. 129–216) Einzug in das mittelalterliche Europa. Nach Hippokrates (ca. 460–370 v. Chr.) war Galen der bedeutendste Mediziner der Antike. Beide wussten

11 Vgl. Platon. *Timaios*. In: Platon. Spätdialoge II. Zürich, München: Artemis Verlag; 1974: 191–306.

12 So übersetzte beispielsweise Michael Scotus (ca. 1175–1235) die Aristoteleskommentare von Averroës (arabisch: Ibn Ruschd, 1126–1198) aus Cordoba.

13 Vgl. McDougall (1918): Chapter 1. Vgl. Aristoteles. Über die Seele. Hamburg: Felix Meiner Verlag; 1995.

bereits um die Bedeutung des Gehirns für verschiedene geistige Erkrankungen, beispielsweise die Epilepsie. Galen schrieb dem Gehirn den Sitz der Seele zu.[14]

Die Lehren der griechischen Philosophen lieferten den christlichen Gelehrten Erklärungsmöglichkeiten für die Verbindung des Natürlichen und des Übernatürlichen, Göttlichen. Die verschiedenen *Spiritus* des Menschen wurden seinen zentralen Organen zugeschrieben. Ausgehend vom Herzen werde der *spiritus vitalis* über das Blut im Körper verteilt. Aus ihm bilde sich in der Leber der *spiritus naturalis*, im Gehirn aber werde der *spiritus animalis* destilliert.[15]

Für die Kirche untragbar waren die Überlegungen des italienischen Philosophen Pietro Pompanazzi (1462–1525), der Anfang des 16. Jahrhunderts in seinem Werk *De immortalitate animi* äußerte, auch der vernünftige Teil der menschlichen Seele sei sterblich. Allerdings war Pompanazzi dieser Ansicht zum Trotz kein Materialist, er ging lediglich davon aus, dass die immaterielle Seele im Menschen so rudimentär sei, dass sie sich nicht über die Sphäre des Vergänglichen erheben könne. Die Frage, ob die Seele oder ein Teil der Seele des Menschen sterblich sei, beschäftigte die Gelehrten auch weiterhin. Bernardino Telesio (1508–1588) glaubte, der Mensch habe neben der natürlichen Seele, die ihren Sitz im Gehirn habe und sich über Nerven und Arterien im Körper ausbreite, eine zweite, gottgegebene Seele, die mit der materiellen Seele vereint sei. Die göttliche Seele sei diejenige im Menschen, der das Verstehen zu eigen sei, doch könne sie nur verstehen, was die natürliche Seele ihr zum Verstehen anbiete.

Das zunehmende Verständnis der menschlichen Physiologie rückte das Gehirn ins Zentrum des Interesses bei der Suche nach dem Sitz der Seele. Der flämische Anatom und Arzt Kaiser Karls V., Andreas Vesalius (1514–1564), der nicht nur die Werke Galens ausgiebig studierte, sondern auch selbst Sektionen am Menschen durchführte, trug maßgeblich zum Wissen um die Anatomie des Gehirns bei. An Galens Lehren angelehnt, entwickelte er die Vorstellung niederer *spiritus vitales*, die aus dem Herzen stammten und vom Blut ins Gehirn getragen würden und dort

14 Galen war keineswegs der erste, der die Bedeutung des Gehirns für Geist und Seele oder Bewusstsein erkannte. In Platons *Phaidon* fragt Sokrates: „[...] und ob es wohl das Blut ist, wodurch wir denken, oder die Luft oder das Feuer? Oder wohl keines von diesen, sondern das Gehirn uns alle Wahrnehmungen hervorbringt, des Sehens und Hörens und Riechens, und aus diesen dann Gedächtnis und Vorstellung entsteht, wenn sie zur Ruhe kommen, dann auf dieselbe Weise Erkenntnis entsteht?“ [Platon. *Phaidon*. In: Platon: Sämtliche Werke in zehn Bänden. Griechisch und Deutsch nach der Übersetzung Friedrich Schleiermachers [...]. Band IV. Frankfurt am Main, Leipzig: Insel Verlag; 1991: 291]
Üblicherweise, so auch von Capelle [vgl. Capelle W. Die Vorsokratiker. Stuttgart: Kröner Verlag; 1963: 111], wird hierin eine Paraphrasierung von Ideen des griechischen Arztes Alkmaion von Kroton (ca. 570–500 v. Chr.) gesehen, der somit als die früheste griechische Quelle eines „Zephalozentrismus“ betrachtet wird.

15 Vgl. McDougall (1918): Chapter 2. Vgl. Deutsches Epilepsiemuseum Kork: Die Geschichte der Epileptologie. http://www.epilepsiemuseum.de/alt/body_histord.html [Stand: 06.07.2011]. Vgl. Lindgren U. *Eine Brücke zur Antike*. Spektrum der Wissenschaft Spezial: Forschung und Technik im Mittelalter 2002; 2: 40–41.

zusammen mit der durch Poren im Schädel eindringenden Luft in den Ventrikeln die *spiritus animales* entwickelten.[16]

Es war René Descartes, der die unterschiedlichen Lehren zusammenführte. Seine Erkenntnisse und Überzeugungen haben über fast 400 Jahre bis heute Bedeutung, sei es, dass sie von Seiten der Dualisten Zuspruch fanden oder aber Vertretern des Monismus Anlass zur Kritik gaben. Auch aus naturwissenschaftlicher Sicht waren Descartes' Lehren interessant; er forderte, sich auf der Suche nach der Wahrheit durch mathematische Beweisführung Gewissheit zu verschaffen und nur das als wahr anzuerkennen, was auf diese Weise bewiesen werde. Descartes unterschied eine denkende Substanz (*res cogitans*) von einer ausgedehnten, materiellen (*res extensa*). Die immaterielle Seele übernahm laut Descartes keinerlei vegetative Aufgaben – womit er klar im Widerspruch zu einigen seiner Vorgänger stand –, sie war allein für das Denken zuständig. Scharf zog Descartes die Grenze zwischen Körper und Seele und warf somit die Frage nach deren Beziehung auf, die er selbst nur unzureichend zu beantworten wusste. Descartes, der nur dem Menschen eine Seele zusprach, ging davon aus, dass sie durch Gehirn und Nervensystem mit dem Körper interagiere. Er vermutete ihren Sitz in einem unpaaren Organ innerhalb des paarig angelegten Körpers und Gehirns und legte sich zuletzt auf die Epiphyse fest, die seiner Ansicht nach ein nur dem Menschen eigenes Organ war.[17]

Die Diskussion um das Leib-Seele-Problem fand mit Descartes keineswegs ihr Ende, sie ist bis heute aktuell, wenngleich der monistische Materialismus spätestens durch Darwins Evolutionstheorie (1859) zunehmend an Bedeutung gewann. Allerdings sind auch die neuzeitlichen Naturwissenschaften mit ihrem materialistischen Ansatz und trotz Leugnung der Existenz einer vom Gehirn unabhängigen Seele das Leib-Seele-Problem nicht losgeworden. Die Frage nämlich, wo im Gehirn das Bewusstsein zu lokalisieren sei, blieb unbeantwortet. Ebenso wie die, ob die Suche nach dem Ort des Bewusstseins überhaupt sinnvoll sei. Sie ist bis in jüngste Zeit aktuell geblieben.[18] Die Suche nach den neuronalen Korrelaten des Bewusstseins und der Antwort auf das sogenannte Bindungsproblem, also die Frage, wie es dem Gehirn möglich ist, die verschiedenen sensorischen Informationen zu einer einheitlichen Wahrnehmung zu verbinden, kann als moderne Variante der Leib-Seele-Problematik gelten. Der Mainzer Philosoph Thomas Metzinger bezeichnete 1996 das Problem des Bewusstseins als „die größte theoretische Herausforderung der Gegenwart", warf aber zugleich die Frage auf, ob „das aperspektivische Weltbild der Wissenschaft *überhaupt* dem phänomenalen Gehalt Rechnung tragen" könne, „der an die vielen individuellen Bewusstseinsperspektiven ge-

16 Vgl. McDougall (1918): Chapter 3.

17 Vgl. ebd., Chapter 4. Vgl. Descartes R. *Meditationen über die Philosophie, in denen das Dasein Gottes und die Verschiedenheit der menschlichen Seele vom Körper bewiesen werden.* In: Schröder E (Hrsg.). Hamburg: Felix Meiner Verlag; 1959. Vgl. Harrington A. Medicine, Mind, and the Double Brain. New Jersey: Princeton University Press; 1987: 6–7. Vgl. Hagner M. Homo cerebralis. Der Wandel vom Seelenorgan zum Gehirn. Frankfurt am Main: Suhrkamp Verlag; 2008: 25–32.

18 Vgl. Bennett MR, Hacker PMS. Philosophical Foundations of Neuroscience. Oxford: Blackwell; 2003.

knüpft“ sei. „Wird Bewusstsein unter dem Blick der Wissenschaft nicht automatisch von etwas ganz Nahem zu etwas ganz Fernem, von etwas unbezweifelbar Realem zu einer Illusion?“[19]

An dieser Stelle soll nicht näher auf die moderne Bewusstseinsforschung eingegangen, sondern die Geschichte der Gehirn-Geist-Beziehung vom frühen 19. Jahrhundert bis zur Mitte des 20. Jahrhunderts weiterverfolgt werden. In diesem Zeitraum wurden neurologische Forschung und neurobiologische Diskussion entscheidend beherrscht von der Entdeckung der Lateralität des Gehirns.

2.2 DIE ENTDECKUNG DER LATERALITÄT

2.2.1 Die Symmetrie der Hemisphären

Nach Descartes begannen auch andere, den Sitz der Seele in den unpaaren Anteilen des Gehirns zu suchen, an einem Ort, an dem alle Sinneswahrnehmungen zusammengeführt werden. Diesen Ort vermutete man unter anderem im Corpus callosum, doch nach und nach wurde deutlich, dass die favorisierten Hirnanteile in keinerlei direktem Zusammenhang mit dem menschlichen Bewusstsein standen.[20]

Es waren die Phrenologen unter der Führung des bei Pforzheim geborenen, in Wien und später Paris praktizierenden Arztes Franz Joseph Gall (1758–1828), die Ende des 18., Anfang des 19. Jahrhunderts bei der Suche nach dem Sitz der Seele und des Bewusstseins mit als erste das Augenmerk auf die zerebralen Hemisphären legten. Die Phrenologie[21] ging davon aus, dass das Gehirn aus verschiedenen Anteilen aufgebaut sei, die alle über spezifische Fähigkeiten verfügten. Je häufiger die entsprechenden Fähigkeiten genutzt würden, desto größer werde der entsprechende Bereich des Gehirns, dessen Wachstum sich wiederum im Wachstum der darüberliegenden Schädeldecke äußere. So sei es anhand der Schädelform möglich, Rückschlüsse auf die Persönlichkeit des Untersuchten zu ziehen. Gall ging davon aus, alle geistigen Fähigkeiten seien symmetrisch organisiert und paarig in den Hirnhälften angelegt – zum Schutz vor Ausfällen als Folge von Verletzungen. Für eine vollständige Funktion der jeweiligen Fähigkeit seien jedoch zwei gesunde Strukturen vonnöten.[22]

Mit ihrer Lokalisationshypothese stießen die Phrenologen bei vielen auf Widerstand. Obwohl der französische Physiologe Jean-Pierre-Marie Flourens (1794–1867) Galls anatomische Werke bewunderte und mit ihm darin übereinstimmte, dass Wahrnehmung und Intelligenz allein in den Zerebrallappen zu suchen seien, sah er die von den Phrenologen angenommene Geist-Körper-Beziehung als Häresie an, welche die Einheit der gottgegebenen, menschlichen Seele in Frage stelle.

19 Metzinger T (Hrsg.). Bewußtsein – Beiträge aus der Gegenwartsphilosophie. Paderborn: Schöningh; 1996: 31.

20 Vgl. McDougall (1918): 100–101. Vgl. Harrington (1987): 7.

21 Von griech. *phren*: Verstand (eigentlich: Zwerchfell); *logos*: Wort, Kunde, Lehre [ursprünglich: „Schädellehre“].

22 Vgl. Harrington (1987): 7–15. Vgl. Gazzaniga/Ivry/Mangun (2002): 2–3.

Gehirnsektionen an Vögeln ließen ihn zu dem Schluss kommen, dass Läsionen in bestimmten Gehirnbereichen nicht zu spezifischen Ausfällen führten und dass der gesamte Cortex für das Verhalten verantwortlich sei. Die bei seinen Tierexperimenten gewonnenen Erkenntnisse übertrug Flourens unbesehen auf den Menschen.[23]

Der jung verstorbene französische Arzt und Begründer der Histologie Marie François Xavier Bichat (1771–1802) betrachtete das Leben als eine Ansammlung von Funktionen, die in ihrer Gesamtheit einen Widerstand gegen den Tod böten. Er war der Überzeugung, dass sich diese Funktionen zwei Kategorien zuordnen ließen: Erstens Funktionen, die dem organischen Leben dienten, so z.B. die Leidenschaften. Zweitens Funktionen, die dem geistigen Leben dienten und der Beziehung zu anderen Lebewesen, so auch der Verstand. Beim Menschen sei das Herz das Zentrum der Organe, die dem organischen Leben dienten, die zerebralen Hemisphären Zentrum derjenigen, die dem geistigen Leben dienten. Der entscheidende Unterschied zwischen den Organen körperlichen und geistigen Lebens sei, dass es sich bei den ersten um solche von uneinheitlicher Struktur handele, während letztere als funktionelle Einheit symmetrischer Paare zu finden seien. Das symmetrische Funktionieren der Organe geistigen Lebens sei Voraussetzung für geistige Gesundheit.

In Anlehnung an Bichats These begann man sich zu fragen, ob verschiedene Formen der Geisteskrankheit nicht ursächlich auf eine Disharmonie der Hemisphärenfunktion zurückzuführen seien. Man ging üblicherweise noch davon aus, der immaterielle und ungeteilte Geist des Menschen stünde über den Hirnhälften, wirke jedoch durch sie.[24]

Der englische Allgemeinmediziner Arthur Ladbroke Wigan (1785–1847) stellte eine These auf, die zwar nicht ganz neu war, in ihrer ausführlichen Darstellung jedoch weitreichende Wirkung zeigte. In seinem Werk *A New View of Insanity: The Duality of Mind* behauptete er, jede Hirnhälfte habe ihren eigenen Geist, beim gesunden Menschen liefen demnach zwei Denkprozesse simultan ab, und es sei die Aufgabe des Menschen, die harmonische Zusammenarbeit der Hemisphären zu gewährleisten. Die Fähigkeit dazu sei keineswegs angeboren, sondern erworben, und so läge es in der Verantwortung der Erziehung, die Konzentration beider Hirnhälften gleichzeitig auf dasselbe Thema zu lenken.[25]

2.2.2 Die Lokalisation der Sprache

War man zunächst von einer Symmetrie (und damit Gleichwertigkeit) der Gehirnhälften ausgegangen, so stellten klinische Beobachtungen zu Sprachverlusten nach einseitiger Hirnverletzung die Gleichheit der Hemisphären infrage. Zusammenhänge zwischen einer Schädigung der linken Hemisphäre und einer Beeinträchtigung der Sprache wurden möglicherweise erstmals von Marc Dax (1771–1837),

23 Vgl. Harrington (1987): 9–11. Vgl. Gazzaniga/Ivry/Mangun (2002): 3–4.
24 Vgl. Harrington (1987): 15–17.
25 Vgl. ebd., 22–29.

einem französischen Arzt, beschrieben. Auch wenn er nicht der Erste war, der die Sprache im Frontallappen vermutete, so war der französische Chirurg und Anthropologe Paul Broca (1824–1880) doch derjenige, dessen eingehende Untersuchungen sprachgeschädigter Patienten schließlich zu dem Gedanken führten, dass die Sprachfähigkeit bei Rechtshändern auf der linken Seite lokalisiert sei, genau genommen im Bereich der dritten frontalen Hirnwindung. Broca ging jedoch davon aus, dass diese strikte Lokalisation der Sprache auf der linken Seite nicht angeboren sei; vielmehr komme der Mensch mit zwei identischen Hirnhälften zur Welt, und der linke Frontallappen sei physisch betrachtet lediglich etwas frühreif im Vergleich zum rechten. Erst die bevorzugte Nutzung des etwas weiter entwickelten oder schneller wachsenden linken Frontallappens in der frühen Kindheit begünstige die sprachliche Dominanz der linken Hirnhälfte. Broca deutete die Asymmetrie des menschlichen Gehirns als Zeichen seiner Überlegenheit über die Tiere. Weiterhin nahm er an, es sei der Einfluss menschlicher Erziehung, der eine analoge Asymmetrie bei Haustieren im Vergleich zu deren wildlebenden verwandten Arten ermögliche.[26]

Brocas Erkenntnisse waren jedoch nicht die einzigen, die dazu führten, die linke Hemisphäre als der rechten überlegen anzusehen. Den deutschen Ärzten Gustav Fritsch (1838–1927) und Eduard Hitzig (1838–1907) gelang 1870[27] der Nachweis der motorischen Zentren mittels Elektrostimulation. Dass Zentren für Fähigkeiten, die auch bei Tieren vorhanden sind, bilateral-symmetrisch angelegt seien, die allein dem Menschen eigene Sprache hingegen nur linksseitig, werteten Fritsch und Hitzig als weiteren Beleg linkszerebraler Dominanz. Als 1874 der in Breslau wirkende Neurologe Carl Wernicke (1848–1905) die Existenz eines zweiten, sensorischen Sprachzentrums im Temporallappen der linken Hirnhälfte nachweisen konnte[28] und sein Schüler Hugo Liepmann (1863–1925) zeigte,[29] dass auch die Apraxie, die Unfähigkeit der Ausführung erlernter Handlungen trotz erhaltener Wahrnehmungs- und Bewegungsfähigkeit, zumeist auf Schädigungen der linken Hirnhälfte zurückzuführen ist, schien die Überlegenheit der linken Hirnhälfte bewiesen. Liepmann glaubte, die rechte Hirnhälfte stehe unter dem kontrollierenden Einfluss der linken.[30]

2.2.3 Die Dominanz der linken Hirnhälfte und die Fähigkeiten der rechten

Während man die intellektuellen Fähigkeiten des Menschen zunehmend der linken Gehirnhälfte zuschrieb, wurde die rechte unter anderem mit dem schon bei Bichat

26 Vgl. ebd., 35–69.

27 Vgl. Fritsch G, Hitzig E. *Über die elektrische Erregbarkeit des Großhirns.* Arch Anat Physiol wiss Med 1870; 37: 300–332.

28 Vgl. Wernicke C. Der aphasische Symptomenkomplex. Eine psychologische Studie auf anatomischer Basis. Breslau: M. Cohn & Weigert; 1874.

29 Vgl. Liepmann H. Die linke Hemisphäre und das Handeln. Drei Aufsätze aus dem Apraxiegebiet. Berlin: Springer; 1908.

30 Vgl. Harrington (1987): 70–75, 154–165.

erwähnten „organischen" Leben in Zusammenhang gebracht, mit Emotionen und körperlichen Bedürfnissen.

Neben der Idee einer Links-Rechts-Polarität entwickelte sich die Vorstellung der Überlegenheit der anterioren Hirnanteile gegenüber den posterioren. Während man die menschliche Intelligenz in den Frontallappen suchte, schrieb man den Okzipitallappen Sinneswahrnehmung, Emotionen und Instinkte zu, manchmal sogar kriminelle Tendenzen. Bald galt die linke Hirnhälfte als die, in der die Fähigkeiten des Frontallappens überwogen, während in der rechten die okzipitalen Funktionen dominierten.

Es dauerte nicht lange, bis weitere Autoren aus dem naturphilosophischen Umfeld[31] in der zweiten Hälfte des 19. Jahrhunderts die brocaschen Spekulationen aufgriffen und „nachwiesen", dass Beidhändigkeit und zerebrale Symmetrie bei Affen, Frauen, Schwarzen oder Kindern weitaus häufiger zu finden wären als bei weißen europäischen Männern:

> „The rise of the idea that the two hemispheres of the brain could be compared and contrasted in sexual terms took its point of origin from nineteenth century views on the biological status of women. [...] A white European woman was typically regarded in scientific circles as intellectually more or less on par with a man from one of the ‚inferior' nonwhite races; that is, somewhere just above the higher apes, but definitely below the white European man."[32]

Auch sonst waren die Ansichten zur Funktion der Hemisphären oftmals von Vorurteilen geprägt. Der Pariser Anatom Louis-Pierre Gratiolet (1815–1865) teilte die Menschheit in *races frontales*, *races pariétales* und *races occipitales* ein,[33] der französische Arzt Gaëtan Delaunay und andere begannen, die linke Hemisphäre als die männliche, die rechte als die weibliche anzusehen. Delaunay sah eine Asymmetrie zugunsten der linken Hirnhälfte und der rechten Körperseite als Zeichen von Überlegenheit an, eine umgekehrte oder gar keine Asymmetrie als Zeichen der Unterlegenheit. Die Wissenschaftshistorikerin Anne Harrington[34] schrieb über Delaunay:

> „His researches [...] had convinced him that left-handedness was significantly more common among women than men. Even women who were right-handed, he said, tended to have many left-handed habits."[35]

Während man in Frankreich von männlicher und weiblicher Hirnhälfte sprach, brachte man in Deutschland Hemisphärenasymmetrie und sexuelle Präferenz in

31 Hagner M. Homo cerebralis. Der Wandel vom Seelenorgan zum Gehirn. Frankfurt am Main: Suhrkamp Verlag; 2008: 196–223.

32 Harrington (1987): 87.

33 Vgl. Leuret F, Gratiolet LP. Anatomie compare du système nerveux considéré dans ses rapports avec l'intelligence. Paris: Ballière; 1839.

34 An dieser Stelle sei auf das sehr lesenswerte und umfangreich recherchierte Buch Anne Harringtons (1987) verwiesen, auf das sich wesentliche Teile dieses Kapitels [2.2] stützen. Harrington, Professorin für Wissenschaftsgeschichte an der Harvard University, Cambridge/USA, hat sich auf die Geschichte der Psychiatrie und Neurowissenschaften spezialisiert und gibt in dem Buch einen detaillierten Überblick über die Entdeckung der Asymmetrie zerebraler Funktionen im 19. Jahrhundert.

35 Harrington (1987): 89.

Zusammenhang. Der Berliner HNO-Arzt und Freud-Schüler Wilhelm Fließ (1858–1928) ging von einer konstitutionellen Bisexualität der Menschen aus. Er glaubte, das dominante Geschlecht des Individuums dränge das weniger ausgeprägte ins Unterbewusstsein, das führende Geschlecht beherrsche die rechte Körperhälfte, das unterdrückte die linke. Entsprechend besäßen Linkshänder und auch Beidhänder mehr vom jeweils anderen Geschlecht, verfügten über eine unvollständige sexuelle Dominanz und wiesen öfter bisexuelle Neigungen auf.[36]

Nachdem man die rechte Hemisphäre mit der unzivilisierten, animalischen Natur des Menschen in Verbindung gebracht hatte, war es nur noch ein kleiner Schritt, sie als Brutstätte des Irrsinns anzusehen.[37]

Der englische Psychiater Henry Maudsley (1835–1918) erklärte, Wahnsinn sei der Verlust des Verstandes, begründet durch linkshemisphärische Läsionen. Er argumentierte, der Mensch könne bei Verlust des Verstandes nur deshalb einen solch brutalen, wilden Charakter an den Tag legen, da diese Wildheit in ihm veranlagt sei.[38] Jules Bernard Luys (1828–1897) nahm an, Verrücktheit entstünde aufgrund einer Verschiebung des Hemisphärengleichgewichts. Bei Gesunden überwiege die linke Hirnhälfte, bei den Verrückten sei eine Dominanz der rechten festzustellen.[39]

Als Robert Louis Stevenson 1886 *The Strange Case of Dr. Jekyll and Mr. Hyde* schrieb, folgte er damit dem Trend seiner Zeit, sich mit der Dualität des menschlichen Geistes auseinanderzusetzen, der fragilen Herrschaft des menschlichen Verstandes über seine animalische Vergangenheit, ausgelöst durch die Evolutionstheorie und die politische und gesellschaftliche Zerrissenheit des ausgehenden 19. Jahrhunderts, deutlich werdend in einem aufkommenden Interesse am Unterbewussten, Spirituellen, am „anderen Ich“. In seiner Novelle bezog sich Stevenson auf zwei in der Fachliteratur und in der Öffentlichkeit seiner Zeit diskutierte Fälle von „doppelter Persönlichkeit“,[40] wie Anne Stiles 2006 nachwies.[41] Auch sein Erzählstil orientierte sich an der damaligen medizinischen Fachliteratur. Schon Oscar Wilde merkte 1889 in seinem Dialog *The Decay of Lying: An Observation* an: „[...] the transformation of Dr. Jekyll reads dangerously like an experiment out of the Lancet.“[42]

Nicht immer aber galt die rechte Hirnhälfte nur als Wohnsitz des Wilden, Unberechenbaren. Einige Autoren stützten ihre Schlüsse über die Natur der rechten Hemisphäre mehr auf klinische Beobachtungen denn auf Spekulationen und schrieben der rechten Gehirnhälfte durchaus höhere Fähigkeiten zu. Einer von ihnen war der englische Neurochirurg John Hughlings Jackson (1835–1911). Parallel zu den

36 Vgl. Fließ W. Der Ablauf des Lebens. Grundlegung zur exakten Biologie. Leipzig, Wien: Franz Deuticke; 1906.

37 Vgl. Harrington (1987): 95.

38 Vgl. Maudsley H. *The Double Brain.* Mind 1889; 14: 161–187.

39 Vgl. Harrington (1987): 70–104.

40 Vgl. ebd., 105–111.

41 Vgl. Stiles A. *Robert Louis Stevenson's Jekyll and Hyde and the Double Brain.* SEL Studies in English Literature (1500–1900) 2006; 46: 879–900.

42 Wilde O. The Decay of Lying: An Observation. http://www.victorianweb.org/authors/wilde/decay.html [Stand: 06.07.2011].

Erkenntnissen des Neurologen William Broadbent (1935–1907), der 1866 feststellte, dass bei einer Halbseitenlähmung infolge zerebraler Läsionen besonders jene Muskeln betroffen seien, die ausschließlich von der gegenüberliegenden Hirnhälfte – und nicht auch von der ipsilateralen – innerviert würden,[43] beobachtete Hughlings Jackson, dass bei Aphasiepatienten zwar ein Verlust der willkürlichen Sprache zu verzeichnen sei, die unwillkürliche jedoch oft erhalten bleibe, sodass die Betroffenen in der Lage seien, Flüche oder einzelne Wörter auszustoßen, nicht jedoch komplexere Sachverhalte verbal zu äußern. Beide Hemisphären könnten Sprache verstehen, aber nur die linke sei sich der Sprache auch bewusst. Hughlings Jackson stellte fest, dass es aphasischen Patienten noch immer möglich sei, Objekte zu erkennen, nicht aber, sie zu benennen. Weiterhin beschrieb er eine Patientin, die unfähig war, Objekte, Personen und Orte zu erkennen und schloss auf ein Zentrum visueller Wahrnehmung im posterioren Teil der rechten Gehirnhälfte. Hughlings Jackson ging davon aus, der linke Vorderlappen sei führend bei verbalen, der rechte Hinterlappen bei visuellen Prozessen, ihre jeweiligen Gegenstücke weniger weit entwickelt, jeder Denkprozess bestünde aus verbalen und bildhaften Anteilen, jeder dieser wiederum aus bewussten und unbewussten.[44]

In ihrem weiter oben bereits erwähnten Buch über die Geschichte der Erforschung der zwei Hirnhälften *Medicine, Mind, and the Double Brain* beschreibt die Historikerin Anne Harrington die steigende Akzeptanz der Vorstellung, dass alle geistigen Fähigkeiten des Menschen in der linken Hirnhälfte säßen. Auch wenn diese These nicht unwidersprochen blieb, führte sie doch unter anderem zu einem mit der Zeit abnehmenden Interesse an der Dualität der Hirnhälften. Die allmähliche Abspaltung der Psychiatrie von den Neurowissenschaften, die Rückkehr zu einer holistischen Vorstellung vom menschlichen Geist, die veränderten politischen Verhältnisse zu Beginn des 20. Jahrhunderts und nicht zuletzt die Verlagerung des Schwerpunkts der neurologischen Forschung von Frankreich nach Deutschland und dann nach England trugen ihren Teil dazu bei, dass das Thema der zwei Geister oder Persönlichkeiten des Menschen an Bedeutung verlor.

Anne Harrington schrieb 1987:

> „Although an exhaustive search has been impossible, I tried, and largely failed, to uncover articles and essays on man's duplex, asymmetrical brain written after 1920 and before the 1960s, which are equivalent in tone and orientation to those written in the nineteenth century."[45]

Diese Aussage kann so bestätigt werden; umso interessanter ist die Frage, worauf das wiedererwachende Interesse an Fragen der Lateralität des menschlichen Gehirns ab den 1960er Jahren zurückzuführen ist. Dies zu untersuchen ist wesentlicher Gegenstand der hier vorgelegten Arbeit. Was führte dazu, dass mit den Kommissurotomien der 1960er Jahre das Interesse an den zwei Gehirnhälften plötzlich wieder allgegenwärtig war? Auf welcher wissenschaftlichen Entwicklung und auf

43 Vgl. Broadbent W. *Sensori-motor Ganglia and Association of Nerve Nuclei.* Br For Med Chir Rev 1866; 37: 468–481.

44 Vgl. Hughlings Jackson J. *On affections of speech from disease of the brain.* Brain 1878; 1: 304–330.

45 Harrington (1987): 248.

welchen Erkenntnissen beruhten die zerebralen Kommissurotomien? – Diesen Fragen widmet sich Kapitel 3.

Bevor der unmittelbare historische Kontext der Split-Brain-Operationen näher beleuchtet wird, erscheint es notwendig, noch auf ein anderes Kapitel der „Hirnforschung“ einzugehen, das zur Zeit der Wiederaufnahme der zerebralen Kommissurotomien öffentliche Aufmerksamkeit und Kritik[46] erregte: Die Rede ist von der Psychochirurgie.

2.3 EXKURS: ZUR GESCHICHTE DER PSYCHOCHIRURGIE

Die psychochirurgischen Operationen waren nicht zuletzt Folge der immer häufigeren Annahme, bestimmte geistige Fähigkeiten seien bestimmten Hirnregionen zuzuordnen und Wahnsinn, Hysterie oder kriminelle Neigungen seien neurologische Fehlfunktionen, denen ein Ungleichgewicht verschiedener oder eine Schädigung gewisser Hirnregionen zugrunde liege. Nicht nur im Zusammenhang mit der Frage der Lokalisation geistiger Fähigkeiten ist die Psychochirurgie von Interesse, auch im Hinblick auf die Diskussion zur ethischen Vertretbarkeit hirnchirurgischer Eingriffe, wie sie besonders in den 1970er Jahren geführt wurde. Der Terminus „Split-Brain“ für die Durchtrennung des Corpus callosum und der zerebralen Kommissuren legt für den Laien einen Vergleich mit der Psychochirurgie nahe, daher erscheint eine Abgrenzung unumgänglich.

Dass zum Zeitpunkt der ersten Kommissurotomien 1940 eine tiefergehende ethische Diskussion der Maßnahme in der Literatur nicht zu finden ist, ist nicht weiter verwunderlich. Doch auch die Wiederaufnahme der Operationen Anfang der 1960er Jahre löste kaum eine medizinethische Diskussion aus. 1964 – also zwei Jahre nach Wiederaufnahme der Kommissurotomien – war die Deklaration von Helsinki, eine erste international gültige Rahmenrichtlinie zur medizinischen Forschung am Menschen verabschiedet worden. Zwar dauerte die Ratifizierung und Umsetzung der hier vereinbarten Ziele teilweise bis zu zwanzig Jahre, allerdings hatte eine umfassende internationale medizinethische Diskussion schon in den 1940er Jahren eingesetzt, als 1947 im Rahmen des Nürnberger Ärzteprozesses mit dem Nürnberger Codex und 1948 mit dem Genfer Gelöbnis Normen formuliert worden waren, deren Einhaltung bei (Heil-)Versuchen am Menschen unabdingbar ist.

46 Im selben Jahr, in dem Joseph Bogen und Philip Vogel die erste „Split-Brain-Operation“ an einem Epilepsiepatienten vornahmen, 1962, erschien Ken Keseys Debütroman *One Flew Over the Cuckoo's Nest*. Kesey, der selbst als Versuchsperson an medizinischen Studien teilgenommen und als Nachtwächter in einem psychiatrischen Krankenhaus gearbeitet hatte, übte in dem Buch scharfe Kritik an den psychiatrischen Anstalten und an der Praxis der Lobotomie. Der Roman ist ein bekannteres Beispiel für eine Reihe von literarischen Werken und Filmen, die sich mit der Psychochirurgie auseinandersetzten. Die Kritik an den psychochirurgischen Eingriffen setzte sich, wie anhand der Tabelle in Kapitel 4.2.1 deutlich wird, auch in Deutschland bis weit in die 1980er Jahre hinein fort.

Dass die Split-Brain-Operationen im Gegensatz zu den psychochirurgischen Eingriffen in den späteren ethischen Diskussionen kaum Erwähnung finden, mag auf mehrere Faktoren zurückzuführen sein: Die Kommissurotomien wurden im Unterschied zur Psychochirurgie nach strenger Indikationsstellung durchgeführt. Die Patienten hatten eine offensichtliche neurologische Erkrankung (Epilepsie) in oftmals die Lebensqualität gravierend einschränkendem Ausmaß, ohne aber als für die Gesellschaft „schädlich" betrachtet zu werden, wie viele der Psychochirurgie-Patienten. Auch zeigten sich postoperativ bei den Kommissurotomie-Patienten zunächst keine offensichtlichen oder langfristig andauernden Verhaltensänderungen. Nicht zuletzt muss bedacht werden, dass die Anzahl der Kommissurotomie-Patienten mit ursprünglich nur einigen Dutzend im Vergleich zu etwa 100.000 Lobotomie-Patienten verschwindend gering war, Patienten anderer psychochirurgischer Eingriffe, z.B. stereotaktischer Operationen, nicht einmal mitgerechnet.

Um die Unterschiede der beiden chirurgischen Verfahren auch im Hinblick auf ihre moralische Beurteilung verständlich zu machen, ist eine historische Betrachtung der Psychochirurgie sinnvoll. Psychochirurgie ist definiert als „chirurgischer Eingriff am morphologisch unauffälligen Gehirn zur Veränderung der Erlebnis- und Verhaltensweise des Patienten".[47] Damit steht sie der Neurochirurgie gegenüber, die üblicherweise bezeichnet wird als „Teilgebiet der Chirurgie, das Teile der Diagnostik und die operative Behandlung von Erkrankungen des peripheren und zentralen Nervensystems sowie funktionelle Syndrome [...] umfasst."[48] Laut Robert Feldman et al. erscheint diese Definition in der heutigen Zeit jedoch unpassend:

> „In the past neurosurgery for psychiatric conditions was generally viewed as procedures performed on structurally normal tissue [...], whereas neurosurgery for neurological disorders was generally interpreted as procedures performed on structurally abnormal tissues. [...] Today, however, the usefulness of these definitions of what constitutes a psychosurgical procedure is limited. Many disorders that were previously believed to be psychiatric in nature and without organic causes, are now treated using well-accepted neurosurgical procedures and are performed on structurally normal neural tissue."[49]

Einige Autoren vertreten die Ansicht, bereits die Trepanationen der Stein- und Bronzezeit könnten als erste chirurgische Eingriffe mit möglicherweise „psychiatrischer" Indikation anzusehen sein.

> „The indications for trephination in historical times included secular phenomena such as fractures or other traumatic injuries, as well as symptoms interpreted as spiritual, such as headaches, seizures, or psychiatric disturbances. [...] The motives for prehistoric trephinations necessarily remain speculative."[50]

47 Pschyrembel: Klinisches Wörterbuch. 259. Auflage. Berlin: Walter de Gruyter; 2002: 1379.
48 Ebd., 1164.
49 Feldman R, Alterman R, Goodrich J. *Contemporary psychosurgery and a look to the future.* J Neurosurg 2001; 95: 944–956.
50 Feldman R, Goodrich J. *Psychosurgery: A Historical Overview.* Neurosurgery 2001; 48: 647–659.

Schädel-Trepanationen waren bei vielen frühen Hochkulturen eine gängige medizinische Praxis, mit teilweise hoher Erfolgs- und Überlebensrate. In einer vor einigen Jahren veröffentlichten Studie wiesen die US-amerikanischen Anthropologen Valerie Andrushko und John Verano[51] auf die für die damalige Zeit hochentwickelte Operationstechnik der Inka im 15. Jahrhundert hin. Auch wenn bei fast der Hälfte der „Patienten" eindeutige Spuren eines vorangegangenen Schädeltraumas nachgewiesen werden konnten und die meisten Trepanierten männlich waren, ein weiterer Hinweis auf Kampfverletzungen als Grund für die Trepanationen, kann die Indikation für die Operationen nicht endgültig geklärt werden.

Im 16. bis 19. Jahrhundert war die Trepanation in Europa so geläufig wie der Aderlass.[52] In Stettin zeigte das Siegel der Chirurgengilde 1783 gar einen Trepanationsbohrer, der von einer aus einer Wolke kommenden Hand gehalten und an einen Schädel angesetzt wird.

Mark O'Callaghan und Douglas Carroll verweisen in ihrem Buch *Psychosurgery – A Scientific Analysis* (1982) auf das Bild *Das Steinschneiden* des niederländischen Malers Hieronymus Bosch (ca. 1450–1516), gemalt im ausgehenden 15. Jahrhundert, auf welchem ein Mann zu sehen ist, der sich einer Operation an seinem Kopf unterzieht. Die Bildinschrift (Meester snijt die keie ras, mejne name is lubbert das – Meister, schneide rasch den Stein [heraus], mein Name ist Lubbert Das) besage, dass es sich um die Operation an einem Verrückten handele.

> „The stone (Keie) mentioned here is the stone of madness, which was commonly thought (by individuals such as Lubbert Das – a name denoting a fool)[53] to underlie insanity. The artist depicts this Master as a charlatan by making him wear a funnel[54] instead of a hat. The funnel was one of the favourite symbols of trickery in the painter's repertoire, a symbol he often used to denote alchemy."[55]

Ein ähnliches Bild malte Anfang des 16. Jahrhunderts Jan Sanders van Hemessen (1500–1566). Auch hier wird dem Kranken operativ ein solcher Stein aus dem Kopf entfernt. Ein Gemälde des Niederländers Jan de Bray (1627–1679) zeigt sogar eine Scheinoperation, bei der ein Schnitt dem Kranken vortäuschte, man habe

51 Vgl. Andrushko VA, Verano JW. *Prehistoric trepanation in the Cuzco region of Peru. A view into an ancient Andean practice.* Am J Phys Anthropol 2008; 137: 4–13. DOI 10.1002/ajpa.20836.

52 Vgl. Snyder G. Instrumentum Medici. Der Arzt und sein Gerät im Spiegelbild der Zeiten. Ingelheim: Boehringer Sohn; 1972: 12–16.

53 „Lubbert Das" bedeutet wörtlich „dummer Dachs" oder auch „entmannter Dachs" und wurde anscheinend als Bezeichnung für einen geistig einfachen Menschen gebraucht. Entsprechende Hinweise finden sich u.a. auf: Deutsches Epilepsiemuseum Kork. Das Steinschneiden. www.epilepsiemuseum.de/alt/bosch.html [Stand: 06.07.2011] und Wikipedia. Bilder von Hieronymus Bosch. de.wikipedia.org/wiki/Bilder_von_Hieronymus_Bosch#Das_Steinschneiden [Stand: 06.07.2011].

54 Engl. *funnel*: Trichter. Der Trichter wurde gewöhnlich als Symbol der Weisheit benutzt. Auf dem Bild *Das Steinschneiden* sieht man den Arzt den Trichter verkehrt herum tragen (die Spitze nach oben), was ihn als Quacksalber ausweist. Siehe: Deutsches Epilepsiemuseum Kork. Das Steinschneiden. www.epilepsiemuseum.de/alt/bosch.html [Stand: 06.07.2011].

55 O'Callaghan M, Carroll D. Psychosurgery. A Scientific Analysis. Lancaster: MTP Press Limited; 1982: 4.

ihm „Wider das Wüten des Hirns“ tatsächlich den „Stein der Dummen“ entnommen. Dass man sich von derartigen Scheinoperationen tatsächlich eine Placebowirkung erhoffte, zeigt, wie allgemein verbreitet die Trepanationen gewesen sein müssen.[56]

O'Callaghan und Carroll führen als weiteres Beispiel mittelalterlicher Psychochirurgie ein Zitat des italienischen Arztes Ruggiero Frugardi von der medizinischen Fakultät in Salerno an.

> „The first testament of a surgical procedure clearly meeting our definition of psychosurgery was probably given by Ruggiero Frugardi of Palermo: [...] De mania et melancholia: Ad manium uel melancholium in summitate capitis incidatur cutis in modum crucis et craneum perforetur, ut material exhalet ad exteriora.“[57]

Als Begründer der modernen Psychochirurgie gilt der schweizerische Nervenarzt Gottlieb Burckhardt (1836–1907). Zwischen 1888 und 1890 führte er Rindenexzisionen (Topektomien) an sechs Patienten durch, die an unheilbaren Psychosen litten und die er als „gefährlich“ einstufte. Seine Operationen beruhten

> „theils auf den anerkannten experimentellen und klinischen Errungenschaften der letzten Jahre, theils auch, ich weiss es wohl, auf eigenen Schlussfolgerungen, deren Berechtigung nicht von vornherein einleuchtet.“[58]

Wie der Aachener Medizinhistoriker Dominik Gross darlegt, sei

> „nicht die *Heilung* von einer psychischen Krankheit, sondern die Verbesserung der gesellschaftlichen Konformität und die Schaffung eines *pflegeleichten* Kranken [... seien] die eigentlichen Intentionen der Eingriffe“[59]

Burckhardts gewesen. Obwohl Burckhardt die Ergebnisse seiner Operationen optimistisch sah,[60] erhielt er auf dem Berliner Kongress für Psychiatrie, auf dem er sie 1890 der Fachwelt vorstellte, und auf seinen 1891 veröffentlichten Artikel *Ueber Rindenexcisionen, als Beitrag zur operativen Therapie der Psychosen* nicht die gewünschte Resonanz und gab seine Operationen daraufhin auf.[61]

Erst um 1910 kam es zu weiteren psychochirurgischen Eingriffen an drei manisch-depressiven bzw. epileptischen Patienten durch den (ukrainisch-)estnischen

56 Vgl. Snyder (1972): 110–111.

57 Lat.: Von der Manie und der Melancholie: Bei Manie oder Melancholie werde die Haut oben am Kopf kreuzartig eingeschnitten und der Schädel durchbohrt, damit der Stoff in die Umwelt ausgeatmet werde. O'Callaghan/Carroll (1982): 4.

58 Burkhardt 1981, zitiert in Gross D. *Der Beitrag Gottlieb Burckhardts (1836-1907) zur Psychochirurgie in medizinhistorischer und ethischer Sicht.* Gesnerus 1998; 55: 221–248.

59 Gross (1998): 244-245.

60 Ein Patient starb an den Folgen der Operation, eine Patientin verschwand aus der Klinik und wurde zwei Tage später tot aufgefunden, wobei laut Burckhardt ungeklärt blieb, ob sie Selbstmord beging oder bei einem Unfall ums Leben kam, vier waren nach der Operation ruhiger als zuvor – und damit in Burkhardts Sinne gebessert (ausführliche Fallbeschreibungen siehe Gross 1998).

61 Vgl. Adler M, Saupe R. Psychochirurgie. Zur Frage einer biologischen Therapie psychischer Störungen. Stuttgart: Ferdinand Enke Verlag; 1979: 37.

Neurochirurgen Ludvig Puusepp (1875–1942), die dieser jedoch erst in den 1930er Jahren veröffentlichte.

Das in dieser Zeit erneut aufgetretene Interesse an der Psychochirurgie wurde unter anderem durch die Versuche von Carlyle Jacobsen und John Fulton an zwei Schimpansen hervorgerufen. Jacobsen und Fulton zerstörten selektiv Anteile des Frontalhirns der Schimpansen und studierten das veränderte Verhalten der Tiere. Die Schimpansen zeigten postoperativ unter anderem Gedächtnisstörungen und eine Apraxie bei der Ausübung verschiedener Aufgaben. Als Jacobsen und Fulton ihre Versuche 1935 auf der zweiten internationalen Neurologie-Konferenz in London vorstellten, war es jedoch vor allem die auffällige postoperative Wesensänderung einer „Becky" genannten Schimpansin, deren präoperative Neigung zu Jähzornattacken postoperativ nicht mehr festzustellen war, die großes Interesse bei der Zuhörerschaft weckte.[62]

Zu den Teilnehmern der Konferenz gehörte auch der portugiesische Neurologie-Professor Egas Moniz (1874–1955), der die Frage aufwarf, ob entsprechende Operationen nicht auch beim Menschen durchführbar seien. Nur wenige Monate später ließ Moniz eine Operation mit psychochirurgischer Indikation durch den Neurochirurgen Almeida Lima vornehmen. Bei den ersten Operationen verwendete er Alkohol-Injektionen, um die weiße Substanz zu zerstören, später entwickelte er ein spezielles Werkzeug (Leukotom), um die präfrontale Leukotomie (auch Lobotomie genannt)[63] durchzuführen.

1949 teilte sich Moniz mit Walter Hess (1881–1973) den Nobelpreis für Medizin und Physiologie. Moniz wurde für die Entwicklung der Leukotomie als Therapie bestimmter Psychosen ausgezeichnet. Er setzte seine Arbeit an etwa 100 Patienten fort, trotz einer Schussverletzung der Wirbelsäule, die ihm einer der Patienten postoperativ zufügte.[64]

Nach der Veröffentlichung von Moniz' Fallbeschreibungen kam es zur Aufnahme der Psychochirurgie in mehreren Ländern, unter anderem auch in den USA, wo Walter Freeman (1895–1972) und James Watts (1904–1994) Moniz' Operationen fortsetzten und später in der Technik variierten. Binnen kurzer Zeit operierten sie Hunderte von Patienten „und sorgten mit ihrer Propagierung für eine relativ schnelle Verbreitung [der Psychochirurgie], vor allem in den USA."[65] Wie sich herausstellte, blieben die Operationen jedoch keineswegs ohne Nebenwirkungen:

> „Despite the relatively low percentage of ‚negative' results, Freeman and Watts acknowledged that the procedure was not benign. Patients often developed seizures, apathy, confusion, poor attention, and an inability to maintain socially appropriate behavior, which was described as the ‚frontal lobe syndrome'. The lobotomies, even when performed using the precision method, frequently resulted in significant, difficult-to-control bleeding, which often caused death."[66]

62 Vgl. O'Callaghan/Carroll (1982): 8–9.

63 Leukotomie, nach griech. *leukos*: weiß; *tomos*: Schnitt. Lobotomie, nach griech. *lobos*: Lappen; *tomos*: Schnitt.

64 Vgl. O'Callaghan/Carroll (1982): 10–11. Vgl. Feldman/Goodrich (2001).

65 Adler/Saupe (1979): 42.

66 Feldman/Goodrich (2001):647–659.

Ungeachtet der aufkommenden Kritik setzten Freeman and Watts ihre Operationen fort und ermöglichten durch die Entwicklung der transorbitalen Leukotomie das schnelle und massenhafte Operieren psychisch „Kranker", selbst durch Ärzte ohne chirurgische Vorkenntnisse.

> „The procedure required only 15 or 20 minutes, and it enabled Freeman to extensively spread the use of the transorbital lobotomy, without the need for neurosurgeons or anesthetists. [...] Soon hundreds of lobotomies were being performed by many physicians (often not neurosurgeons) throughout the country, in hospitals, asylums, and even motel rooms."[67]

Über 100.000 Patienten weltweit wurden bis zum Beginn der 1970er Jahre psychochirurgischen Operationen unterzogen, davon mehr als 60.000 zwischen 1936 und 1956. Erst als 1954 das Neuroleptikum Chlorpromazin auf den Markt kam, ließ das Interesse an den Lobotomien als Massentherapie psychiatrischer Erkrankungen nach, wenngleich die Psychochirurgie nie ganz eingestellt wurde und auch heute noch in speziellen Fällen angewendet wird.[68]

67 Ebd.

68 Vgl. Older J. Psychosurgery: Ethical Issues and a Proposal for Control. Am J Orthopsychiatry 1974; 44: 661. Vgl. Feldman, Goodrich (2001): 647–659.

3 KOMMISSUROTOMIE ALS EPILEPSIETHERAPIE

3.1 ANATOMISCHER ÜBERBLICK

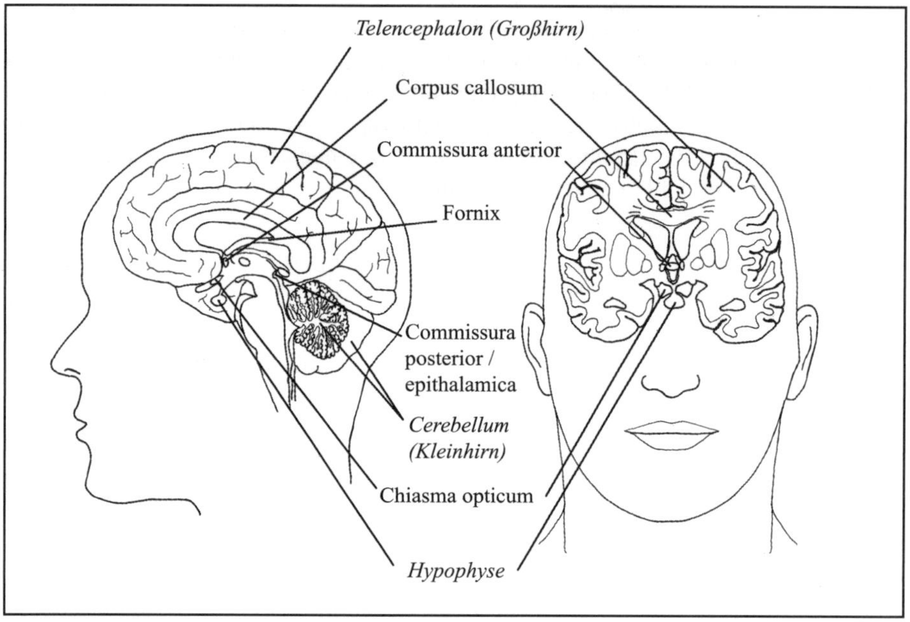

Abbildung 1:
Die Großhirnhemisphären und zerebralen Kommissuren im Sagittal- und Transversalschnitt (*Zeichnung:* Kathrin Lieb).

Die oben abgebildeten Zeichnungen (Abb. 1) zeigen die zerebralen Kommissuren – Nervenbahnen in der weißen Substanz des Großhirns – die heterotope und homotope Anteile der beiden Hemisphären miteinander verbinden. Die größte dieser Strukturen stellt mit rund 200 Millionen Axonen das Corpus callosum dar, der sogenannte Balken, der von ventral nach dorsal in Rostrum (Schnabel), Genu (Knie), Truncus (Stamm) und Splenium (Hinterende, Wulst) unterteilt wird. Etwa 60% seiner Nervenfasern sind myelinisiert.

Weitere wichtige Kommissuren wie die Commissura anterior in der Vorderwand des dritten Ventrikels oder die Commissura posterior zwischen den Zirbelstielen und der oberen Mündung des Aquaeductus mesencephali sind eingezeichnet. Im Folgenden wird der Begriff der Kommissurotomie für die Durchtrennung der zerebralen Kommissuren allgemein verwendet, der der Kallosotomie für die Sektion des Corpus callosum.

3.2 HISTORISCHE ZUSAMMENHÄNGE

3.2.1 Die ersten Kommissurotomien

1931 beschrieb der amerikanische Neurochirurg Walter E. Dandy den Fall eines viereinhalbjährigen Jungen, dem er zur Behandlung einer Zyste des dritten Ventrikels die vordere Hälfte des Corpus callosum durchtrennte und ihn dadurch unvorhergesehenerweise von seinem Anfallsleiden befreite. Dandy selbst konnte keine Beeinträchtigungen durch die Operation feststellen, im Gegenteil schrieb er über den Patienten: „He appeared much brighter [...], was much more active [...], his memory was also greatly improved.“ Dass eine Durchtrennung des Corpus callosum keine negativen Folgen hätte, davon war Dandy überzeugt: „On several occasions when tumors of the third ventricle were removed, I had divided the body of the corpus callosum in its entire anteroposterior extent without any untoward results.“[69]

Zu einem anderen Schluss kamen Bernard Alpers und Francis Grant, die zur selben Zeit fünf Patienten mit Tumoren des Corpus callosum beschrieben und ein spezielles Corpus-callosum-Syndrom vermuteten, bei dem geistige Störungen im Vordergrund ständen, aber auch Hemiparese und Apraxie aufträten. Alpers und Grant mussten jedoch einräumen, dass bei fast allen Patienten auch Läsionen des Frontallappens und teilweise weiterer Hirnregionen beständen.[70]

John Trescher und Frank Ford, die wie Dandy am Johns Hopkins Hospital in Baltimore arbeiteten, untersuchten postoperativ eine von Dandys Patientinnen und stellten bei ihr „interessante Symptome“ wie vorübergehende vollständige Orientierungsstörungen hinsichtlich Zeit, Ort und Person sowie eine Beeinträchtigung des topografischen Gedächtnisses fest. Weiterhin beobachteten sie bei dieser eine Hemialexie im linken Gesichtsfeld und eine Astereognosie der linken Hand, die sie auf die Durchtrennung des Corpus callosum zurückführten. Dass Dandy selbst bei der Untersuchung seiner anderen Patienten keine nennenswerten, durch die Kallosotomie verursachten Störungen gefunden hatte, erklärten Trescher und Ford damit, dass viele seiner an Epiphysentumoren erkrankten Patienten keine so ausgedehnte Durchtrennung des Balkens erforderlich gemacht hätten, wie sie in dem einen von ihnen beschriebenen Fall notwendig war.[71]

Die ersten, die eine Kallosotomie gezielt zur Behandlung medikamentös unzugänglicher Epilepsien einsetzten, waren William P. Van Wagenen und R. Yorke Herren. Einige Autoren (z.B. Luessenhop 1970) führen Van Wagenens und Herrens Operationen auf die tierexperimentellen Studien Theodore C. Ericksons zurück. Ein solcher Zusammenhang ist jedoch in Van Wangenens und Herrens Fallbericht

69 Dandy WE. *Congenital cerebral cysts of the cavum septi pellucidi (fifth ventricle) and cavum vergae (sixth ventricle).* Arch Neurol Psychiatry 1931; 25: 44–66.

70 Vgl. Alpers BJ, Grant FC. *The clinical syndrome of the corpus callosum.* Arch Neurol Psychiatry 1931; 25: 67–86.

71 Vgl. Trescher JH, Ford FR. *Colloid cyst of the third ventricle: report of a case; operative removal with section of posterior half of the corpus callosum.* Arch Neurol Psychiatry 1937; 37: 959–973.

selbst nicht direkt erkennbar. Erickson hatte Ende der 1930er Jahre zunächst an Hunden und Katzen, dann an Affen den Effekt der Kallosotomie auf die Ausbreitung elektrisch evozierter epileptischer Entladungen studiert und war zu dem Schluss gekommen, dass die Ausbreitung epileptischer Anfälle von einer Hemisphäre auf die andere größtenteils oder ausschließlich über das Corpus callosum erfolgte und die Art der Anfälle postoperativ eine andere sei als vor der Operation. Eine untergeordnete Rolle anderer neuronaler Verbindungen bei der interhemisphärischen Anfallsausbreitung konnte Erickson jedoch nicht ganz ausschließen. Erickson verglich seine Studien mit den Ergebnissen vorangegangener experimenteller Kallosotomien und stellte fest, dass partielle Kallosotomien die Ausbreitung epileptischer Anfälle zwar verzögern, nicht jedoch verhindern könnten. Er warf die Frage auf, ob generalisierte Anfälle auch bei angeborenem Fehlen oder nach Sektion des Corpus callosum beim Menschen aufträten.

Ungeachtet der experimentellen Daten stützten Van Wagenen und Herren ihre Entscheidung, das Corpus callosum beim Menschen zur Einschränkung epileptischer Anfälle zu durchtrennen, auf verschiedene klinische Beobachtungen, vornehmlich an Tumorpatienten.[72]

Zwischen 1939 und 1943 operierten sie 26 Patienten, wobei sie jedoch keine einheitliche Operationstechnik verwendeten. Der weitaus größte Teil der Patienten wurde einer partiellen Kallosotomie unterzogen, wobei die Sektion des Corpus callosum oft in zwei oder sogar drei Einzeloperationen vorgenommen wurde, die im Abstand von einigen Tagen bis einigen Monaten aufeinanderfolgten. Nur bei einem Patienten wurde eine komplette Kommissurotomie durchgeführt, die das gesamte Corpus callosum sowie die vordere Kommissur umfasste. Der therapeutische Erfolg der Operationen bei den einzelnen Patienten war sehr unterschiedlich: Während bei einigen tatsächlich eine Einschränkung der Anfälle auf eine Hemisphäre und eine Verbesserung der Lebensqualität erzielt werden konnte, kam es bei den meisten auch postoperativ zu bilateral synchronen Entladungen.[73]

Einige von Van Wagenens und Herrens Patienten wurden in den 1940er Jahren umfassend von Andrew Akelaitis nachuntersucht, der jedoch keine Langzeitwirkungen der Kommissurotomien feststellen konnte:

> „Following complete section of the corpus callosum no disturbance in visual, auditory and tactile gnosis was observed and praxis and language functions were unimpaired. [...] It is therefore possible to conclude that gnosis, praxis and language functions are not disturbed in either side following the severance of the interhemispheral fibers in the corpus callosum and the anterior commissure."[74]

72 Vgl. Erickson TC. *Spread of the epileptic discharge: an experimental study of the after-discharge induced by electrical stimulation of the cerebral cortex.* Arch Neurol Psychiatry 1940; 43: 429–452. Vgl. Van Wagenen WP, Herren RY. *Surgical Division of commissural pathways in the corpus callosum.* Arch Neurol Psychiatry 1940; 44: 740–759.

73 Vgl. Van Wagenen/Herren (1940). Vgl. Luessenhop A. *Surgical Disconnection of the Cerebral Hemispheres for Intractable Seizures.* J Am Med Assoc 1970; 213: 1630–1636.

74 Akelaitis A. *A study of gnosis, praxis and language following section of the corpus callosum and the anterior commissure.* J Neurosurg 1944; 1: 94–102

Aus dem Wiederauftreten epileptischer Anfälle nach Durchtrennung des Corpus callosum und der vorderen Kommissur schlussfolgerte Akelaitis, dass es neben den genannten Kommissuren weitere neuronale Verbindungen geben müsse, die für die Ausbreitung der epileptischen Entladungen verantwortlich seien. Aufgrund der eher enttäuschenden Operationsergebnisse wurden die Kallosotomien als therapeutische Maßnahme zur Epilepsiebehandlung bald wieder eingestellt.

3.2.2 Die Vorstellung von der Funktion des Corpus callosum

Wie bei William McDougall (1918), Anne Harrington (1987), Michael Hagner (2008) und auch bei Roger Sperry (1964) und Joseph Bogen (1997) beschrieben[75] hat sich die Vorstellung von der Funktion des Corpus callosum im Laufe der Zeit mehrmals geändert. Dabei lassen sich im Wesentlichen fünf Aussagen unterscheiden:

1. Das Corpus callosum ist der Sitz der Seele.

Wie bereits in den Kapiteln 2.1.2 und 2.2 ausgeführt, betrachtete man im 17. bis 19. Jahrhundert zunehmend das Gehirn als Sitz der menschlichen Seele. Da die meisten Hirnstrukturen paarig angelegt sind, man aber davon ausging, dass die Seele einerseits Informationen von allen Sinnesorganen erhalte, andererseits Einfluss auf die efferenten Motoneurone nähme, vermutete man den Ort der Seele in einem einzelnen unpaaren, zentral gelegenen Organ innerhalb des Gehirns. Die Wahl fiel auf verschiedene infrage kommende Strukturen, unter anderem das Corpus callosum.

Bogen nennt Thomas Willis (1621–1675), Francois de la Peyronie (1678–1747) und Giovanni Lancisi (1654–1720) als einige der Vertreter, die die Seele im Corpus callosum beheimatet sahen.

Bei Hagner werden Charles Bonnet (1720–1793) und Julien Offray de La Mettrie (1709–1751) als weitere Anhänger der These genannt, die Seele sei im Balken zu finden.

2. Das Corpus callosum ist eine „nutzlose“ Struktur, dessen Beschädigung keine besonderen geistigen Beeinträchtigungen und keine Teilung des Bewusstseins nach sich zieht.

Beschriebene Fälle einer Corpus-callosum-Agenesie oder -Atrophie ohne offensichtliche intellektuelle Defizite oder Anzeichen einer dualen Persönlichkeit führ-

75 Vgl. McDougall (1918): 100–101. Vgl. Harrington (1987): 152–154, 278–279. Vgl. Hagner M. Homo cerebralis. Der Wandel vom Seelenorgan zum Gehirn. Frankfurt am Main: Suhrkamp Verlag; 2008: 44, 47. Vgl. Bogen JE. *The Neurosurgeon's Interest in the Corpus Callosum.* In: Greenblatt SH, Dagi TF, Epstein MH (Hrsg.). A History of Neurosurgery. Park Ridge, Illinois: American Association of Neurological Surgeons; 1997: 489–498. Vgl. Sperry RW. *The great cerebral commissure.* Sci Am 1964; 210: 42–52.

ten zu der Annahme, das Corpus callosum besitze keinerlei Funktion für höhere geistige Prozesse.

William Ireland (1886) zitierte das auch in der vorliegenden Arbeit schon genannte Werk Eduard Hitzigs (1870), der keine eindeutigen Beeinträchtigungen sensorischer oder motorischer Funktionen und keine geistigen Defizite bei Patienten mit atrophiertem Balken hatte finden können.

> „In France, Gabriel Descourtis tried [...] to explain away the fact that loss of the corpus callosum rarely seemed to disturb the unified action of the personality. [...] It was only to be expected, then, Descourtis concluded, that [the hemispheres] should normally tend to feel and react in a unified fashion, regardless of whether they were physically joined by commissures or not.“[76]

Im vorangegangenen Kapitel [3.2.1] wurde bereits auf die Arbeit Dandys und Akelaitis' eingegangen, deren Tests an Kallosotomie-Patienten keine negativen Ergebnisse aufzeigen konnten. 1936 erklärte Dandy, die Tatsache, dass eine Längsdurchtrennung des Corpus callosum keinerlei Symptome produziere, setze den extravaganten Hypothesen zur Funktion des Corpus callosum ein für alle Mal ein Ende.[77]

3. Das Corpus callosum hat rein mechanische Eigenschaften, verhindert das Auseinanderfallen der Hemisphären.

Bereits 1543 beschrieb Vesalius, wie bei Bogen zitiert, die Eigenschaften des Corpus callosum. Es verbinde die rechte und linke Seite des Großhirns, bilde und stütze das Septum des rechten und linken Ventrikels und stütze nicht zuletzt den Fornix, sodass dieser nicht kollabiere und zum Nachteil aller Hirnfunktionen die Höhle der beiden lateralen Ventrikel eindrücke.

1951 griff der Psychologe Karl S. Lashley die Vorstellung von der vermeintlichen Stützfunktion des Corpus callosum wieder auf und scherzte, die Aufgabe des Balkens müsse vornehmlich eine mechanische sein, wie die, die Hemisphären vor dem Zusammensacken zu bewahren.[78]

4. Das Corpus callosum ist eine Nervenfaserverbindung zwischen den Hemisphären und überträgt elektrische Impulse (und epileptische Entladungen) von einer Hemisphäre auf die andere.

Nikolaj Bubnoff und Rudolf Heidenhain stimulierten 1881[79] freigelegte weiße Hirnsubstanz und konnten dadurch in den kontralateralen Gliedmaßen krampfartige Zuckungen auslösen, woraus sie schlossen, dass die Erregung sich über das Corpus callosum ausgebreitet und den Motokortex der gegenüberliegenden Hemisphäre in Mitleidenschaft gezogen haben musste. 1886 referierte Victor Horsley

76 Harrington (1987): 153.
77 Vgl. Bogen (1997).
78 Vgl. Sperry (1964): 42.
79 Vgl. Bubnoff N, Heidenhain R. *Über Erregungs- und Hemmungsvorgänge innerhalb der motorischen Hirncentren.* Pflügers Archiv für die gesamte Physiologie 1881; 26: 137–200.

über den Nutzen einer Kallosotomie zur Verhinderung der Ausbreitung epileptischer Anfälle.

Auch in der ersten Hälfte des 20. Jahrhunderts wurde unvermindert kontrovers über die Funktion des Balkens diskutiert. Etwa 1940 fasste Warren McCulloch den Wissensstand mit der trockenen Bemerkung zusammen, die einzige aufgezeigte Funktion des Corpus callosum bestehe offenbar darin, die Übertragung epileptischer Entladungen von einer Seite des Körpers auf die andere zu unterstützen.[80]

5. Das Corpus callosum ist (maßgeblich) an der interhemisphärischen Informationsvermittlung beteiligt.

Es gab jedoch durchaus Stimmen, die dem Corpus callosum eine Beteiligung an höheren Hirnfunktionen zusprachen. In Deutschland war es der Neurologe Theodor Meynert (1833–1892), der vermutete, die Balken-Fasern verbinden korrespondierende Hirnwindungen der beiden Hemisphären. D. J. Hamilton (im Jahr 1884) und William Broadbent (1835–1907) in England vertraten eine ähnliche Auffassung, letzterer schränkte jedoch ein, dass es sich bei den beteiligten vornehmlich um sensorische Hirnareale handele. Harrington erklärt, zu jener Zeit habe man sensorische Stimulation als eine der notwendigen Voraussetzungen des Bewusstseins angesehen. Allein die Größe des Corpus callosum habe die Neuroanatomen des 19. Jahrhunderts dazu bewogen, dem Balken zumindest eine wichtige Rolle bei der Entstehung der höheren Hirnfunktionen zu unterstellen.

Anfang des 20. Jahrhunderts beschrieb, wie oben bereits kurz erwähnt, Hugo Liepmann (1863–1925) einen Fall von linksseitiger Apraxie und Agraphie nach Läsion des Corpus callosum bei einem Rechtshänder, ohne dass aber eine Aphasie aufgetreten wäre. Liepmann betrachtete den Balken als maßgeblich beteiligt an linkshändigen Reaktionen auf verbale Befehle, welche nur von der linken Gehirnhälfte verstanden würden. Die linke Hand führe die Befehle jedoch nicht über eine ipsilaterale Verbindung aus, sondern über eine Nervenverbindung, welche über das Corpus callosum zur rechten Hemisphäre führe, wo sich das motorische Kontrollzentrum für die linke Hand befinde.

Es war an Roger Sperry, in Kooperation mit Ronald Myers, die Funktion des Corpus callosum tierexperimentell aufzuzeigen und die neuen Hypothesen schließlich durch eingehende psychologische Untersuchungen der Split-Brain-Patienten in den 1960er Jahren zu verifizieren.

3.2.3 Roger Sperrys tierexperimentelle Split-Brain-Operationen

Karl Lashleys scherzhafte Äußerung, das Corpus callosum diene allein dazu, die Hirnhälften vor dem Auseinanderfallen zu bewahren, machte deutlich, wie wenig man bis Mitte des 20. Jahrhunderts über die Funktion dieses größten Nervenfaser-

80 Vgl. Harrington (1987): 278.

bündels des Gehirns wusste. Die Frage, ob eine Durchtrennung des Corpus callosum spezifische Symptome verursache und so auf die Funktion des Balkens schließen lasse oder nicht, beschäftigte auch Roger Sperry, seinerzeit wissenschaftlicher Mitarbeiter Lashleys an der Harvard Universität:

> „Intrigued by the problem of the great cerebral commissure and the theoretical implications of this problem, my colleagues and I began an intensive investigation of the matter, starting in the early 1950's at the University of Chicago and continuing after 1954 at the California Institute of Technology."[81]

Sperrys Interesse am Corpus callosum ging jedoch über die reine Physiologie dieser Struktur hinaus. Die Frage, die er sich bereits als Student gestellt hatte und die sich – mal mehr, mal weniger deutlich formuliert – durch alle seine Werke zieht, ist: „Where does behavior come from? What is the purpose of consciousness?"[82]

Sperrys bisherige Forschung hatte sich im Wesentlichen auf die Regeneration von Nerven und auf neuronale Spezifität bei verschiedenen Versuchstieren konzentriert. 1951 formulierte er seine Chemoaffinitätstheorie, die besagte, dass prä- und postsynaptische Zellen aufgrund korrespondierender chemischer Markierungen zueinander fänden und so jedem wachsenden Axon eine bestimmte Zielzelle zugeordnet sei, was z.B. dazu führe, dass Frösche mit durchtrenntem Sehnerv, deren Augäpfel man um 180° gedreht habe, vorne und hinten, oben und unten sowie links und rechts verwechselten, nachdem die Nervenfasern erneut zusammengewachsen seien.[83] Sperry widerlegte mit diesen und anderen Versuchen Lashleys Theorie der Equipotenzialität, die davon ausging, jeder Gehirnanteil sei gleichermaßen dazu befähigt, spezifische Gedächtnisinhalte zu speichern und die auf eine Verletzung folgenden Symptome seien allein abhängig von der Masse geschädigten Hirngewebes, nicht von der Lokalisation der Schädigung.

1953 veröffentlichte Sperry zusammen mit seinem Doktoranden Ronald Myers seinen ersten Bericht über tierexperimentelle Kallosotomien als Abstract im Anatomical Record. Myers hatte sich seit 1951 im Rahmen seiner Dissertation mit dem interokularen Transfer visueller Formen-Unterscheidung nach Sektion des Chiasma opticum befasst und festgestellt, dass nach zusätzlicher Sektion des Corpus callosum das von einer Hirnhälfte Gelernte nicht auf die andere Seite übertragen wurde.[84]

Diese Entdeckung führte zu einer Reihe von Tests, die von Sperry und seinen Studenten sowie Mitarbeitern am California Institute of Technology an Katzen, später auch an Affen, durchgeführt wurden. Den Katzen wurde zunächst das Chi-

81 Sperry (1964): 42.

82 Voneida T. *Roger Wolcott Sperry, August 20, 1913 – April 17, 1994.* In: National Academy of Sciences, Biographical Memoirs v.71. Washington: National Academy Press; 1997: 315–332. Vgl. Puente A. *Roger W. Sperry: From Neuro-Science to Neuro-Philosophy.* In: Stringer A, Cooley E (Hrsg.). Pathways to prominence. Reflections of 20th century neuropsychologists. New York: Psychology Press; 2002.

83 Vgl. Sperry RW. *The Eye and the Brain.* Sci Am 1956; 194: 48–52

84 Vgl. Myers RE, Sperry RW. *Interocular transfer of a visual form discrimination habit in cats after section of the optic chiasm and corpus callosum.* Anat Rec 1953; 115: 351–352 (Abstract). Vgl. Sperry (1964).

asma opticum durchtrennt, um zu gewährleisten, dass die visuellen Informationen aus dem linken Auge (der rechten Gesichtsfeldhälfte) nur noch der linken Hemisphäre zugänglich waren und umgekehrt die Informationen aus dem rechten Auge (der linken Gesichtsfeldhälfte) nur noch die rechte Hirnhälfte erreichten. Anschließend setzte man die Tiere in eine spezielle Kiste mit zwei gegenüberliegenden Schwingtüren, auf denen je eines von zwei unterschiedlichen Mustern (Kreis – Kreuz, senkrechte – waagerechte Balken) abgebildet war. Wählten die Katzen die Tür mit dem richtigen Muster, wurden sie mit Futter belohnt, wählten sie die falsche, lösten sie ein Alarmgeräusch aus. Ein Auge des Tieres wurde von einer undurchsichtigen Maske verdeckt; der Versuch wurde solange wiederholt, bis die Katze fast immer die richtige Tür wählte; anschließend ließ man das Tier die Aufgabe mit dem zuvor abgedeckten Auge wiederholen und zählte die Versuche, die es brauchte, um den Test mit gleichem Erfolg zu bewältigen.

Während Katzen nach reiner Chiasma-opticum-Sektion die Aufgaben auch mit dem zweiten Auge prompt auszuführen vermochten, musste die Aufgabe von den Tieren, denen man zusätzlich zum Chiasma opticum auch das Corpus callosum durchtrennt hatte, mit dem zweiten Auge komplett neu gelernt werden. Daraus schlossen Sperry und seine Mitarbeiter, dass die beiden Gehirnhälften im Bezug auf visuelles Lernen und Gedächtnis voneinander unabhängig seien und dass das Corpus callosum eine wesentliche Rolle bei der Integration der beiden Hemisphären spiele. Ähnliche Tests, die für das somatosensorische Unterscheidungsvermögen konzipiert wurden, zeigten vergleichbare Ergebnisse. Es war sogar möglich, jedes Auge und somit jede Gehirnhälfte auf die Wahl gegensätzlicher Muster zu trainieren.[85]

Myers und Sperry entwickelten weitere Tests mit den von Sperry so genannten „Split-Brain“[86]-Tieren, um den Beitrag des Corpus callosum zur interhemisphärischen Kommunikation näher zu untersuchen. Dabei stellten sie sich die Frage, ob Erinnerungen an das von einer Hemisphäre Gelernte auch in der anderen Hirnhälfte zu finden seien oder ob das Corpus callosum lediglich das Abrufen der in einer Hirnhälfte gespeicherten Informationen durch die jeweils andere ermögliche. Zur Beantwortung dieser Frage wurde das Chiasma opticum durchtrennt, die Katze analog zu oben beschriebenen Versuchen darauf trainiert, mit einem Auge bestimmte Muster voneinander zu unterscheiden. Anschließend entfernte man den visuellen Cortex der Hemisphäre, die dem sehenden Auge zugeordnet war, und unterschiedlich große Teile des angrenzenden kortikalen Gewebes. Dann erst testete man, ob mit dem untrainierten Auge noch Reste des Unterscheidungsvermögens festzustellen seien, was darauf hindeuten würde, dass es in der kontralateralen Hemisphäre ein Duplikat des Gedächtnissystems gäbe. Die Ergebnisse dieser Versuche deuteten daraufhin, dass eine Hirnhälfte über das Corpus callosum unabhängige Gedächtnisspuren in der gegenüberliegenden Hemisphäre etablieren kann,

85 Vgl. Stamm JS, Sperry RW, Miner N. *Relearning tests for interocular transfer following division of optic chiasma and corpus callosum in cats.* J Compar Physiol Psych 1956; 49: 529–533. Vgl. Stamm JS, Sperry RW. *Function of corpus callosum in contralateral transfer of somesthetic discrimination in cats.* J Compar Physiol Psych 1957; 50: 138–143. Vgl. Sperry (1964).

86 Eine Anmerkung zur Geschichte des Begriffs „Split-Brain“ folgt in Abschnitt 4.2.4.3.

sofern es sich um die Erinnerungen an leichtere Aufgaben handelt. Bei schwierigeren Unterscheidungsaufgaben war eine solche bleibende Gedächtnisspur in der kontralateralen Hemisphäre nicht festzustellen, die Aufgabe musste nach Zerstörung des Corpus callosum neu gelernt werden.[87]

Das sicher erstaunlichste Ergebnis der Split-Brain-Versuche war, dass es den Anschein hatte, als ob die untersuchten Tiere nicht über ein geteiltes Gehirn verfügten, sondern über zwei offenbar unabhängig voneinander funktionierende Hirnhälften, jede mit ihrem eigenen Erinnerungsvermögen, jede mit ihrem eigenen Bewusstsein. In einem Bericht über seine Split-Brain-Studien an Katzen und Affen erklärte Sperry 1961, das „alte Rätsel des Corpus callosum“ sei in den vergangenen Jahren weitgehend gelöst worden. Die neu gewonnenen Erkenntnisse fasste er in dem *Science*-Artikel sinngemäß wie folgt zusammen:

– Über das Corpus callosum werden Engramme in der gegenüberliegenden Hemisphäre gespeichert, sodass jede Hirnhälfte über die „Neuigkeiten“ in der jeweils anderen informiert ist.
– Wird das Lernen (unter experimentellen Bedingungen) auf eine Hirnhälfte beschränkt, ermöglicht ein intaktes Corpus callosum das Abrufen der in der gegenüberliegenden Hirnhälfte gespeicherten Engramme.
– Das Corpus callosum ist an der senso-sensorischen und senso-motorischen Integration beteiligt, beispielsweise beim Gebrauch der Hand in der Gesichtsfeldhälfte, die der anderen Hemisphäre zugeordnet ist.
– Ein allgemeiner exzitatorischer, tonischer Effekt des Corpus callosum kann bei der vorübergehenden einseitigen Blindheit nachgewiesen werden, die bei Split-Brain-Tieren mit zuvor isoliertem visuellem Cortex entsteht.[88]

Die ausführlichen Versuche an Katzen und Affen trugen dazu bei, eine Vorstellung von der Funktion des Balkens zu erhalten, darüber hinaus ermöglichten sie eine Erforschung der spezifischen Fähigkeiten der Hirnhälften. Die Hoffnung, diese Fähigkeiten auch an kommissurotomierten Patienten untersuchen zu können, wurde zwar nicht explizit geäußert, spielte aber, wie unten ausgeführt, vermutlich ebenso eine Rolle bei der Wiederaufnahme der Kallosotomien am Menschen wie ein kuratives Interesse. Im Folgenden soll Sperrys Einfluss auf die Wiederaufnahme der Operationen in den 1960er Jahren dargelegt werden.

3.2.4 Sperrys Einfluss auf die Wiederaufnahme der Kallosotomien am Menschen

Am 6. Februar 1962 nahmen Philip Vogel und sein Assistent Joseph Bogen am White Memorial Hospital in Los Angeles die Kallosotomien am Menschen erneut auf – beinahe auf den Tag genau 23 Jahre nachdem William Van Wagenen erstmals einem Patienten das Corpus callosum durchtrennte, in der Hoffnung, die Ausbreitung der epileptischen Anfälle von einer Hirnhälfte auf die andere zu verhindern.[89]

87 Vgl. Myers RE, Sperry RW. *Interhemispheric Communication Through the Corpus callosum.* Arch Neurol Psychiatry 1958; 80: 298–303.

88 Vgl. Sperry RW. *Cerebral Organization and Behavior.* Science 1961a; 133: 1749–1757.

89 Vgl. Bogen J, Vogel P. *Cerebral Commisurotomy in Man, Preliminary Case Report.* Bull Los

Anders als bei Van Wagenen und Herren, basierte Bogens und Vogels Entscheidung, den Patienten einer Kallosotomie zu unterziehen, jedoch nicht auf eigenen klinischen Beobachtungen, vielmehr beriefen sich die Neurochirurgen auf einen der von Akelaitis beschriebenen Fälle – und auf die Ergebnisse von Tierexperimenten durch Sperry und Myers sowie Bremer.[90]

Einleitend heißt es in Bogens und Vogels erstem Fallbericht: „Recent animal experiments have aroused renewed interest in the functions of the corpus callosum.“ Es folgt ein Verweis auf Bremers und Sperrys Studien: „In this connection, considerable interest is attached to the results of dividing the forebrain commissures in man. Only one such case done in two stages, has been reported.“[91]

Auch wenn Van Wagenen und Herren um 1940 mehrere Patienten unterschiedlichen Operationsmethoden unterzogen hatten, beriefen sich Bogen und Vogel tatsächlich auf den 1944 von Akelaitis beschriebenen einzigen Fall, bei dem neben dem Corpus callosum auch die vordere Kommissur durchtrennt worden war. Bogen und Vogel erklärten, nun einen zweiten Fall vorzustellen, bei dem eine vollständige Sektion der vorderen Kommissur und des Corpus callosum vorgenommen worden war und verwiesen auf die an anderer Stelle ausführlich beschriebenen Nachuntersuchungen, die in Zusammenarbeit mit Sperrys Labor durchgeführt wurden:

> „We are reporting a second case, in which complete sectioning of the anterior commissure and corpus callosum was done at one operation, emphasis will be given to the surgical approach and postoperative care; detailed neurological and psychological studies are being done in conjunction with the Psychobiology Department of the California Institute of Technology, Pasadena, and will be published elsewhere.“[92]

Erst im Anschluss an den eigentlichen Fallbericht stellten Bogen und Vogel in einem Kommentar die medizinischen Beweggründe für die Durchführung einer Kommissurotomie an dem Patienten heraus: Die verzweifelte Situation des Patienten, so heißt es wörtlich, habe sie jede nur denkbare Herangehensweise an sein Problem in Betracht ziehen lassen. Bereits 1940 habe Erickson die Anfallsausbreitung über die zerebralen Kommissuren aufgezeigt, zugleich hätten Van Wagenen und Herren ohne größeren Erfolg Kallosotomien an etwa 24 Patienten vorgenommen. Die von Akelaitis beschriebenen Fälle hätten Bogen und Vogel jedoch zu dem Schluss kommen lassen, dass einige der Patienten Van Wagenens und Herrens postoperativ tatsächlich eine Verbesserung ihrer Situation erfahren hätten. Da es sich bei den übrigen (Bogen: „weniger erfolgreichen“) Operationen vornehmlich um partielle Kommissurotomien gehandelt hatte und auch nur in einem Fall die vordere Kommissur durchtrennt worden war, glaubten Bogen und Vogel im Fall ihres Patienten mit einer kompletten Kommissurotomie eine „realistische Chance“ (reasonable chance) zu haben, seine Situation zumindest etwas zu verbessern.

Angeles Neurol Soc 1962; 27: 169–172.

90 Vgl. Bremer F, Brihaye J, André-Balisaux G. *Physiologie et pathologie du corps calleux.* Schweiz Arch Neurol Psych 1956; 78: 31–87.

91 Bogen/Vogel (1962): 169.

92 Ebd.

Sperry hatte in seinen Veröffentlichungen mehrfach die Vorzüge der Kallosotomie für die Erforschung der Hemisphärenfunktion bei Versuchstieren betont. Die Möglichkeit, die Hirnhälfte eines Split-Brain-Tiers durch gezielte Sektionen zu erkunden, sei weit größer als die, die sich böte, wenn die Läsionen bilateral gemacht werden müssten. Bei durchtrenntem Balken könnten einseitig Bereiche entfernt werden, deren beidseitige Beschädigung weitreichende Nebenwirkungen hätte.[93] Auf diese Weise gewähre die Split-Brain-Technik eine bis dahin nicht mögliche Erforschung einzelner Hirnanteile: „Those of us working in the physiology of behavior find ourselves today surrounded by seemingly endless new possibilities just waiting for the doing.“[94]

1964 – als die Split-Brain-Forschung bereits auf den Menschen ausgeweitet worden war – schrieb Sperry weiter:

> „Once the enigma of the great cerebral commissure was cleared up and it was firmly established that the commissure really does serve important communication purposes, our interest shifted to more general questions that might be explored by investigation of the bisected brain. Such a brain offered an extraordinary opportunity to examine the many functions and interrelations of parts of the brain, structure by structure and control center by control center. Bisection of the brain leaves each hemisphere virtually undisturbed.“[95]

Die Frage, inwieweit die Ergebnisse aus den Tierexperimenten auf die Funktion der gesunden menschlichen Hirnhälften zu übertragen seien, stand schon vorher im Raum. 1961 schloss Sperry seine (am Ende von Kapitel 3.2.3 wiedergegebene) Zusammenfassung der bei Tieren nachgewiesenen Aufgaben des Corpus callosum wie folgt:

> „Qualifications of the above properties and special problems relate to the development of language and its lateralized dominance in the human brain, about which little can be said at present. With further analysis it may prove that some of the diverse functions derive from basically the same mechanism.“[96]

Was genau er unter „further analysis“, also einer weiterführenden Untersuchung, verstand, ließ er offen.

Nur wenige Monate später begann eine Serie von Kommissurotomien am Menschen, ausgeführt von Joseph Bogen, der bereits seit Jahren in persönlichem Kontakt mit Sperry stand und in einer Gedenkschrift über den 1994 verstorbenen Mentor schrieb: „I idolized him and hung on his every word, of which there were not very many!“[97]

Schon 1953, als Sperry am California Institute of Technology (Caltech) einen Vortrag hielt, dem Bogen beiwohnte, zeigte sich der damalige Student beeindruckt von dem späteren Nobelpreisträger. 1955 arbeitete Bogen als Graduate Research

93 Vgl. Sperry (1961a).

94 Sperry RW. *Some developments in brain lesion studies of learning.* Fed Proc 1961; 20 (Part I): 609–616.

95 Sperry (1964): 47.

96 Sperry (1961a): 1751.

97 Bogen J. Roger Wolcott Sperry. http://www.its.caltech.edu/~jbogen/text/amerphil.html [Stand: 06.07.2011].

Assistant unter Anthony Van Harreveld bei Caltech, nicht weit von Roger Sperrys Labor entfernt, in dem dieser die Kallosotomien an Katzen durchführte. Bogen:

> „Those split-brain cats were mind boggling; they made a profound impression on everybody. It was for me the most influential scientific experiment that I have ever seen or known about. It set the course of my life.“ [98]

Es war Bogen, der Sperry 1960 vorschlug, die Split-Brain-Versuche auf den Menschen auszudehnen:

> „I took to him an essay on epilepsy entitled ‚A Rationale For Splitting the Human Brain‘. His laconic comments included, ‚Maybe you should change the title.‘ Also, ‚Look up those papers by Akelaitis.‘“[99]

Bogen befolgte Sperrys Rat, studierte Akelaitis' Fallbeschreibungen und kam zu dem Ergebnis, dass Symptome wie Astereognosie, Alexie, Apraxie etc., die man ursächlich auf die operativen Eingriffe zurückgeführt hatte, nicht der Corpus-callosum-Läsion, sondern begleitenden Hirnschädigungen zuzuschreiben seien. Aus Akelaitis' Berichten ergab sich für Bogen, wie oben erwähnt, dass einige der Patienten durchaus von den Operationen profitiert hatten, und die ermutigenden Ergebnisse von Sperrys Tierversuchen bestärkten ihn in dem Vorhaben, die Kallosotomien bei medikamentös nicht mehr therapierbaren Epilepsiepatienten wieder aufzunehmen.[100] Nachdem die Technik der Kallosotomie im Rahmen von Obduktionen geübt worden war, wurde sie im Februar 1962 an einem 48jährigen Kriegsveteranen („W. J.“) durchgeführt, der seit zehn Jahren trotz antikonvulsiver Medikation unter schweren klonischen Anfällen mit Sturzneigung, Bewusstseinsverlust und rezidivierenden Status epileptici litt. Der Eingriff verlief „zur Zufriedenheit“ der Operateure, der Patient hatte bei Veröffentlichung des Fallberichts, sechs Monate nach der Kallosotomie, keine weiteren generalisierten Anfälle erlitten. Die bleibenden Symptome, so die Autoren, entsprächen jenen, die aufgrund der historischen Berichte von Akelaitis und der Tierstudien zu erwarten gewesen seien. Der Erfolg der Operation im Bezug auf die Unterdrückung der Anfälle müsse erst noch über einen längeren Zeitraum hinweg beurteilt werden, aber selbst wenn die Anfälle in Häufigkeit und Schwere irgendwann wieder das präoperative Niveau erreichten, hätte sich die Operation für den Patienten bereits ausgezahlt, erklärte Bogen, immerhin habe dieser infolge des Eingriffs an Gewicht zugenommen und auch seine Familie sei zum ersten Mal seit zehn Jahren in der Lage, nachts durchzuschlafen.[101] Da der Patient auch weiterhin weitgehend anfallsfrei blieb und so das erhoffte Ergebnis durch den Eingriff erzielt worden war, führte man die Kallosotomie

98 Ebd.

99 Ebd.

100 Vgl. Bogen J, Fisher ED, Vogel P. *Cerebral Commissurotomy, A Second Case Report.* J Am Med Assoc 1965; 194: 1328–1329. Vgl. Sperry R, Gazzaniga M, Bogen J. *Interhemispheric relationships: the neocortical commissures; syndromes of hemispheric disconnection.* In: Vinken PJ, Bruyn GW (Hrsg.). Handbook of Clinical Neurology. Vol. 4. Amsterdam: North Holland Publishing Company; 1969: 273 ff.

101 Vgl. Bogen/Vogel (1962).

1963 an einer zweiten Epilepsiepatientin und im Folgenden an weiteren Patienten durch.

Neben der neurologischen Nachuntersuchung wurden die Patienten eingehenden psychologischen Tests unterzogen, die Sperry und seine Mitarbeiter und Studenten durchführten.

> „After the patients recovered from the operation and were no longer having seizures, they were generally willing to come to the Sperry laboratory, taking part in a series of experiments extending over several decades.“[102]

Der Neuropsychologe Antonio Puente schrieb über dieses Labor, in dem unter Sperrys Anleitung viele junge Wissenschaftler arbeiteten: „At his peak, Sperry's work at Caltech resembled more of an intellectual and research factory than a standard scientific laboratory.“[103] Eine „Fabrik“, in der neue Erkenntnisse über die Funktion des Corpus callosum, die Unterschiede der Hemisphären und die Beschaffenheit des menschlichen Bewusstseins produziert wurden, die 1981 Roger Sperry als ersten Psychologen den Nobelpreis für Medizin und Physiologie einbrachten.

Die ethische Vertretbarkeit wissenschaftlich motivierter Studien an Patienten ist immer wieder Gegenstand medizinethischer Diskussionen.[104] Eine Einschätzung des Nutzen-Risiko-Profils für den einzelnen Patienten sowie die Möglichkeit, durch experimentelle Studien künftigen Patienten verbesserte Therapieoptionen anbieten zu können, sind wesentliche Beurteilungskriterien. Wie in den folgenden Kapiteln ausgeführt, fiel das Ergebnis der Kommissurotomien für die Patienten unterschiedlich positiv aus. Eine Verbesserung der Operationsergebnisse durch Verfeinerung der Technik wurde erst später in einer zweiten Kommissurotomie-Serie durch Wilson et al. erreicht.[105] Auch wenn sie für die bereits operierten Patienten kein weiteres Gesundheitsrisiko bargen, führten die psychologischen Nachuntersuchungen sicher nicht zu einer Verbesserung späterer Operationsergebnisse. Diese oft über Jahrzehnte fortgesetzten Versuche mit immer wieder denselben Patienten waren rein wissenschaftlich motiviert. Inwieweit das individuelle Operationsrisiko für die Patienten allein dafür in Kauf genommen wurde, mithilfe der psychologischen Tests Einblicke in die Funktionsweise der operativ getrennten Hemisphären erhalten zu können, bleibt spekulativ. Eine starke wissenschaftliche Motivation bei

102 Bogen J. Roger Wolcott Sperry. http://www.its.caltech.edu/~jbogen/text/amerphil.html [Stand: 06.07.2011].

103 Puente A. Roger *W. Sperry: From Neuro-Science to Neuro-Philosophy.* In: Stringer A, Cooley E (Hrsg.). Pathways to prominence. Reflections of 20th century neuropsychologists. New York: Psychology Press; 2002.

104 Einen Überblick über Humanexperimente im 20. Jahrhundert und die Entwicklung der Debatte über deren ethische Vertretbarkeit geben beispielsweise: Roelcke V, Maio G (Hrsg.). Twentieth century ethics of human subjects research. Historical perspectives on values, practices and regulations. Stuttgart: Steiner; 2004 sowie Schmidt U, Frewer A. History and Theory of Human Experimentation. The Declaration of Helsinki and Modern Medical Ethics. [History and Philosophy of Medicine, Volume 2]. Stuttgart: Steiner; 2007.

105 Wilson D, Reeves A, Gazzaniga M. *„Central“ commissurotomy for intractable generalized epilepsy: Series two.* Neurology 1982; 32: 687–697.

der Entscheidung für die Wiederaufnahme der Kommissurotomien ist anhand der geschilderten Zusammenhänge jedoch nicht von der Hand zu weisen.

3.3 DIE KOMMISSUROTOMIEN IN DEN USA IN DEN 1960ER UND 70ER JAHREN

3.3.1 Indikation

Wie in den vorangegangenen Abschnitten dargelegt, spielten nicht allein ärztliche, sondern auch wissenschaftliche Gründe eine Rolle, die Kommissurotomien wiederaufzunehmen. Der Frage, ob das Corpus callosum beim Menschen ähnliche Aufgaben erfülle wie beim Affen und auch hier eine Kallosotomie zu zwei voneinander unabhängigen, parallel existenten „Bewusstseinszuständen" führe, sollte in den post-operativen psychologischen Untersuchungen der Split-Brain-Patienten nachgegangen werden.

Die medizinische Indikation für die Auswahl der Patienten war ein schweres, generalisiertes Anfallsleiden, das nicht mehr ausreichend auf antiepileptische Medikamente ansprach und eine massive Beeinträchtigung der Lebensqualität der Patienten darstellte. Die Kommissurotomie wurde als letztes Mittel der Wahl bei einigen Patienten nach Versagen anderer chirurgischer Eingriffe durchgeführt. Man erhoffte sich eine Beschränkung der Anfälle auf eine Hirnhälfte und das Erhaltenbleiben des Bewusstseins während einer Attacke, um den Patienten das Treffen von Vorsichtsmaßnahmen zu Beginn eines Anfalls zu ermöglichen und sie so vor Stürzen und Verletzungen zu bewahren. Weiterhin hoffte man, die Schwere und Dauer der Attacken reduzieren zu können, indem man den Beitrag der Kommissuren zur wechselseitigen Verstärkung der Anfälle während der generalisierten Phase bzw. im Status epilepticus ausschaltete.[106]

106 Vgl. Sperry/Gazzaniga/Bogen (1969): 274. Vgl. Bogen J, Vogel P. Neurologic Status in the Long Term Following Complete Cerebral Commissurotomy. http://www.its.caltech.edu/~jbogen/text/lyon.html [Stand: 06.07.2011].

3.3.2 Patienten der Split-Brain-Serien

3.3.2.1 California-Serie

In den 1960er Jahren operierten Vogel und Bogen mindestens zwölf (eine andere Quelle spricht von 15) Patienten[107] am White Memorial Hospital, Los Angeles. Diese erste neue Kommissurotomie-Serie ist als „California-Serie“ bekannt geworden.[108] Von zehn der Patienten, die über ihre Initialen identifiziert werden, liegen ausführliche Berichte der neurologischen Untersuchungen vor (vgl. Tab. 1). Sechs der zehn Patienten waren männlich, vier weiblich. Das Alter der Patienten bei der Operation variierte zwischen 13 und 48 Jahren, der Durchschnitt lag bei etwa 29 Jahren. Die Patienten litten im Mittel bereits 16 (5 bis 30) Jahre an Epilepsie. Ihr Alter beim Einsetzen der ersten Anfälle lag zwischen 3 Monaten und 38 Jahren (Durchschnitt: 12,5 Jahre), in einigen Fällen gingen Unfälle mit Kopfverletzungen und Bewusstseinsverlust den ersten Attacken voraus, bei den meisten Patienten konnte jedoch keine eindeutige Krankheitsursache ausgemacht werden.

Eine genaue Klassifikation der Epilepsie ist schwierig und geht aus den vorliegenden Fallbeschreibungen nicht immer eindeutig hervor. Bei über der Hälfte der Patienten ist von „generalized seizures“ oder „generalized convulsions“ die Rede. Generalisierte Anfälle entstehen durch epileptische Entladungen, die beide Hemisphären simultan betreffen. Üblicherweise gehen sie mit einer Beeinträchtigung oder einem Verlust des Bewusstseins einher.[109] Viele der Patienten hatten neben „major seizures“ auch „minor spells“, deren (häufig einseitige) Symptome bei einigen näher beschrieben werden. Bei drei der Patienten wird in der Anamnese auch ein Status epilepticus erwähnt.

Die prä- und postoperative Anfallshäufigkeit ist in den vorliegenden Quellen nicht bei allen Patienten ausführlich dargelegt, mehrmals heißt es einfach, die Schwere und Häufigkeit der Anfälle habe in den Jahren vor der Operation zugenommen, die Attacken seien durch Medikamente nicht mehr kontrollierbar gewesen, postoperativ seien die Anfälle „much less severe“, „much improved“, „continued, although less frequently“.

Die ausführlichste Beschreibung liegt für den ersten Patienten (W. J.) vor, dessen Fall bereits in einem vorangegangenen Kapitel [3.2.4] erwähnt wurde. Hier kam es nach Angaben der Operateure zu einer „eindeutigen Verbesserung“ der Anfallssituation: Während vor dem Eingriff zuletzt jede Woche mindestens ein schwerer Anfall mit Bewusstseinsverlust und alle zwei bis drei Monate ein Status epilepticus auftraten, seien lediglich zwei Anfälle mit vollständiger Bewusstlosigkeit

107 Vgl. Spencer S, Gates J, Reeves A et al. *Corpus Callosum Section.* In: Engel J Jr. (Hrsg.). Surgical Treatment of the Epilepsies. New York: Raven Press; 1987: 425–444. Vgl. Gazzaniga M, Holtzman J, Deck M, Lee B. *MRI assessment of human callosal surgery with neuropsychological correlates.* Neurology 1985; 35: 1763–1766.

108 Vgl. Zaidel E. *A Response to Gazzaniga: Language in the Right Hemisphere, Convergent Perspectives.* Am Psychol 1983, 38: 542–546.

109 Vgl. Dodson E. *Definitions and Classification of Epilepsy.* In: Shorvon S, Fish D, Dodson E et al. (Hrsg.). The Treatment of Epilepsy. 2nd edition. Oxford: Blackwell Publishing; 2004: 3–15.

Tabelle 1: California-Serie
Operateure: Philip Vogel, Joseph Bogen (Patientenauswahl hier: 10 Patienten).
Quelle der Daten: Bogen J, Vogel P. Neurologic Status in the Long Term Following Complete Cerebral Commissurotomy. http://www.its.caltech.edu/~jbogen/text/lyon.html [Stand: 06.07.2011].

Patient:	**W. J.**	**Anfälle:**	„status epilepticus [...] every 2 to 3 months" – „major seizures (with unconsciousness, apnea and severe clonism) [...] almost every week"		
Neurologische Erkrankungen:			„status epilepticus [...] every 2 to 3 months" – „major seizures (with unconsciousness, apnea and severe clonism) [...] almost every week"		
OP-Datum:	06. 02. 1962	**Alter:**	48	**Kommissurotomie:**	komplett
Resultat:	„[...] only 2 episodes of complete loss of consciousness in the first postoperative year and none subsequently. Brief dreamy states, largely unnoticed before operation, continued. Muscular phenomena were limited after surgery to mild shaking or stiffness of the left side lasting a minute or two."				
Akute Diskonnektionssymptome / Komplikationen:			ADS, ?		

Patient:	**N. G.**	**Anfälle:**	„She [...] had a total of eight known convulsions. Each of these was observed by her husband, who was awakened at night by a strange sound to find his wife ‚stiffened out' for two or three minutes."		
Neurologische Erkrankungen:			?		
OP-Datum:	05. 09. 1963	**Alter:**	30	**Kommissurotomie:**	komplett
Resultat:	„Several generalized seizures occurred in the hospital shortly after operation when anticonvulsant medication was withdrawn but none subsequently for eight years." „During the ninth year [...] status epilepticus"				
Akute Diskonnektionssymptome / Komplikationen:			ADS, ---		

Patient:	**A. M.**	**Anfälle:**	„[...] convulsions beginning with twitching of the right side of the face." „[...] severe incoordination of legs so that by the age of 25 he was confined to a wheelchair."		
Neurologische Erkrankungen:			geistige Behinderung, Gedächtnisschwäche, Ataxie beider Beine mit Hyperreflexie, biparietale zerebrale Atrophie		
OP-Datum:	07. 07. 1964	**Alter:**	31	**Kommissurotomie:**	komplett (?)
Resultat:	„Since operation, his seizures are much less severe. Spells of unilateral stiffening of the right side, occasionally with unresponsiveness and rarely with incontinence, have continued in great profusion. Generalized convulsions have occurred on a few occasions when medication was decreased or omitted."				
Akute Diskonnektionssymptome / Komplikationen:			ADS, „rather stormy postoperative course", bleibende Ataxie der linken Hand, weitgehend stumm für mehrere Jahre nach OP, bleibende Minderung spontaner Sprache		

Patient:	**A. A.**	**Anfälle:**	„[...] general convulsions [...] sometimes beginning with stiffness or ‚spasms' in the right hand and arm"		
Neurologische Erkrankungen:			?		
OP-Datum:	14. 10. 1964	**Alter:**	13	**Kommissurotomie:**	komplett (?)
Resultat:	Postoperatives Auftreten epileptischer Anfälle, aber keine genauen Angaben über Art und Häufigkeit. Der Patient stand den Chirurgen einige Jahre nicht für Nachuntersuchungen zur Verfügung, da er vor Gericht wegen Fehlbehandlung klagte. Nach Beilegen des Gerichtsverfahrens wurde die Behandlung fortgesetzt, „as if nothing unusual had transpired".				
Akute Diskonnektionssymptome / Komplikationen:			ADS, „right cerebral swelling", bleibende Spastik des linken Beines, „lesion involving the left perirolandic cortex"		

Patient:	**C. C.**	**Anfälle:**	„[...] spells of speechlessness associated with turning of head toward the right. These spells occasionally included a fall and transient loss of consciousness." „...seizures begin with a feeling of pain over the right eye. His had and eyes then deviate to the right and he is unable to talk, although he can often understand what is said to him. Occasionally his body also turns to the right and then he may lose his balance and fall to the ground." „[...] severity of antisocial behavior progressed."		
Neurologische Erkrankungen:			?		
OP-Datum:	27. 03. 1965	**Alter:**	13	**Kommissurotomie:**	komplett (?)
Resultat:	„Seizures involving the right side, often with right adversion, have continued."				
Akute Diskonnektionssymptome / Komplikationen:			ADS, „commissurotomy [...] was exeedingly difficult because of the unusual head position; there was consequently excessive retraction and manipulation of the left hemisphere." – postoperative Stummheit für über 3 Monate		

Patient:	**L. B.**	**Anfälle:**	„His first convulsion occured at age three and a half and these spells became intermittently worse." „The preoperative attacks were without lateralizing sign." „... an average of one [major seizure] a week in the year preceding the operation."		
Neurologische Erkrankungen:			---		
OP-Datum:	01. 04. 1965	**Alter:**	12	**Kommissurotomie:**	komplett
Resultat:	„Since the operation he has had only 7 major seizures and none for four years." „In the third year there were nine leftsided Jacksonian attacks which probably indicate some righthemisphere abnormality."				
Akute Diskonnektionssymptome / Komplikationen:			ADS?, ---		

Patient:	**R. Y.**	**Anfälle:**	„At age sixteen he began having ‚spells‘; according to his family, generalized convulsions began one year later.“ „The patient has never given a very clear or consistent account of his seizures, except that he often had a visual aura [...] suggesting a right posterior cortical origin.“		
Neurologische Erkrankungen:			?		
OP-Datum:	07. 03. 1966	**Alter:**	42	**Kommissurotomie:**	komplett
Resultat:	„... his seizures are much improved since operation. He has 1 or 2 generalized convulsions per year and reported no visual aura for over four years.“				
Akute Diskonnektionssymptome / Komplikationen:			ADS, Sprache einsilbig und weniger spontan für einige Wochen		

Patient:	**N. W.**	**Anfälle:**	„seizures [...] commonly with tongue biting and incontinence.“ „[...] on some occasions there was a warning consisting of a headache for 20 or 30 seconds before the onset of loss of consciousness.“ „severe convulsions“ „status epilepticus“ „[...] three generalized convulsions in a single day during which she struck her head on the concrete.“		
Neurologische Erkrankungen:			linksseitige Hemihypästhesie nach Anfall		
OP-Datum:	12. 12. 1966	**Alter:**	36	**Kommissurotomie:**	komplett
Resultat:	„The patient's seizures have continued, although less frequently.“				
Akute Diskonnektionssymptome / Komplikationen:			ADS?, postoperative Meningitis, nachfolgende Ventrikeldilatation		

Patient:	**M. K.**	**Anfälle:**	„spells [...] often beginning with jerking in the left toes, foot, leg and then becoming generalized. By age thirteen she was having spells almost daily.“ „Later in her teens the spells generalized very rapidly so that in adulthood she rarely had Jacksonian episodes.“ „generalized convulsions had been occuring at least twice a week for the entire six years before operation.“ „[...] accompanied by urinary incontinence.“ „There were also occasionally minor spells consisting of a sudden cessation of conversation for a few seconds.“		
Neurologische Erkrankungen:			?		
OP-Datum:	18. 10. 1967	**Alter:**	29	**Kommissurotomie:**	komplett
Resultat:	„The have been no generalized convulsions since operation. Almost every month, about two days before the beginning of menses, she has a spell or two, consisting of a brief episode of unresponsiveness.“				
Akute Diskonnektionssymptome / Komplikationen:			ADS?, ---		

Patient:	**J. M.**	**Anfälle:**	„[...] seizures which eventually were of several types: generalized convulsions. Automatisms with amnesia, and brief episodes of unresponsiveness lasting a few seconds. The general convulsions were only partially controled by a variety of medications; the other spells continued in profusion." „[after operation 1955] ... continued to have spells with major seizures occurring approxiamtely two per month." „1967 [...] fifteen major seizures and continued to have her small spells at the rate of approximately three every day."		
Neurologische Erkrankungen:			(1955 partielle temporale Lobektomie durch P. Vogel)		
OP-Datum:	02. 02. 1968	**Alter:**	36	**Kommissurotomie:**	komplett
Resultat:	„Toward the end of the first postoperative year the patient visited her mother who discontinued the medication after which she had two generalized convulsions. The same thing occurred in the third postoperative year with three generalized convulsions; none have occurred since. Automatisms with screaming and seemingly purposeful activity have recurred about three times per year."				
Akute Diskonnektionssymptome / Komplikationen:			?		

während des ersten Jahres aufgetreten, nachfolgend keiner mehr und auch kein Status epilepticus. Kurze Absencen, die aufgrund der Schwere der Anfälle laut Bogen präoperativ kaum ins Gewicht fielen, seien auch weiterhin nachweisbar gewesen.

Nicht für alle Patienten jedoch scheint die Kommissurotomie vergleichbar erfolgreich gewesen zu sein, ein Patient klagte die Ärzte sogar einer Fehlbehandlung an, wurde aber nach Abschluss des Gerichtsverfahrens (über dessen Ausgang nichts bekannt ist), weiter behandelt „as if nothing unusual had transpired". Ein vorübergehendes Absetzen der Medikamente führte bei mehreren Patienten postoperativ zu einem Wiederauftreten generalisierter Anfälle oder sogar zu einem Status epilepticus. Remedikation verbesserte die Situation der Patienten jedoch wieder.

Die Patienten wurden prä- und postoperativ eingehend neurologisch untersucht, dazu gehörten auch apparative Untersuchungen wie ein EEG, ein Carotis-Angiogramm und ein Pneumenzephalogramm. Die EEG-Befunde haben sich nach dem Eingriff bei einigen Patienten unter Medikation normalisiert, wo vor der Operation multifokale Anomalien festgestellt worden waren.[110]

110 Vgl. Bogen J, Vogel P. Neurologic Status in the Long Term Following Complete Cerebral Commissurotomy. http://www.its.caltech.edu/~jbogen/text/lyon.html [Stand: 06.07.2011]. Vgl. Bogen/Vogel (1962). Vgl. Bogen/Fisher/Vogel (1965).

3.3.2.2 East-Coast-Serie

Eine zweite wichtige Kommissurotomie-Serie ist unter dem Namen „East-Coast-Serie“ bekannt geworden. Sie umfasste 1983 bereits 28 Patienten, die seit 1972 von Donald Wilson und David Roberts am Dartmouth-Hitchcock Medical Center operiert worden waren.[111] In einer anderen Veröffentlichung von 1983 ist von nur 20 Patienten die Rede, die innerhalb von zehn Jahren am Dartmouth Center kommissurotomiert worden seien.[112] 1985 wird von über 45 Split-Brain-Patienten Wilsons berichtet.[113]

Eine der detailiertesten Übersichten über die operierten Patienten und den „Erfolg“ der Kommissurotomien findet sich in einem Artikel von Robert Harbaugh und Mitarbeitern von 1983 (vgl. Tab. 2). Von den 20 hier erwähnten Patienten litten 16 unter generalisierten, tonisch-klonischen Anfällen, neun unter generalisierten, atonischen Anfällen und neun unter Absencen. Außerdem wiesen 14 Patienten komplex-partielle Anfälle auf und vier sonstige partielle Anfälle.

> „All patients considered for commissurotomy had to be incapacitated by seizures for at least four years despite aggressive medical management. ‚Incapacitated‘ was defined as an average of one or more seizures per day and the inability to lead a reasonably normal life because of these seizures.“[114]

Der Großteil der Patienten hatte präoperativ keine größeren neurologischen Störungen, einige zeigten eine linksseitige Hemiparese, einer eine Apraxie der linken Hand, ein anderer eine Dysphasie. Der präoperativ ermittelte Intelligenzquotient rangierte zwischen unter 70 und 112 und betrug im Mittel etwa 80. Das Alter der Patienten zum Zeitpunkt der Operation lag zwischen 9 und 40 Jahren (im Schnitt etwa 22).

Das Ergebnis der Kommissurotomie wurde nach Häufigkeit und Schwere der Anfälle im Vergleich mit dem präoperativen Zustand bewertet:

> „The effect of commissurotomy on the severity and frequency of seizures was graded by a modification of Crandall’s[115] criteria. Excellent results are defined as seizures reduced to three or less per year. Good results are a reduction of seizures by greater than 50 per cent and a change in seizures to a less debilitating type. A fair result is a definite decrease in the frequency and severity of seizures, but less than 50 per cent, and a poor result is seizures unchanged or worse.“[116]

Gemessen an diesen Kriterien zeigten fünf Patienten ein exzellentes Ansprechen auf die Kommissurotomie, elf hatten ein gutes Ergebnis, bei zweien wurde das Re-

111 Vgl. Zaidel (1983): 542–546.

112 Vgl. Harbaugh RE, Wilson DH, Reeves AG, Gazzaniga MS. *Forebrain Commissurotomy for Epilepsy: Review of 20 Consecutive Cases.* Acta Neurochir 1983; 68: 263–275.

113 Vgl. Gazzaniga M, Holtzman J, Deck M, Lee B. *MRI assessment of human callosal surgery with neuropsychological correlates.* Neurology 1985; 35: 1763–1766

114 Harbaugh et al. (1983): 265.

115 Vgl. Crandall PH. *Postoperative management and criteria for evaluation.* In: Purpura DP, Penry JK, Walter RD (Hrsg.). Neurosurgical management of the epilepsies. Advances in neurology. Vol. 8. New York: Raven Press; 1975: 265–279.

116 Harbaugh et al. (1983): 267.

sultat als „fair“ klassifiziert und bei einem als „poor“. Ein Patient starb am zwölften postoperativen Tag infolge eines rechtsfrontalen hämorrhagischen Infarkts. Das Risiko postoperativer Komplikationen wie aseptischer oder bakterieller Meningitiden oder eines Hydrozephalus sowie das Auftreten eines akuten Diskonnektionssyndroms konnte durch Wechsel der Operationsmethode von zunächst kompletter (drei Patienten) und dann frontaler (fünf Patienten) zur zentralen Kommissurotomie verringert werden (vgl. Tab. 2). Bei den ersten sechs Patienten, die einer zentralen Kommissurotomie unterzogen wurden, erfolgte die Operation einschrittig, bei den nächsten sechs zweischrittig.

Donald Wilson et al. schrieben hierzu: Zwei Kriterien hätten die Kommissurotomien sicherer gemacht, zum einen die Wahl einer mikrochirurgischen Operationstechnik, zum anderen die Beschränkung der Operation allein auf das Corpus callosum und die Commissura fornicis (hippocampal commissure). Bei früheren Operationen hatte man noch weitere Kommissuren durchtrennt, was eine Beschädigung der Seitenventrikel und des dritten Ventrikels erforderte und zu Ventrikulitis sowie irreparablen Schäden an den die Ventrikel umgebenden Strukturen geführt habe. Selbst wenn diese Komplikationen ausgeblieben seien, sei die Rekonvaleszenz durch das akute Diskonnektionssyndrom [vgl. 3.3.4.1] verzögert gewesen. [117]

3.3.2.3 Weitere Kommissurotomie-Serien

Zusätzliche Erkenntnisse brachten die Kommissurotomie-Serie von Luessenhop in Washington, der in den 1970ern die Operation an vier epileptischen Kindern durchführte, die Midwest-„Serie“ von Mark Rayport an einer Patientin am Medical College of Ohio und einige weitere kleinere Untersuchungsreihen. 1983 ist von 44 Split-Brain-Patienten in den USA die Rede.[118]

1995 veröffentlichten Susan und Dennis Spencer eine Studie über die Indikation der Kommissurotomie bei verschiedenen Anfallsleiden von 263 Erwachsenen und 64 Kindern.[119]

Bei Jerome Engel (1993) findet sich eine Übersicht über das Operationsresultat von 197 Patienten vor 1985 und 563 Patienten zwischen 1986 und 1990, die einer Kallosotomie unterzogen wurden.[120]

117 Vgl. Wilson/Reeves/Gazzaniga (1982): 687–697.

118 Vgl. Gazzaniga M. *Right Hemisphere Language Following Brain Bisection, A 20-Year Perspective.* Am Psychol 1983; 38: 525–537.

119 Vgl. Spencer S, Spencer D. *Seizure Types: Results of Partial and Complete Callosostomy in Adults.* In: Reeves A, Roberts D (Hrsg.). Epilepsy and the Corpus Callosum 2. New York: Plenum Press; 1995.

120 Vgl. Engel J, Van Ness P, Rasmussen T, Ojemann L. *Outcome with Respect to Epileptic Seizures.* In: Engel J Jr. (Hrsg.). Surgical Treatment of the Epilepsies. 2nd edition. New York: Raven Press Ltd.; 1993: 609–622.

Tabelle 2: East-Coast-Serie

Operateure: Donald Wilson, David Roberts et. al. (Patientenauswahl hier: 20 Patienten)

Quelle der Daten: Harbaugh RE, Wilson DH, Reeves AG, Gazzaniga MS. *Forebrain Commissurotomy for Epilepsy: Review of 20 Consecutive Cases.* Acta Neurochir 1983; 68: 263–275. Wilson D, Reeves A, Gazzaniga M, Culver C. *Cerebral commissurotomy for control of intractable seizures.* Neurology 1977; 27: 708–715. Wilson D, Reeves A, Gazzaniga M. *„Central" commissurotomy for intractable generalized epilepsy: Series two.* Neurology 1982; 32: 687–697.

Patient:	T. O.	**Anfälle:**	generalisiert: tonisch-klonisch, atonisch partiell: komplex		
Neurologische Erkrankungen:			Hemiparese links		
OP-Datum:	25. 01. 1972	**Alter:**	9	**Kommissurotomie:**	komplett
Resultat:	„excellent"				
Akute Diskonnektionssymptome / Komplikationen:			ADS, asept. Meningitis, Hydrocephalus		

Patient:	J. H.	**Anfälle:**	generalisiert: tonisch-klonisch		
Neurologische Erkrankungen:			---		
OP-Datum:	12. 12. 1972	**Alter:**	21	**Kommissurotomie:**	komplett
Resultat:	„good"				
Akute Diskonnektionssymptome / Komplikationen:			ADS, aseptische + bakterielle Meningitis, Hydrozephalus, Gedächtnisstörungen, Hemiplegie links		

Patient:	J. K.	**Anfälle:**	generalisiert: tonisch-klonisch partiell: motorisch, komplex		
Neurologische Erkrankungen:			---		
OP-Datum:	09. 01. 1973	**Alter:**	16	**Kommissurotomie:**	komplett
Resultat:	„good"				
Akute Diskonnektionssymptome / Komplikationen:			ADS, ---		

Patient:	T. C.	**Anfälle:**	generalisiert: tonisch-klonisch, atonisch partiell: komplex		
Neurologische Erkrankungen:			---		
OP-Datum:	06. 02. 1973	**Alter:**	35	**Kommissurotomie:**	frontal
Resultat:	„good"				
Akute Diskonnektionssymptome / Komplikationen:			ADS, ---		

Patient:	**J. K.**	**Anfälle:**	partiell: komplex		
Neurologische Erkrankungen:			---		
OP-Datum:	20. 02. 1973	**Alter:**	29	**Kommissurotomie:**	frontal
Resultat:	„excellent“				
Akute Diskonnektionssymptome / Komplikationen:			ADS, ---		

Patient:	**J. C.**	**Anfälle:**	generalisiert: tonisch-klonisch partiell: komplex		
Neurologische Erkrankungen:			---		
OP-Datum:	02. 03. 1973	**Alter:**	24	**Kommissurotomie:**	frontal
Resultat:	„good“				
Akute Diskonnektionssymptome / Komplikationen:			ADS, ---		

Patient:	**P. G.**	**Anfälle:**	partiell: komplex		
Neurologische Erkrankungen:			---		
OP-Datum:	01. 05. 1973	**Alter:**	24	**Kommissurotomie:**	frontal
Resultat:	„poor“				
Akute Diskonnektionssymptome / Komplikationen:			ADS, aseptische Meningitis, Hydrozephalus		

Patient:	**C. E.**	**Anfälle:**	generalisiert: tonisch-klonisch partiell: komplex		
Neurologische Erkrankungen:			---		
OP-Datum:	15. 02. 1974	**Alter:**	40	**Kommissurotomie:**	frontal
Resultat:	---				
Akute Diskonnektionssymptome / Komplikationen:			ADS, Tod am 12. Post-OP-Tag durch rechtsfrontalen hämorrhagischen Infarkt		

Patient:	**D. H.**	**Anfälle:**	generalisiert: atonisch partiell: komplex		
Neurologische Erkrankungen:			Hemiparese links		
OP-Datum:	18. 07. 1975	**Alter:**	15	**Kommissurotomie:**	zentral
Resultat:	„good“				
Akute Diskonnektionssymptome / Komplikationen:			ADS, ---		

Patient:	**P. S.**	**Anfälle:**	generalisiert: tonisch-klonisch, atonisch partiell: komplex		
Neurologische Erkrankungen:			Apraxie der linken Hand		
OP-Datum:	23. 01. 1976	**Alter:**	15	**Kommissurotomie:**	zentral
Resultat:	„good"				
Akute Diskonnektionssymptome / Komplikationen:			ADS, aseptische (+ bakterielle?) Meningitis		

Patient:	**D. S.**	**Anfälle:**	generalisiert: tonisch-klonisch, Absencen parteill: komplex		
Neurologische Erkrankungen:			---		
OP-Datum:	23. 04. 1976	**Alter:**	23	**Kommissurotomie:**	zentral
Resultat:	„good"				
Akute Diskonnektionssymptome / Komplikationen:			---		

Patient:	**S. P.**	**Anfälle:**	generalisiert: tonisch-klonisch, Absencen partiell: komplex		
Neurologische Erkrankungen:			---		
OP-Datum:	30. 12. 1976	**Alter:**	16	**Kommissurotomie:**	zentral
Resultat:	„excellent"				
Akute Diskonnektionssymptome / Komplikationen:			ADS, ---		

Patient:	**T. C.**	**Anfälle:**	generalisiert: tonisch-klonisch, atonisch, Absencen partiell: komplex		
Neurologische Erkrankungen:			---		
OP-Datum:	24. 06. 1977	**Alter:**	19	**Kommissurotomie:**	zentral
Resultat:	„excellent"				
Akute Diskonnektionssymptome / Komplikationen:			ADS, ---		

Patient:	**L. L.**	**Anfälle:**	generalisiert: tonisch-klonisch, atonisch, Absencen partiell: komplex		
Neurologische Erkrankungen:			Dysphasie		
OP-Datum:	22. 09. 1978	**Alter:**	21	**Kommissurotomie:**	zentral
Resultat:	„fair"				
Akute Diskonnektionssymptome / Komplikationen:			ADS, Wundinfektion		

Patient:	**J. W.**	**Anfälle:**	generalisiert: tonisch-klonisch, Absencen partiell: motorisch		
Neurologische Erkrankungen:			---		
OP-Datum:	14. 09. 1979 16. 10. 1979	**Alter:**	25	**Kommissurotomie:**	zentral, zweischrittig
Resultat:	„good“				
Akute Diskonnektionssymptome / Komplikationen:			---		

Patient:	**S. A.**	**Anfälle:**	generalisiert: tonisch-klonisch, Absencen partiell: motorisch		
Neurologische Erkrankungen:			Hemiparese links		
OP-Datum:	14. 09. 1979 04. 12. 1979	**Alter:**	20	**Kommissurotomie:**	zentral, zweischrittig
Resultat:	„excellent“				
Akute Diskonnektionssymptome / Komplikationen:			---		

Patient:	**L. R.**	**Anfälle:**	generalisiert: tonisch-klonisch, atonisch, Absencen partiell: komplex		
Neurologische Erkrankungen:			---		
OP-Datum:	27. 05. 1980 17. 06. 1980	**Alter:**	25	**Kommissurotomie:**	zentral, zweischrittig
Resultat:	„good“				
Akute Diskonnektionssymptome / Komplikationen:			ADS, ---		

Patient:	**G. H,**	**Anfälle:**	generalisiert: tonisch-klonisch partiell: komplex		
Neurologische Erkrankungen:			---		
OP-Datum:	06. 05. 1980 25. 07. 1980	**Alter:**	20	**Kommissurotomie:**	zentral, zweischrittig
Resultat:	„fair“				
Akute Diskonnektionssymptome / Komplikationen:			ADS, ---		

Patient:	S. Y.	**Anfälle:**	generalisiert: atonisch, Absencen partiell: Adversivanfälle		
Neurologische Erkrankungen:			Hemiparese links		
OP-Datum:	20. 06. 1980 07. 10. 1980	**Alter:**	16	**Kommissurotomie:**	zentral, zweischrittig
Resultat:	„good“				
Akute Diskonnektionssymptome / Komplikationen:			Wund- und Knocheninfektion		

Patient:	S. W.	**Anfälle:**	generalisiert: tonisch-klonisch, atonisch, Absencen		
Neurologische Erkrankungen:			---		
OP-Datum:	21. 11. 1980 01. 05. 1981	**Alter:**	20	**Kommissurotomie:**	zentral, zweischrittig
Resultat:	„good“				
Akute Diskonnektionssymptome / Komplikationen:			---		

Erläuterung der Operationstechniken der East-Coast-Serie

Komplette Kommissurotomie:

Corpus callosum, Commissura fornicis, vordere Kommissur, ein Fornix

Frontale Kommissurotomie:

rostrales Corpus callosum, vordere Kommissur, ein Fornix

Zentrale Kommissurotomie:

Corpus callosum, Commissura fornicis

3.3.3 Vergleich der Operationstechniken

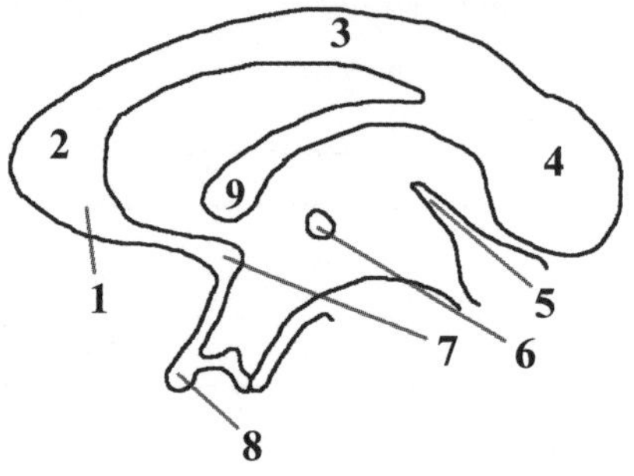

Corpus callosum:
1 Rostrum
2 Genu
3 Truncus
4 Splenium

5 Commissura posterior
6 Massa intermedia
7 Commissura anterior
8 Chiasma opticum
9 Fornix

Abbildung 2:
Großes Bild: Die zerebralen Kommissuren. *Kleine Bilder:* OP-Schnitte. Schemazeichnungen. Die Zeichnungen wurden nach den Angaben der Operateure in den entsprechenden Quellen erstellt. Bei mehrschrittigen Operationen ist der jeweils zuletzt durchtrennte Teil grau dargestellt (*Zeichnungen:* Kathrin Lieb).

Die Patienten von Van Wagenen und Herren 1939 waren Kallosotomien unterschiedlichen Ausmaßes unterzogen worden, wie die unten gezeigten Abbildungen verdeutlichen. Als Anästhetika wurden Avertin mit Amylenhydrat (70 mg pro kg Körpergewicht), 1%iges Procain und Äther verwendet. Der Schädel wurde über der linken Hemisphäre eröffnet, mit einem Sagittalschnitt einen Zoll rechts der Mittellinie, der von der Mitte des Os frontale bis etwa zur kleinen Fontanelle reichte.[121]

2.1:
Van Wagenen/Herren (1939): G. R.

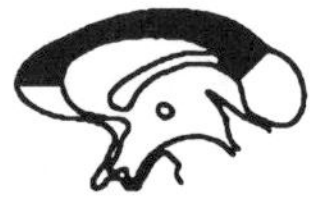

2.2:
Van Wagenen/Herren (1939): W. S.

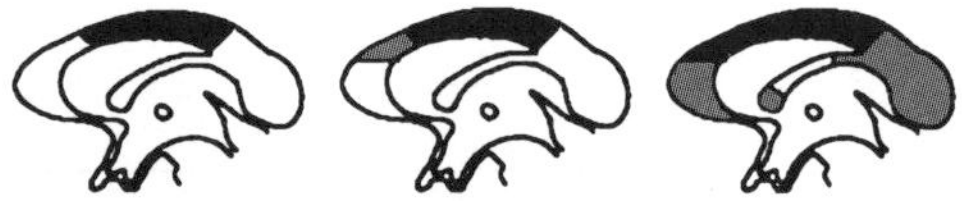

2.3:
Van Wagenen/Herren (1939): F. R.

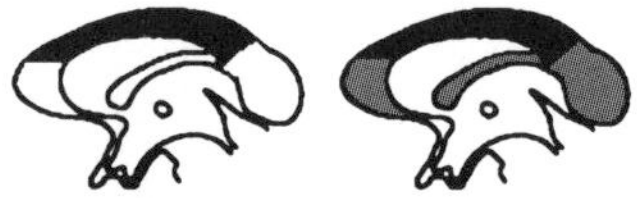

2.4:
Van Wagenen/Herren (1939): A. M.

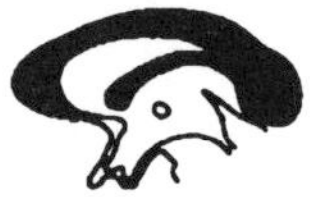

121 Vgl. Van Wagenen WP, Herren RY. *Surgical Division of commissural pathways in the corpus callosum.* Arch Neurol Psychiatry 1940; 44: 740–759.

2.5:
Akelaitis (1941): C. P.

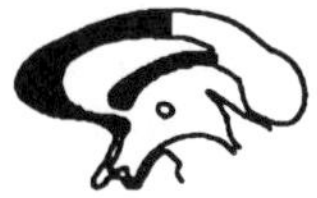

Einige der späteren Patienten wurden von Akelaitis beschrieben. Hier erfolgte der Zugang über die rechte Schädelhälfte; das Corpus callosum und in einem Fall auch die vordere Kommissur wurden komplett durchtrennt. Die Operationen erfolgten ein- oder zweischrittig.

2.6:
Akelaitis (1940–41): G. E.

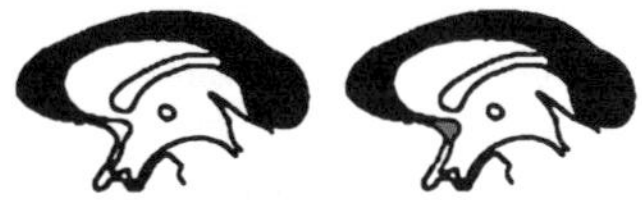

2.7:
Vogel/Bogen (1962): W. J.

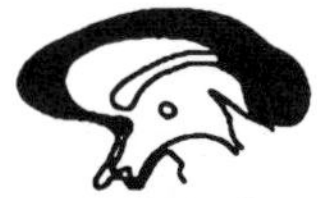

2.8:
Vogel/Bogen (1963): N. G.

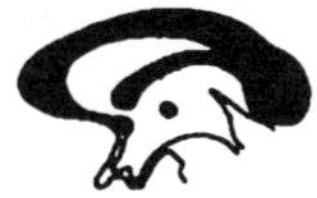

Als Bogen und Vogel 1962 ihren ersten Patienten operierten, beriefen sie sich auf einen Fall, der 1944 von Akelaitis beschrieben worden war, der einzige Patient, bei dem Van Wagenen außer dem Corpus callosum auch die vordere Kommissur durchschnitten hatte. Es handelte sich hierbei um einen 35jährigen Mann, der drei Jahre vor dem Eingriff erstmals Grand-Mal-Anfälle gehabt hatte, die von vorübergehender Aphasie und rechtsseitiger Lähmung gefolgt wurden. 1940 war ihm in einer ersten Operation das komplette Corpus callosum durchtrennt worden. Postoperative Untersuchungen durch Akelaitis hatten keine Auffälligkeiten ergeben. Er hatte jedoch weiterhin epileptische Attacken und wurde nach einem Sturz erneut eingeliefert. 1941 durchtrennte Van Wagenen die vordere Kommissur sowie die Reste des Septum pellucidum. Bis auf weiterhin bestehende Sensibilitätsstörungen in der rechten Hand fanden sich keine neurologischen oder psychologischen Auffälligkeiten, die Grand-Mal- und Petit-Mal-Anfälle waren jedoch nicht eliminiert worden. Wieso Bogen und Vogel ausgerechnet die Technik verwendeten, die bei Van Wagenens Patienten so wenig erfolgreich war, bleibt unklar. Akelaitis hatte aus der Fallbeschreibung geschlossen: „It becomes apparent that bilateral seizures can recur even after sectioning the corpus callosum and the anterior commissure.“[122]
Im Gegensatz zu Van Wagenen vollzogen Vogel und Bogen die Kommissurotomie an ihren Patienten jedoch in einer einzigen Operation, in der sie sowohl das ganze Corpus callosum, als auch die vordere Kommissur durchtrennten, in einigen Fällen auch die Commissura fornicis (hippocampal commissure), den rechtsseitigen Fornixschenkel und, bei Vorhandensein, die Massa intermedia – zumindest bei den ersten beiden Patienten mit dem Ergebnis der deutlichen postoperativen Anfalls-

122 Akelaitis A. *A study of gnosis, praxis and language following section of the corpus callosum and the anterior commissure.* J Neurosurg 1944; 1: 94–102.

verminderung: bei W. J. von wöchentlichen generalisierten Anfällen auf zwei im ersten Jahr, bei N. G. von 50 Anfällen in den drei Tagen vor der Einweisung ins Krankenhaus auf einige Anfälle in den Tagen nach der Operation und nachfolgend unter Medikation keine mehr.

Vogel und Bogen eröffneten den Schädel über der rechten Hemisphäre. Die Haut wurde von vier Zentimeter oberhalb der Glabella bis zur Protuberantia occipitalis externa eingeschnitten, weitere Schnitte von dort bis zum Arcus zygomaticus bzw. dem Processus mastoideus ermöglichten das Aufklappen des Hautlappens nach lateral. Zwei viereckige Knochenstücke wurden aus dem Schädel gesägt, zwischen denen ein etwa fünf Zentimeter breiter Knochenstreifen über den Venae rolandicae stehen gelassen wurde. Die Dura wurde nach medial aufgeklappt. Die Sektion des Corpus callosum erfolgte durch Absaugung. Zunächst wurde das Splenium durchtrennt, anschließend Truncus, Genu, Rostrum und von dort der Zugang zur vorderen Kommissur gesucht. Über die Art der Anästhesie ist nichts bekannt.[123]

2.9:
Luessenhop (1967, 1968, 1969)

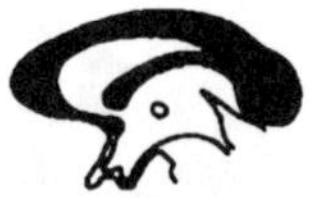

2.10:
Luessenhop (1969)

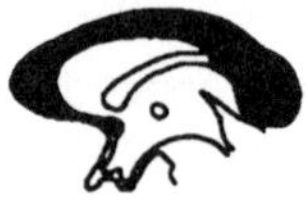

Alfred Luessenhop operierte zwischen 1967 und 1969 drei Kinder mit Epilepsie primär unilateraler Genese und einen Säugling. Ihm waren die bis dahin veröffentlichten Berichte Vogels und Bogens bekannt. Diese hatten die Ergebnisse der bis zu diesem Zeitpunkt sechs Operationen in drei Fällen als „erfolgreich" bezeichnet, die anderen drei Patienten litten unter Operationskomplikationen und weiterhin unter Anfällen.

Luessenhop erhoffte sich ein positives Ergebnis von der Operation der Kinder, „whose clinical state was otherwise hopeless". Er vollzog eine frontoparietale Kraniotomie entlang der Mittellinie, die rechte Hemisphäre wurde nach lateral zurückgezogen, das Corpus callosum freigelegt und der Länge nach durchtrennt. Über den Fornix und die Lamina terminalis wurde die vordere Kommissur erreicht und ebenfalls seziert.

Luessenhop bezeichnete den Eingriff bei den drei älteren Kindern als erfolgreich, da die Häufigkeit der Anfälle von mehreren pro Tag auf mehrere pro Monat gesenkt und auch die Medikation reduziert werden konnte. Der Säugling erlitt weiterhin schwere Anfälle, was Luessenhop auf den von ihm vermuteten bilateralen Ursprung der Anfälle zurückführte.[124]

123 Vgl. Bogen/Vogel (1962): 169–172. Vgl. Bogen/Fisher/Vogel (1965): 1328–1329.

124 Vgl. Luessenhop A. *Surgical Disconnection of the Cerebral Hemispheres for Intractable Seizures.* J Am Med Assoc 1970; 213: 1630–1636.

2.11:
Wilson et al. (1972–73)

2.12:
[Dartmouth 1973–74]

2.13:
Wilson/Rayport (1977)

2.14:
[Dartmouth ab 1982]

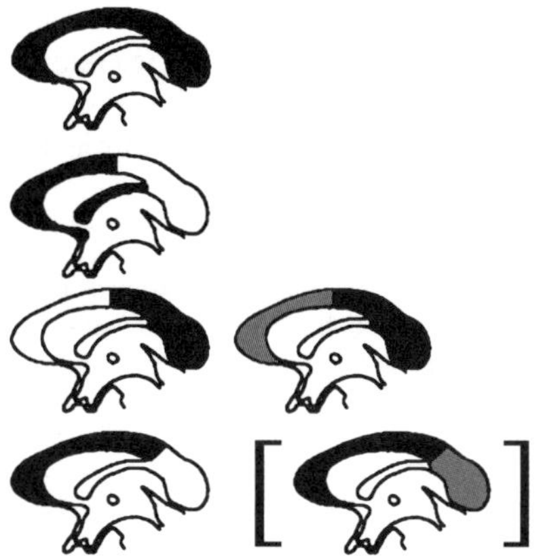

1971 führten Donald Wilson et al. die Kommissurotomie als Therapieoption für medikamentös unzureichend behandelbare Epilepsie am Dartmouth-Hitchcock Medical Center ein.

Zunächst umfasste die Kommissurotomie das ganze Corpus callosum, die Commissura fornicis, die vordere Kommissur und einen Fornix. Weitere Patienten wurden einer frontalen Kommissurotomie unterzogen, welche einen Fornix, die vordere Kommissur und den rostralen Anteil des Corpus callosum umfasste. Aufgrund beobachteter postoperativer Komplikationen (Hydrozephalus, Meningitiden, neurologische Defizite, ein Todesfall) entschieden sie sich, die Technik zu modifizieren und durchtrennten fortan nur noch das Corpus callosum und die Commissura fornicis, erst in einer einschrittigen, später in einer zweischrittigen Operation, was zu einer weiteren Minderung der akuten Diskonnektionssymptome führte.

Bei dieser zentralen Kommissurotomie wurden die Patienten in einer sitzenden Position operiert, der Kopf mit einer Klemme fixiert. Auf dem rasierten und desinfizierten Schädel erfolgte ein 9–10 cm langer Schnitt in der rechten Parietalgegend, der die Mittellinie (Sutura sagittalis) kreuzte und einem besseren Sitz des Trepans diente, der im Folgenden ein rundes Knochenstück von ca. 2 Zoll (etwa 5 cm) Durchmesser ausschnitt. Nach Eröffnung der Dura und Koagulation der Brückenvenen konnte der Parietallappen retrahiert und das Corpus callosum freigelegt werden. Mit einem dünnen Sauger wurden die Fasern des Balkens und der Commissura fornicis durchtrennt. Anschließend schloss man die Dura, setzte das Knochenstück wieder ein und nähte die Kopfhaut zu. Postoperativ wurde die antikonvulsive Medikation fortgesetzt.

Ab 1982 etablierten sich am Dartmouth-Hitchcock Medical Center Kallosotomien mit initialer Durchtrennung des anterioren Anteils. Die Durchtrennung des posterioren Corpus callosum erfolgte in einer weiteren Operation nur dann, wenn die erste Operation unzureichende Ergebnisse hatte und generalisierte Anfälle fortbestanden.[125] Diese an den kurativen Ergebnissen orientierte Behandlung der

125 Vgl. Williamson P. *Corpus Callosum Section: Preoperative Evaluation.* In: Reeves A, Roberts D (Hrsg.). Epilepsy and the Corpus Callosum 2. New York: Plenum Press; 1995: 123–135. Vgl. Roberts D, Reeves A, Nordgren R. *The Role of Posterior Callosotomy in Patients with*

Epliepsie-Patienten spricht dafür, dass die therapeutische Intention bei der Durchführung der Kommissurotomien hier nun im Vordergrund stand.

Die Veröffentlichungen der Operationsergebnisse der Dartmouth-Serie führte zu einer Verbreitung der Kallosotomie als Therapieoption medikamentös unzugänglicher Epilepsien:

> „Through the late 1970s and early 1980s, division of the complete corpus callosum in either one or two stages, but with preservation of the anterior commissure and fornices, became more common. These reports led to wider recognition that commissurotomy was effective in selected patients."[126]

3.3.4 Postoperative Symptome, Split-Brain-Syndrom

1940 schrieben van Wagenen und Herren über die Kallosotomie:

> „Section of the commissural pathways contained in the corpus callosum may be carried out without any untoward effect on the patient."[127]

Trescher und Ford hatten zwar bereits 1937 ein spezielles „callosal syndrome" nach Sektion des hinteren Anteils des Balkens vermutet, räumten jedoch ein,

> „[...] that conclusions drawn from one case cannot be regarded as established, and the true significance of the symptoms noted in our case and their actual relation to section of the corpus callosum cannot be determined until additional studies are made in similar cases."[128]

Erst Sperry, Gazzaniga et al. konzipierten Tests mit adäquater Fragestellung, um ein Corpus-callosum-Diskonnektionssyndrom bei Bogens und Vogels Patienten in den 1960er und 70er Jahren eindeutig nachzuweisen. Heute unterscheidet man akute Diskonnektionssymptome, die einige Wochen bis Monate nach der Operation anhalten, von einem chronischen Diskonnektionssyndrom, das meist über Jahre hinweg zu beobachten ist, wenn auch mit der Zeit gewisse Kompensationsfortschritte gemacht werden. In Abhängigkeit davon, ob der vordere oder hintere Teil des Balkens oder das gesamte Corpus callosum durchtrennt wird, sind verschiedene Symptome zu beobachten.

3.3.4.1 Akute Diskonnektionssymptome

Nach Kallosotomie eines Rechtshänders mit linkshemisphärischer Sprachdominanz können vorübergehend eine leichte Akinesie und eine Tage bis Wochen dauernde Stummheit sowie in der frühen postoperativen Phase Episoden intermanuel-

Suboptimal Response to Anterior Callosotomy. In: Reeves A, Roberts D (Hrsg.). Epilepsy and the Corpus Callosum 2. New York: Plenum Press; 1995. Vgl. Harbaugh et al. (1983): 263–275.

126 Roberts/Reeves/Nordgren (1995): 184.

127 Van Wagenen WP, Herren RY. *Surgical Division of commissural pathways in the corpus callosum.* Arch Neurol Psychiatry 1940; 44: 740–759.

128 Trescher/Ford (1937): 959–973.

ler Konflikte auftreten, in denen die Hände in unterschiedlicher Weise agieren und die linke Hand dem Willen des Patienten nicht unterworfen zu sein scheint (Alien-Hand-Syndrom). Weiterhin ist eine Apraxie der linken Hand für verbale Befehle zu beobachten, ein Hypotonus des linken Armes, wiederholte Greifbewegungen mit der linken Hand und ein bilateral positiver Babinski-Reflex. Apathie, Verwirrtheit, infantiles Verhalten und partielle motorische Anfälle werden in der Literatur erwähnt. Als unmittelbare Folge der Operation können Ödeme und akute neurologische Ausfälle auftreten.[129]

3.3.4.2 Chronisches Diskonnektionssyndrom

Wie Eran Zaidel et al. 1999 ausführten, ist eines der „bemerkenswertesten Ergebnisse“ der Split-Brain-Operationen, dass die Patienten sich in ihrem alltäglichen Verhalten nicht von Gesunden unterscheiden und in ihrem Alltag – von gewissen Gedächtnisproblemen abgesehen – zunächst nicht beeinträchtigt scheinen. Erst die von Gazzaniga und Sperry entwickelten speziellen Testverfahren offenbarten die postoperativen Defizite.

Zu diesen Defiziten zählt ein mangelnder interhemisphärischer Transfer, der in zahlreichen (weiter unten beschriebenen) Tests aufgezeigt und auch schon von Sperry bei den Versuchstieren (Katzen und Affen) seiner Split-Brain-Experimente beobachtet wurde. Anders als bei den Tieren zeigte sich bei den Patienten darüber hinaus jedoch eine Hemisphärenspezialisierung, die allein dem Menschen zu eigen scheint. Im Laufe der Zeit entwickelten die Patienten Strategien, die interhemisphärischen Transferdefizite zu kompensieren.

Einige Monate postoperativ erscheinen die Patienten bei neurologischen Standarduntersuchungen unauffällig, ebenso in ihrem sozialen Umfeld. Dennoch sind die Operationen nicht spurlos an ihnen vorübergegangen: „Longterm personal interaction with the patients does reveal a few persisting problems.“[130]

In speziellen Versuchen konnte aufgezeigt werden, dass die Split-Brain-Patienten unter moderaten, ihrem IQ nicht entsprechenden, Gedächtnisstörungen leiden, besonders das verbale und topografische Gedächtnis betreffend. Darüber hinaus legen sie gelegentlich eine unangemessene, übertriebene Höflichkeit in Gesprächen an den Tag und zeigen eine leichte Tendenz zur Konfabulation. Auch eine Alexithymie konnte beobachtet werden, d.h. die verminderte Fähigkeit, eigene emotionale Erlebnisse verbal auszudrücken. Die Patienten haben Schwierigkeiten, längere Texte zu lesen und lesen postoperativ nur noch selten zum Vergnügen.

Auch wenn die Patienten längerfristig in ihrem alltäglichen Leben kaum beeinträchtigt seien, so Zaidel et al., zeige sich in den Versuchen, in welchen die Reize strikt einer Hemisphäre zugänglich gemacht würden, „[...] a dramatic lack of com-

129 Vgl. Wilson/Reeves/Gazzaniga (1982): 687–697.

130 Zaidel E, Zaidel D, Bogen J. *The Split brain.* In: Adelman G, Smith B (Hrsg.). Encyclopedia of Neuroscience. 2nd edition. Amsterdam: Elsevier; 1999: 1930–1936.

munication between the two disconnected hemispheres, each of which appears to have its own perceptual, learning and memory systems.“[131]
So ist es einem Rechtshänder mit linkshemisphärischer Sprachdominanz postoperativ nicht möglich, Reize im linken Gesichtsfeld oder in der linken Hand zu benennen oder Gegenstände in den beiden Gesichtsfeldhälften oder Händen miteinander zu vergleichen, wenn diese für nur jeweils eine Hemisphäre visuell oder taktil erfassbar sind. Auch für das Erkennen gleichzeitig den Hirnhälften dargebotener, unterschiedlicher akustischer Reize weisen die Patienten Defizite auf, und es findet kein interhemisphärischer Transfer taktiler Reize wie Berührung, Druck und Propriozeption statt.

> „One would expect bimanual coordination to suffer following commissurotomy. However, motor skills learned prior to surgery such as swimming, biking, piano playing, cooking, tying shoe laces, bead stringing, and similar skills all appear intact. New bimanual tasks involving mirror image movements consisting of fine finger movements or parallel hand movements are normally executed. However, bimanual interdependent control, such as required in an Etch-a-Sketch-Type[132] task, is severely impaired.“[133]

3.3.4.3 Symptome bei Sektion der vorderen Corpus-callosum-Fasern (Anterior Section)

Bei den meisten Patienten mit vorderer Kallosotomie tritt postoperativ eine für Stunden bis Tage anhaltende Verminderung spontaner Sprache auf, die sich als Sprachverlangsamung oder auch als vollständige Stummheit äußern kann. Bis zu Wochen andauernd (in seltenen Fällen auch länger) können eine Parese des nicht dominanten Beines, ein vermehrter Greifreflex der nicht dominanten Hand sowie eine Dranginkontinenz auftreten, die möglicherweise auf operative Begleitverletzungen zurückzuführen sind.

> „Whether traction on the supplementary motor area alone or a combination of traction plus diaschisis from disconnecting the two callosally interconnected supplementary motor areas [...] is the cause of the mutism [...] is a moot point at present. Most important is the observation that the disability is usually temporary. Positron emission tomography studies in baboons following anterior callosal section support the diaschisis hypothesis in that a transient bilateral depression of cortical metabolism occurs which is predominant in the anterior parts of the brain. Metabolic recovery progressively occurs and reaches normal levels over approximately three months.“[134]

131 Zaidel/Zaidel/Bogen (1999).

132 Engl. *to etch:* ätzen, radieren; *sketch*: Skizze. Etch-a-Sketch-Tafeln waren in den 1970er Jahren ein beliebtes Spielzeug. Es handelte sich bei ihnen um Zeichentafeln, deren nichtabsetzbarer Stift von zwei Drehknöpfen in horizontaler bzw. vertikaler Richtung bewegt werden konnte. Das Bild musste entsprechend in einem Zug gezeichnet werden, was eine hohe bimanuelle Geschicklichkeit erforderte.

133 Zaidel/Zaidel/Bogen (1999).

134 Reeves A, Risse G. *Neurological Effects of Callosotomy.* In: Reeves A, Roberts D (Hrsg.). Epilepsy and the Corpus Callosum 2. New York: Plenum Press; 1995: 243.

Ein Diskonnektionssyndrom, wie es bei posteriorer oder kompletter Kallosotomie zu beobachten ist, konnte für die Sektion der vorderen zwei Drittel des Balkens bislang nicht nachgewiesen werden. Bei einigen Patienten trat eine postoperative Dysphasie nach anteriorer Kallosotomie auf.

> „These deficits have been attributed to preoperative bilateral or mixed cerebral dominance for verbal language and an implied callosally mediated hemispheric interdependence for these functions."[135]

3.3.4.4 Symptome bei Sektion der hinteren Corpus-callosum-Fasern (Posterior Section)

Nach Durchtrennung der Nervenfasern des hintern Anteils des Corpus callosum ist die Übertragung visueller und somatosensorischer Informationen zwischen den Hemisphären gestört. Das Splenium ist dabei Hauptüberträger der visuellen Informationen, eine Durchtrennung rostral der Mitte des Corpus callosum führt zu taktiler Separation. Die sprachdominante (linke) Gehirnhälfte vermag Reize, welche der nicht dominanten (rechten) Hirnhälfte präsentiert wurden, nicht zu benennen und antwortet auf entsprechende Fragen, nichts wahrgenommen zu haben. Dabei sind jedoch keine Wahrnehmungsdefizite der nichtdominanten Hemisphäre festzustellen: Der rechten Hirnhälfte visuell dargebotene Gegenstände vermag diese über die linke Hand zu identifizieren, ohne sie zu sehen. Ihr fehlt allein die Fähigkeit, verbal mitzuteilen, was sie gesehen bzw. ertastet hat.[136]

3.3.4.5 Symptome bei kompletter Kallosotomie

Um das Risiko der akuten postoperativen Symptome und der Entwicklung eines vollständigen Split-Brain-Syndroms zu vermindern, werden die Split-Brain-Operationen seit den 1970er Jahren vornehmlich in zwei Schritten vollzogen. Dabei werden zunächst nur die vorderen Fasern des Corpus callosum durchtrennt und nur bei unzureichender Reduktion der postoperativen Anfallshäufigkeit erfolgt die Sektion auch des hinteren Teils des Balkens in einer zweiten Operation.

Bei vollständiger Kallosotomie kommt es zur sensorischen Separation, wie sie auch bei alleiniger Sektion des posterioren Balkens auftritt. Darüber hinaus fehlt den Hemisphären der Zugang zum jeweils gegenüberliegenden Motocortex. Jede Hirnhälfte kann jedoch einige proximale Bewegungen der ipsilateralen Gliedmaßen über ungekreuzte ipsilaterale Bahnen ausüben.

Die nichtdominante (linke) Hand kann nicht mehr angemessen auf verbale Befehle reagieren, ist aber in der Lage, Bewegungen der dominanten Hand zu imitieren und so scheinbar einen verbalen Befehl korrekt auszuführen. Auch scheint die nichtdominante Gehirnhälfte in der Lage zu sein, anhand des Satzrhythmus eines

135 Ebd.
136 Vgl. ebd., 241–249.

Befehls diesen beim zweiten Mal wiederzuerkennen und auszuüben. Zunächst missdeuteten die Untersucher dieses Phänomen als rechtshemisphärisches Sprachverständnis. Wird ein neuer Befehl jedoch zuerst der rechten Hirnhälfte/linken Hand erteilt, ist diese nicht mehr fähig, ihn korrekt zu befolgen, gelegentlich wird ein antagonistisches Handeln der Hände beobachtet.

Bei kompletter Kallosotomie zeigt sich häufiger das chronische Diskonnektionssyndrom in voller Ausprägung, besonders bei einzeitiger Operation. Auch Gedächtnisstörungen treten öfter auf als nach partieller Durchtrennung des Balkens. Meist aber fallen die Symptome weder dem Patienten noch Beobachtern auf, da die Patienten (oft unbewusste) Strategien entwickeln, die Defizite zu kompensieren. Je jünger die Patienten zum Zeitpunkt der Operation sind, desto besser vermögen sie dabei die Diskonnektionssymptome auszugleichen. Dies wird besonders deutlich anhand eines Vergleiches der Split-Brain-Patienten mit Personen mit angeborenem Fehlen des Corpus callosum:

> „The patients operated on later in life showed a ‚disconnection effect‘. Interestingly, however, the acallosal patients did as well as or better than their peers in the transfer tasks. Among other conclusions it appeared that the compensatory mechanisms do occur, but tend to become more limited in late adolescence.“[137]

3.3.5 Neuropsychologische Nachfolgetests

Neben der üblichen postoperativen neurologischen Untersuchung wurden die Kommissurotomie-Patienten der ersten Serien auch eingehenden neuropsychologischen Nachfolgetests unterzogen. Diese Tests wurden zunächst unter Sperrys Anleitung von Michael Gazzaniga durchgeführt, der nach seinem Bachelor of Arts am Dartmouth College 1961 als Doktorand an das California Institute of Technology gekommen war. Weitere Studenten und Mitarbeiter Sperrys sowie des Dartmouth Colleges setzten die Tests fort. Noch heute, fast 50 Jahre, nachdem Gazzaniga bei Sperry seinen Doktor in Psychobiologie machte, ist „Split-Brain"-Forschung aktuell. So leitete Gazzaniga bis 2008 beispielsweise ein Projekt zum Thema „Neurology and Cognitive Analysis of Callosotomy Patients“. Das Forschungsstipendium für das vom 1. Juli 2004 bis zum 28. Februar 2008 befristete Projekt war mit 1.450.061 US-$ dotiert. Hauptziel des Projekts war die Analyse ausschließlich von Split-Brain-Patienten in Wahrnehmungs- und Kognitions-Tests.[138]

In die ersten Studien in den 1960er und 1970er Jahren wurden Patienten der California- (Caltech) und der East-Coast-Serie (Dartmouth) einbezogen. Da aufgrund präoperativer, oft krankheitsbedingter Hirnschädigungen nicht alle Patienten für die speziellen Untersuchungen geeignet waren, konzentrierten sich die Tests

137 Gates JR, De Paola L. *Corpus Callosum Section for Epilepsy.* In: Shorvon S, Fish D, Dodson E et al. (Hrsg.). The Treatment of Epilepsy. 2nd edition. Oxford: Blackwell Publishing; 2004: 808. Vgl. Reeves/Risse (1995).

138 Vgl. Gazzaniga M. Curriculum Vitae. http://www.psych.ucsb.edu/~gazzanig/cv.htm [Stand: 06.07.2011].

vornehmlich auf sechs Patienten der California-Serie (besonders L. B., N. G., sowie A. A., N. Y., C. C., N. W.) und einige Patienten der East-Coast-Serie (u. a. P. S., J. W., D. R.).[139]

Sperry kommentierte 1974:

> „In a total of only 16 persons operated upon to date, the majority have complications including preoperative asymmetric brain damage that makes them unsuitable for many studies of hemispheric specialization, depending on the specific problem."[140]

Die neuropsychologischen Tests mit den Patienten begannen einige Monate postoperativ, „after these persons were well recovered from surgery and had again settled into their routines at home"[141] und wurden bei entsprechender Eignung der Patienten teilweise über zehn oder auch 20 und mehr Jahre fortgesetzt.[142] Schon der erste operierte Patient, W. J., wurde Gazzanigas Tests unterzogen, die meisten Erkenntnisse während der 1960er und 70er Jahre über die Funktion und Spezialisierung der Hemisphären wurden jedoch durch die Untersuchung an der zweiten Patientin, N. G., und dem sechsten Patienten, L. B., der California-Serie gewonnen.

Eine ausführliche Beschreibung der im Laufe der Jahre immer weiter verfeinerten und um neue Fragestellungen erweiterten Tests ist in den entsprechenden Veröffentlichungen Sperrys, Gazzanigas, Zaidels, Levys und vieler weiterer Mitarbeiter Sperrys und später Gazzanigas nachzulesen. An dieser Stelle soll lediglich ein Überblick über die grundsätzliche Versuchsanordnung gegeben werden, soweit er für das Verständnis des Split-Brain-Syndroms und dessen populärwissenschaftlicher Darstellung in den Medien erforderlich ist.

Wie Gazzaniga et al. in *Cognitive Neuroscience* 2002 ausführen, haben sich die generellen Methoden, die kognitiven und Wahrnehmungsfähigkeiten der beiden Hemisphären zu testen, während der letzten 30 Jahre kaum verändert.

> „Researchers mainly use visual stimulation, not only because of the preeminent status of this modality for humans but also because the visual system is more strictly lateralized than other sensory systems such as the auditory and olfactory systems."[143]

Der Patient wird bei diesen visuellen Tests (vgl. Abb. 3) vor einen Schirm gesetzt und aufgefordert, einen Punkt in der Mitte zu fixieren. Auf der linken und rechten Seite des Bildschirms können separat Bilder eingeblendet werden, die jeweils nur einer Hirnhälfte zugänglich sind. Die visuellen Reize werden dabei derart kurz präsentiert, dass eine Augenbewegung (für die der Patient ca. 200 Millisekunden benötigt), nicht möglich ist. Dies soll verhindern, dass der Reiz versehentlich der zweiten (nicht zu testenden) Hirnhälfte zugänglich wird. In den frühen Experimen-

139 Vgl. Gazzaniga M. *Cerebral specialization and interhemispheric communication.* Brain 2000; 123: 1293–1326.

140 Sperry R. *Lateral Specialization in the Surgically Separated Hemispheres.* In: Schmitt FO, Worden FG (Hrsg.). The Neurosciences Third Study Program. Cambridge (MA): The MIT Press; 1974: 5.

141 Gazzaniga M, Sperry R. *Language after Section of the Cerebral Commissures.* Brain 1967; 90: 131–148.

142 Vgl. Gazzaniga (2000).

143 Gazzaniga/Ivry/Mangun (2002): 408.

Abbildung 3:

Um die Unterschiede in der Arbeitsweise der Hemisphären zu untersuchen, müssen die Reize innerhalb des linken bzw. rechten Gesichtsfelds lateralisiert werden – also jeweils einer Hirnhälfte einzeln präsentiert. In frühen Studien verwendete man dazu ein mechanisches Tachistoskop. Taktile Reize wurden jeder Hand einzeln dargeboten, ohne dass die Patienten die Gegenstände sehen konnten (*oben links*).
Später ersetzten lateralisierte Computer-Präsentationen das Tachsitoskop (*oben rechts*).
Wie oben rechts mittig zu sehen, wurden die Reize jedoch nicht exakt lateralisiert, wenn der Proband während der Stimuluspräsentation die Augen bewegte.
Mithilfe von Blickbewegungserfassungs-Geräten kann das Bild auf der Netzhaut „stabilisiert" und den unwillkürlichen Augenbewegungen entgegengewirkt werden. Zusammen mit einem Stimulus-Deflektor erlaubt der Purkinje-Eye-Tracker die retinale Stabilisierung. Treten Augenbewegungen auf, bewegen sich die horizontalen und vertikalen Detektor-Spiegel, um dieser Augenbewegung entgegenzuwirken und eine Lateralisierung der Reizdarbietung zu ermöglichen. Der Aufbau eines solchen Prukinje-Eye-Trackers ist *unten* dargestellt.

ten wurden die Reize mit einem sogenannten Tachistoskop dargeboten, einem Projektionsgerät, das eine sehr schnelle Präsentation der Bilder ermöglicht. In jüngerer Zeit erfolgt die Darbietung der Reize computergesteuert, was eine Präzisierung der Tests ermöglicht. Eine lateralisierte Präsentation der Reize ohne zeitliche Begrenzung erlaubte die in den frühen 1970er Jahren von Eran Zaidel entwickelte Z-Linse, eine Kontaktlinse, die jeweils eine Hälfte des Gesichtsfelds auf der Retina abdeckt, sodass die visuelle Information jedes Auges allein einer Hirnhälfte zugänglich ist. Eine weitere Präzisierung der Lateralisierung ermöglichte die Einführung des Dual Purkinje Image Eyetrackers, einer computergesteuerten Vorrichtung, welche die Augenbewegung des Probanden kompensiert, indem sie das Bild im Gesichtsfeld in dieselbe Richtung bewegt wie das Auge und so zu einer retinalen Stabilisierung des dargebotenen Reizes führt.[144]

In den frühen Tests war es den Patienten möglich, durch einen Spalt unter dem Bildschirm nach Gegenständen außerhalb ihres Gesichtsfelds zu greifen. Dies erlaubte eine separate Überprüfung der sprachlichen, visuellen und taktilen Fähigkeiten der Hemisphären. Verschiedene Versuche dienten dem Testen unterschiedlicher kognitiver Eigenschaften der Hirnhälften. Exemplarisch seien einige dieser Experimente im Folgenden angeführt, anhand derer die Erkenntnisse über die unterschiedlichen Fähigkeiten der Hemisphären verdeutlicht werden sollen.

3.3.6 Erkenntnisse über spezifische Fähigkeiten der Gehirnhälften

Sperrys Tierversuche hatten gezeigt, dass Säugetiere, denen die Nervenfasern durchtrennt worden waren, welche die Hemisphären bzw. die Augen miteinander verbinden, postoperativ mit einer Gehirnhälfte keinen Zugriff auf Informationen hatten, die nur der anderen zugänglich gemacht worden waren. Die Tiere mussten

144 Vgl. Gazzaniga/Ivry/Mangun (2002): 408–409, 661–662.

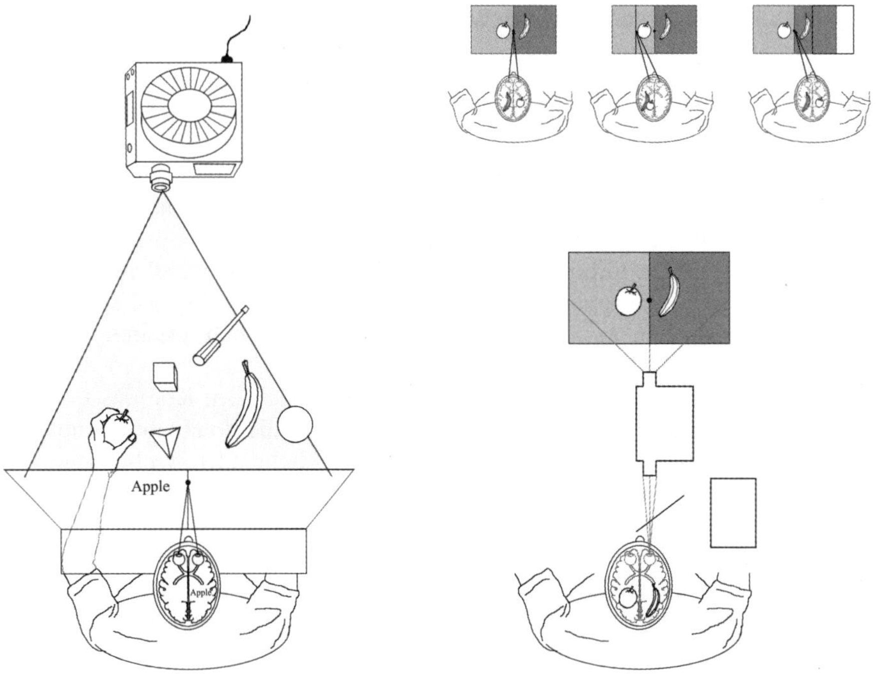

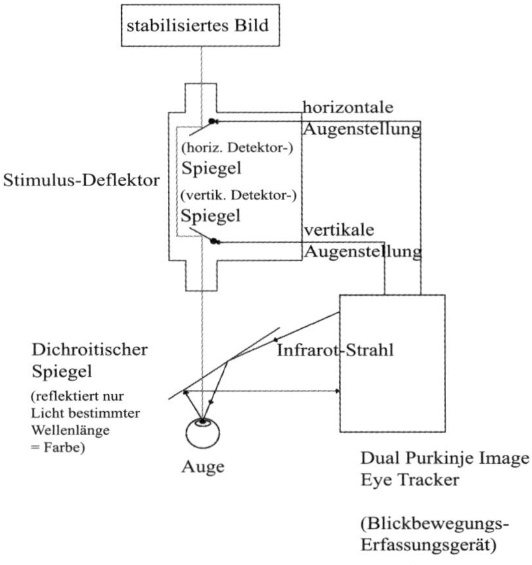

Abbildung 3:
Stimulus-Lateralisierung mit Tachistoskop und Purkinje-Eyetracker

(*Zeichnungen:* Kathrin Lieb; *Quelle:* Gazzaniga M. *Cerebral specialization and interhemispheric communication.* Brain 2000; 123: 1293–1326)

Legende auf nebenstehender Seite.

neue Fähigkeiten mit jeder Hirnhälfte einzeln lernen. Dass eine ähnliche Beobachtung auch beim Menschen zu machen sei, so Gazzaniga, habe man für unwahrscheinlich gehalten, wohl auch ein Grund, weswegen man ihn, einen neuen Doktoranden, mit der Aufgabe betraut habe, den ersten Kommissurotomie-Patienten zu untersuchen. Allgemein sei man der Auffassung gewesen, Menschen seien in der Hinsicht „irgendwie anders“ als Tiere. Diese Ansicht habe sich an einem einzigen Nachmittag geändert, als man festgestellt habe, dass der Patient W. J. Informationen zu ignorieren schien, die seiner rechten Gesichtsfeldhälfte (also seiner linken Gehirnhälfte) zugänglich gemacht wurden. Sobald man ihm aber ermöglichte, statt verbal manuell auf die Informationen in seiner linken Gesichtsfeldhälfte zu reagieren, sei die rechte Hemisphäre – und mit ihr die linke Hand – in der Lage gewesen, adäquat zu „antworten“. – „[...] the modern era of split-brain research was born“, sagte Gazzaniga 1992 rückblickend.[145]

1970 erklärte Sperry,[146] die Patienten schienen nach den Kommissurotomien überwiegend von der linken Gehirnhälfte beherrscht, die dominant sei im Bezug auf Sprache, Rechenfähigkeit und verwandte sprachliche oder symbolische Tätigkeiten. Die spezifischen Fähigkeiten der rechten Gehirnhälfte aufzuzeigen, sei wesentlich schwieriger, dazu seien Tests notwendig, welche nonverbale Frage- und Antwortmöglichkeiten zuließen. Die rechte Hemisphäre sei überlegen, wenn es um das Kopieren geometrischer Figuren, das Zeichnen räumlicher Darstellungen oder das Zusammensetzen farbiger Würfel nach bestimmten Mustern gehe. Die dichotome Einteilung der kognitiven Fähigkeiten wurde in der Populärwissenschaft begeistert aufgegriffen. Beispiele hierfür werden in Kapitel 4.2.2 genannt.

Im vorliegenden Kapitel werden die aus den Split-Brain-Operationen gewonnenen Erkenntnisse dargelegt. Die einzelnen Abschnitte geben einen Überblick über den aktuellen Wissensstand, der aus der jahrelangen Forschung an Split-Brain-Patienten und Vergleichsstudien resultiert. Die heutigen Erkenntnisse über die Unterschiede und Gemeinsamkeiten der Hemisphären sind nicht in allen Punkten übereinstimmend mit den Folgerungen, welche die Untersucher nach den ersten Tests in den 1960er und frühen 70er Jahren zogen. Verweise auf ältere Artikel, in denen die Versuche im Einzelnen beschrieben werden, finden sich im Text. Die damaligen Ansichten über das Bewusstsein werden ausführlich in Kapitel 4.1.3 diskutiert.

3.3.6.1 Sprache

Um die sprachlichen Fähigkeiten der rechten Hirnhälfte zu verstehen, erklärte Gazzaniga 2002 in *Cognitive Neuroscience*, sei es notwendig, das *grammatikalische* Sprachsystem vom *lexikalischen* zu unterscheiden. Während im lexikalischen System Wörtern eine spezifische Bedeutung zugeordnet werde und es dem lexikali-

145 Gazzaniga M. *Nature's mind.* New York: Basic Books; 1992: 121–122.

146 Vgl. Sperry RW, Levy J. Mental Capacities of the Disconnected Minor Hemisphere Following Commissurotomy. Proc 78th Ann Conv APA; 1970. http://people.uncw.edu/puente/sperry/sperrypapers/70s/157-1970.pdf [Stand: 06.07.2011].

schen Gedächtnis möglich sei, bestimmte Ausdrücke und auch ganze Sätze abzuspeichern, d.h. auswendig zu lernen, sei die Grammatik ein auf Regeln basierendes System, welches das Ordnen der Wörter und damit eine aktive Kommunikation ermögliche.

Die Versuche mit Split-Brain-Patienten zeigten, folgt man Gazzanigas Darstellung[147] aus dem Jahre 2000, dass die linke Hemisphäre vollständig in der Lage ist, Sprache zu verstehen und zu produzieren, wohingegen die rechte Gehirnhälfte zwar eine Art Lexikon besitzen kann, jedoch kaum grammatische Fähigkeiten. Sprachliche Kompetenz der rechten Hemisphäre im Sinne eines Lexikons ist jedoch sehr selten und wurde seit Beginn der Split-Brain-Versuche bisher an nur sieben Patienten festgestellt. Obwohl sich die Lexika beider Hemisphären in ihrer Kapazität gleichen, sind sie doch unterschiedlich aufgebaut. So ist die rechte Gehirnhälfte kaum in der Lage zu beurteilen, ob ein Wort einem anderen untergeordnet ist (z.B. Stuhl – Möbel), auch findet man kaum Priming-Effekte, und die Buchstabenverarbeitung erfolgt seriell statt parallel.

Selbst bei Patienten mit lexikalischen Fähigkeiten der rechten Hirnhälfte, hat diese Schwierigkeiten mit grammatischen Feinheiten wie dem Verstehen von Verben, Pluralbildung etc. Allerdings scheint sie in der Lage, beurteilen zu können, ob ein Satz grammatikalisch richtig ist oder nicht.

Gazzaniga schrieb:

> „In addition, right hemispheres that reveal language capacities can make judgements about grammaticality. Thus, even though they cannot use syntax to understand sentences, they can judge that some utterances are grammatical while others are not. If we are correct that the right hemisphere has the means to encode static lexical information but not productive grammar, this unexpected finding would indicate that patterns of speech are learned by rote.“[148]

Die Split-Brain-Versuche bestätigten die aus den Amylobarbital-Studien[149] gewonnene Erkenntnis, dass die linke Hemisphäre die für Sprache und Sprachproduktion dominante ist. Dennoch gab es einige Patienten, die im Laufe der Zeit die Fähigkeit entwickelten, auch mit der rechten Gehirnhälfte einzelne Wörter zu äußern. Während einige der Patienten schon bald nach der Operation diese Fähigkeit hatten, entwickelte sie sich bei einem Patienten erst nach 13 Jahren.[150]

Als Folge der frühen Tests mit Patienten der California-Serie, so Gazzaniga, sei die Vermutung geäußert worden, man habe den Anteil der rechten Gehirnhälfte an der Sprachverarbeitung unterschätzt. Es sei jedoch festzustellen, dass die meisten Split-Brain-Patienten keinerlei rechtshemisphärische Sprachfähigkeiten besäßen,

147 Vgl. Gazzaniga (2000): 1293–1326.

148 Gazzaniga (2000): 1314.

149 Die Amytal-/Amylobarbital-Studien werden auch Wada-Test genannt, nach ihrem Erfinder Juhn Wada. – Dabei werden vor neurochirurgischen Eingriffen die Hirnhälften nacheinander mit in die Carotiden injiziertem Natriumamytal anästhesiert, um herauszufinden, welche Gehirnhälfte sprachdominant ist. Der Patient liegt dazu auf dem Rücken, hält die Arme hoch und zählt laut bis 20. Nach der Injektion erschlafft der der Carotis gegenüberliegende Arm (eine Kontrolle, ob das Barbiturat in die richtige Hirnhälfte gelangt ist), und bei Anästhesie der sprachdominanten Hemisphäre verstummt der Patient für mehrere Minuten.

150 Vgl. Gazzaniga (2000): 1293–1326. Vgl. Gazzaniga/Ivry/Mangun (2002): 410–414.

und so doch, Organisation und Ausmaß der rechtsseitigen Sprache stark variierten. Fast immer könne das Vorhandensein rechtsseitiger Sprachfähigkeit auf frühe linkshemisphärische Hirnschäden zurückgeführt werden. Auch sei es wichtig, sich eine entscheidende Einschränkung der Split-Brain-Tests vor Augen zu halten: Man könne sich nur dann sicher sein, dass auch wirklich die rechte Hemisphäre eine Aufgabe ausführe, wenn entweder die Frage oder die Reaktionsmöglichkeit strikt auf die rechte Hemisphäre beschränkt bleibe. Die einzige Sinnesmodalität, die das erlaube, sei das Sehen. Alle Schlüsse über rechtshemisphärische Sprache, die man aus frühen Tests mit auditiven oder taktilen Reizen gewonnen habe, seien daher kritisch zu betrachten.[151]

3.3.6.2 Räumlich-visuelles Vorstellungsvermögen

Neben den sprachlichen Fähigkeiten wurde auch das räumlich-visuelle Vorstellungsvermögen der beiden Hemisphären eingehend getestet. Dabei zeigte die rechte Gehirnhälfte sich oft – aber nicht immer – der linken überlegen. Einer der am häufigsten verwendeten Tests forderte von den Patienten, zweifarbige, diagonal geteilte Würfel („Kohs' blocks") so anzuordnen, dass in der Draufsicht ein vorgegebenes Muster zu sehen war. Während die linke Hand die Aufgabe rasch und richtig zu lösen wusste, war die rechte Hand meist nicht in der Lage, ein sinnvolles Ergebnis zu erzielen.[152]

Auch im räumlichen Zeichnen waren die (rechtshändigen) Patienten postoperativ mit der linken Hand begabter als mit der rechten. Während die Zeichnung vor der Operation mit der rechten Hand sauberer ausgeführt wurde, waren die Patienten nach der Operation nicht mehr fähig, einen dreidimensionalen Gegenstand mit der rechten Hand darzustellen – wohl aber mit der linken.[153]

Über die Tatsache, dass nicht alle Patienten eine rechtshemisphärische Überlegenheit bei räumlich-visuellen Aufgaben zeigen, schrieb Gazzaniga 2002:

> „This inconsistency is, at least at part, due to the fact that the component operations required for the block design task have not been identified. Patients who demonstrate a right-hemisphere superiority for this task evince no superiority on the perceptual aspects of the task. If a picture of the block design pattern is lateralized, either hemisphere can easily find the match from a series of pictures. And since each hand is sufficiently dextrous, the crucial link must be in the mapping of the sensory message onto the capable motor system."[154]

Eine andere Theorie besagt, dass die Überlegenheit der rechten Gehirnhälfte für räumlich-visuelles Vorstellungsvermögen das Ergebnis der Sprachentwicklung in der linken Hemisphäre ist:

151 Vgl. Gazzaniga (1983): 525–537.

152 Vgl. Bogen J, Gazzaniga M. *Cerebral commissurotomy in man: minor hemisphere dominance for certain visuospatial functions.* J Neurosurg 1965; 23: 394–399.

153 Vgl. Gazzaniga MS, Bogen JE, Sperry RW. *Observations on visual perception after disconnection of the cerebral hemispheres in man.* Brain 1965; 88: 221–236.

154 Gazzaniga/Ivry/Mangun (2002): 414.

> „As left-hemisphere specialization for linguistic (and temporal) processing evolved, cortical tissue that had been dedicated to visuospatial processing was co-opted, resulting in the loss of visuospatial abilities in the left hemisphere.“[155]

Dafür sprächen, so Gazzaniga, die Ergebnisse einiger Tierexperimente, die zeigten, dass Affen gelegentlich eine linkshemisphärische Überlegenheit für räumlich-visuelle Aufgaben besäßen und einige der Fähigkeiten der menschlichen rechten Gehirnhälfte auch schon bei Mäusen zu beobachten seien.

3.3.6.3 Wahrnehmung von Gesichtern und Gesichtsausdrücken

Bei der Wahrnehmung von Gesichtern zeigte sich eine linkshemisphärische Überlegenheit für vertraute Gesichter, jedoch ein rechtshemisphärischer Vorteil beim Erkennen unbekannter Gesichter oder gesichtsähnlicher Schemen.[156] Auch für die Generierung von Gesichtsausdrücken ergaben sich Unterschiede: „Recent evidence [...] shows that while both hemispheres can generate spontaneous facial expressions, only the dominant left hemisphere can generate voluntary facial expressions.“[157]

3.3.6.4 Aufmerksamkeit und Wahrnehmung

Als ein Ergebnis der Split-Brain-Forschung zeigte sich, dass beide Gehirnhälften ein voneinander unabhängiges Wahrnehmungssystem haben, ihre Aufmerksamkeit jedoch nur begrenzt zwei verschiedenen Aufgaben zuwenden können.

Split-Brain-Patienten ist es nicht möglich, Gegenstände in den beiden Händen miteinander zu vergleichen, wenn diese nicht gesehen werden. Auch vermögen sie nicht, die den Gesichtsfeldhälften einzeln zugänglich gemachten visuellen Reize zu kombinieren. Wurde in einer Gesichtsfeldhälfte das Wort „hot“, in der anderen das Wort „dog“ gezeigt, kombinierten die Patienten die beiden Worte nicht zu dem Begriff „hot dog“. Sollten sie die gezeigten Begriffe zeichnen, so zeichneten sie für gewöhnlich die zwei einzelnen Wörter („Scraper“ und „Sky“) und nicht den zusammengesetzten Begriff („Skyscraper“ = Wolkenkratzer). Es gab jedoch auch Ausnahmen. So zeichneten einige Patienten nach Darbietung der einzelnen Worte „ten“ und „clock“ einen auf zehn Uhr stehenden Wecker.[158]

Frühere Annahmen, dass dies auf subkortikale Übertragungswege hindeute, konnten nicht bestätigt werden:

155 Gazzaniga (2000): 1304.

156 Vgl. Levy J, Trevarthen C, Sperry RW. *Reception of bilateral chimeric figures following hemispheric deconnexion.* Brain 1972; 95: 61–78. Vgl. Gazzaniga M, Smylie C. *Facial recognition and brain asymmetries: clues to underlying mechanisms.* Ann Neurology 1983; 13: 536–540.

157 Gazzaniga/Ivry/Mangun (2002): 415.

158 Vgl. Kingstone A, Gazzaniga M. *Subcortical transfer of higher order information: more illusory than real?* Neuropsychology 1995; 9: 321–328.

> „Although this outcome initially seemed to imply the subcortical transfer of high-order information between the hemispheres, subsequent observations revealed that it reflects dual-hemisphere control of the drawing hand (biased to the left hemisphere).“[159]

In einigen Fällen, in denen an den Split-Brain-Patienten keine vollständige Kallosotomie vorgenommen worden war und sie noch über einige intakte Corpus-callosum-Fasern an den beiden Enden des Balkens verfügten, waren sie durchaus in der Lage, zwei separat präsentierte Worte (z.B. „head“ und „stone“) zu einem Begriff („headstone“ = Grabstein) zusammenzufügen und diesen dann zu zeichnen.

In einem anderen Versuch wurde den Patienten ein aus vier Feldern bestehendes Gitter in jeder Gesichtsfeldhälfte gezeigt, ein Feld eines der Gitter wurde markiert, und der Patient wurde aufgefordert, seine Augen auf das entsprechende Feld des Gitters in der gegenüberliegenden Gesichtsfeldhälfte zu richten. Während es den Patienten ohne Weiteres möglich war, ihre Aufmerksamkeit auf ein solcherart vordefiniertes Feld zu lenken, konnten sie ihre Aufmerksamkeit jedoch nicht mit einer Hirnhälfte auf einen Punkt der einen und mit der anderen auf einen Punkt in der anderen Gesichtsfeldhälfte richten.

> „Spatial attention can be directed but not divided between the hemispheres. [...] Even though there seems to be but one focus of attention, the dramatic effects of disconnecting the cerebral hemispheres on perception and cognition might suggest that each half-brain possesses its own attentional resources. [...] Many investigations have focused on this issue; all confirm the notion that the central resources are limited.“[160]

Wurde den Patienten in beiden Gesichtsfeldhälften eine komplexe, räumliche Gedächtnisaufgabe gestellt, so nahmen sie diese mit jeder Hirnhälfte separat wahr, während gesunde Probanden beide Teilaufgaben kombiniert zu lösen versuchten. Auf diese Weise vermochten die Split-Brain-Patienten die Aufgabe insgesamt schneller und effizienter zu lösen. Gazzaniga schloss 2000: „In a sense it turns a unified perceptual system into two simpler perceptual systems that do not interact and therefore do not interfere with each other.“[161]

3.3.6.5 Zeitliche Auflösung

In den Veröffentlichungen über die Hemisphärenunterschiede finden sich Angaben über die unterschiedliche zeitliche Auflösung der Hemisphären bei der Wahrnehmung von Prozessen. Während der linken Gehirnhälfte Vorteile bei der sequenziellen Wahrnehmung zugesprochen werden, gilt die rechte Hemisphäre als überlegen bei der Beobachtung und Verarbeitung gleichzeitiger Prozesse.

Eine weitere Hypothese ist die „Spatial frequency hypothesis“, die besagt, dass die linke Hemisphäre besser ist im Erkennen hochfrequenter räumlicher Informationen, während die rechte Gehirnhälfte einen Vorteil besitzt beim Verarbeiten niederfrequenter räumlicher Information. „An appealing feature of the spatial fre-

159 Gazzaniga (2000): 1300.
160 Ebd.
161 Ebd., 1302.

quency hypothesis is that any complex pattern can be described by its component spatial frequencies.“ [162]

Gazzaniga et al. betonen die Vorteile der Hypothese gegenüber zuvor oft angeführten dichotomen Unterscheidungen der Hemisphärenspezialisierung:

> „Rather than emphasize dichotomies that may be hard to define a priori because of stimulus characteristics (e.g., local-global) or processing modes (e.g., analytic-holistic), the hypothesis centers on an explicit source of information in the stimulus. Moreover, the hypothesis is grounded in a well-developed computational theory of how the visual system operates.” [163]

Auch wenn einige Studien die Frequenz-Theorie belegten, seien, so Gazzaniga, wenige Versuche unternommen worden, sie direkt anhand der Split-Brain-Patienten zu überprüfen. In einer Studie, die Fendrich und Gazzaniga 1989 mit Kommissurotomie-Patienten durchführten, konnte die Annahme nicht bestätigt werden, die rechte Hemisphäre sei spezialisiert auf die Verarbeitung niederfrequenter, die linke auf die hochfrequenter räumlicher Prozesse.[164]

3.3.6.6 Bewusstsein: Der Interpret in der linken Hemisphäre

In einem Versuch, bei dem Split-Brain-Patienten und gesunde Probanden angehalten waren, zu erraten, welches von zwei Ereignissen als nächstes einträte, wurden die unterschiedlichen Strategien der Hemisphären bei der Lösung von Problemen aufgezeigt. Dazu wurden verschiedenfarbige oder an verschiedenen Positionen des Bildschirms (oben, unten) auftauchende Lichter im Gesichtsfeld der Probanden eingeblendet, die mit einer unterschiedlichen Häufigkeit auftauchten, z.B. 75% rot, 25% grün oder 80% oben, 20% unten. Die Reihenfolge, in welcher Farbe bzw. an welcher Position die Lichter erschienen, war dabei vollkommen zufällig. Mit der Zeit merkten die Versuchspersonen jedoch, dass eines der Ereignisse häufiger eintrat als das andere, und sie entwickelten unterschiedliche Strategien, ihre Vorhersage zu optimieren. Während die gesunden Probanden dazu neigten, die Häufigkeit der abgegebenen Tipps an die Wahrscheinlichkeit des Auftretens anzupassen und so z.B. in drei von vier Fällen das Erscheinen des roten und in einem das des grünen Lichts voraussagten, wählten Versuchstiere bei vergleichbaren Tests immer dieselbe, nämlich häufigere, Farbe – und waren damit im Endeffekt erfolgreicher als die menschlichen Kandidaten.

Gazzaniga schrieb 2000:

> „Animals such as rats and goldfish maximize. Humans match. The result is that non-human animals perform better than humans in this task. The human’s use of this suboptimal strategy has been attributed to a propensity to try to find patterns in sequences of events, even when told the sequences are random.“[165]

162 Gazzaniga/Ivry/Mangun (2002): 428.

163 Ebd., 429

164 Vgl. Fendrich R, Gazzaniga M. *Evidence of foveal splitting in a commissurotomy patient.* Neuropsychologia 1989; 27: 273–281.

165 Gazzaniga (2000): 1316. Vgl. Gazzaniga/Ivry/Mangun (2002): 437.

Ebensolche Versuche wurden auch mit Split-Brain-Patienten durchgeführt. Dabei stellte sich heraus, dass die linke Hemisphäre die „Match"-Strategie anwendete, während die rechte Gehirnhälfte die Trefferquote durch Wahl immer desselben Stimulus maximierte. Während die rechte Hirnhälfte die ihr gestellten Aufgaben also in der einfachsten Art und Weise löst, die sich anbietet, versucht die linke, eine Gesetzmäßigkeit in der Reihenfolge zu finden, auch wenn ihr bekannt ist, dass die Stimuli zufällig eingeblendet werden.

Gazzaniga beschrieb noch einen anderen, häufig angewandten Test, der deutlich macht, dass die linke Gehirnhälfte stets versucht, zu erklären, was sie wahrnimmt – und im Fall der Split-Brain-Patienten auch das, was sie nicht wahrnimmt.

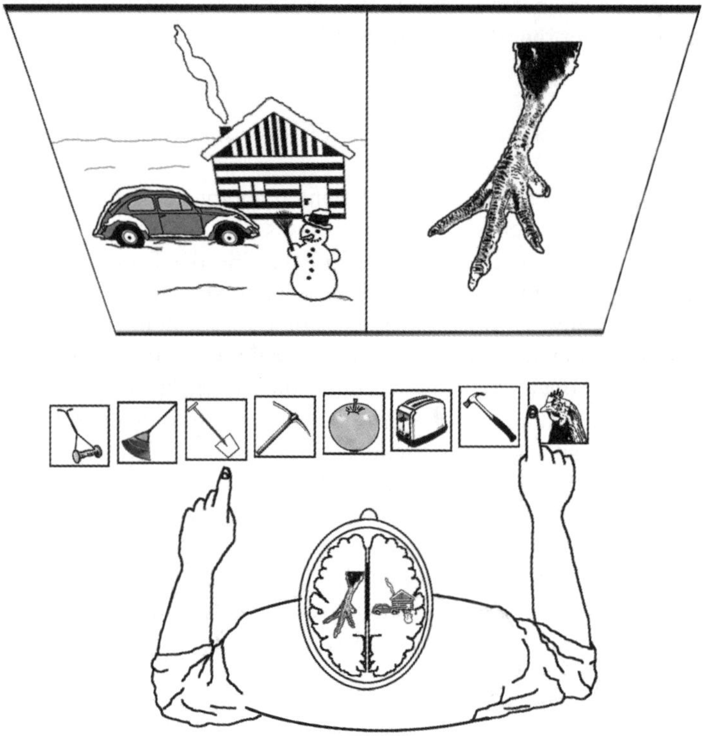

Abbildung 4:
Lateralisierte Stimulus-Präsentation bei einem Split-Brain-Patienten (*Zeichnung:* Kathrin Lieb; *Quelle:* Gazzaniga M. *Right Hemisphere Language Following Brain Bisection, A 20-Year Perspective.* Am Psychol 1983; 38: 525–537).

In diesem Test (vgl. Abb. 4) wurden die Patienten vor einen der weiter oben beschriebenen Bildschirme gesetzt, auf dem im linken bzw. rechten Gesichtsfeld separat Bilder eingeblendet werden konnten. Das Bild, das nur der linken Gehirnhälfte zugänglich gemacht wurde, zeigte beispielsweise eine Hühnerkralle, das, welches der rechten zugänglich gemacht wurde, eine Winterszene im Schnee. Nun wurden die Patienten aufgefordert, aus einer Reihe beiden Gesichtsfeldhälften einsehbarer Bilder diejenigen auszuwählen, die zu den zuvor gezeigten Bildern passten. Mit der rechten Hand wählte der Patient ein zu der Hühnerkralle passendes Huhn, mit der linken Hand eine zu der Schneeszene passende (Schnee-)Schaufel. Auf die Frage hin, warum er die entsprechenden Bilder gewählt habe, antwortete er, die Hühnerkralle gehöre zu dem Huhn und die Schaufel benötige man, um den Hühnerstall auszumisten.[166]

Zur Erklärung dieser Beobachtungen entwickelten Gazzaniga und seine Kollegen das Konzept des „Interpreten in der linken Gehirnhälfte“:

> „Here the left brain, observing the left hand's response, interprets that response in a context consistent with its sphere of knowledge – one that does not include information about the left hemifield snow scene. We called this left hemisphere process ‚the interpreter‘.“[167]

Wie sich in weiteren Untersuchungen herausstellte, hat die linke Gehirnhälfte die Eigenart, Ereignisse nicht nur wahrzunehmen, sondern auch zu bewerten und nach ihrer Ursache zu fragen, während die rechte Hemisphäre das Erlebte archiviert, ohne es zu hinterfragen. Gazzaniga schrieb hierzu:

> „The advantage of having such a dual system is obvious. The right hemisphere maintains a veridical record of events, leaving the left hemisphere free to elaborate and make inferences about the material presented. In an intact brain, the two systems complement each other, allowing elaborative processing without sacrificing veracity.“[168]

Der Interpret in der linken Gehirnhälfte, schloss Gazzaniga, ermögliche die Einzigartigkeit des Menschen, erschwere es jedoch dem Einzelnen, einmal erlangte Überzeugungen wieder loszuwerden, selbst wenn sie sich im Verlauf der Zeit als nicht zutreffend herausstellen. Jedes Mal, wenn unser linkes Gehirn mit Informationen konfrontiert werde, die mit unserem Selbstbild, Wissen oder Weltbild unvereinbar seien, kreiere der Interpret in der linken Hemisphäre eine Überzeugung, die es allen

166 Vgl. Gazzaniga M, LeDoux J. The Integrated Mind. New York: Plenum Press; 1978: 146 ff.

167 Gazzaniga (2000): 1316. – Selbst wenn die Anführungsstriche hier eine gewisse Relativierung andeuten, zeigt sich auch an diesem Modell, wie schwierig es ist, Gehirnprozesse und deren Bedeutung für die Bewusstseinsentstehung in der Alltagssprache widerzugeben. Der „Interpreter“ (Interpret, Übersetzer, Deuter) gemahnt in dieser Sprechweise an den Homunkulus der Wahrnehmungsphilosophie, nur dass er in diesem Fall nicht, wie bei Descartes, in der Epiphyse beheimatet ist, sondern in der linken Hemisphäre. Auch wenn in dieser Arbeit die Sprache der Split-Brain-Forscher zur Beschreibung der Erkenntnisse aus den Versuchen mit den Kommissurotomie-Patienten verwendet wird, soll angemerkt werden, dass die sprachliche Art der Darstellung dieser Erkenntnisse durchaus kritisch betrachtet wurde [vgl. hierzu Bennett/Hacker (2003) und Abschnitt 4.1.3.3].

168 Gazzaniga (2000): 1317.

eingehenden Informationen ermögliche, doch noch Teil unseres bestehenden Selbstverständnisses zu werden.[169]

Im Kontext der Untersuchung der Ursachen dichotomer Attributionen [siehe Abschnitt 4.2.3.5] soll noch einmal näher auf die Eigenschaften des sogenannten „Interpreters" eingegangen werden.

3.3.6.7 Zusammenfassung der Erkenntnisse über die Lateralität der Hemisphären

Die Split-Brain-Studien wurden über viele Jahrzehnte fortgesetzt, ihre Ergebnisse verglichen mit denen von Kontrollversuchen an gesunden Probanden, Patienten mit einseitigen Hirnläsionen, Menschen mit angeborenem Fehlen des Corpus callosum und tierexperimentellen Daten.

Dabei zeigte sich, dass bei den meisten Menschen die linke Gehirnhälfte dominant ist für Sprache und für das Interpretieren der eigenen Handlungen und Erfahrungen, während die rechte Gehirnhälfte beim Erkennen von Gesichtern überlegen ist und meist auch bei räumlich-visuellen Aufgaben.

Die „Spatial frequency hypothesis" erklärt die Unterschiede der Wahrnehmung der Hemisphären damit, dass die linke Gehirnhälfte einen Vorteil für die Verarbeitung hochfrequenter Reize habe, die rechte bei der Verarbeitung niederfrequenter Stimuli überlegen sei.

Nur der linken Gehirnhälfte zu eigen ist das Phänomen des sogenannten „Interpreters": Die linke Hemisphäre versucht, alles Erlebte in einen Kontext zu stellen und Zusammenhänge herzustellen zwischen bisher Erfahrenem und neuen Ereignissen – und sorgt so für ein Ich-Bewusstsein in der Zeit.

3.3.7 Beurteilung der Operationen unter therapeutischen Gesichtspunkten (aus Sicht der Operateure und aus kritischer Distanz)

Als Bogen und Vogel ein halbes Jahr nach Wiederaufnahme der Kommissurotomien den Fallbericht ihres ersten Patienten veröffentlichten, verzeichneten sie einen Rückgang der Anfallshäufigkeit und -schwere. Präoperativ seien unter Medikation meist generalisierte Anfälle einmal pro Woche bis sieben- bis zehnmal pro Tag aufgetreten und ein Status epilepticus alle drei bis vier Monate. Postoperativ sei es in den ersten sechs Monaten viermal zu Anfällen mit Bewusstseinsverlust gekommen und zu mehreren („several") motorischen Anfällen, jedoch zu keiner generalisierten Attacke.

Obwohl sie einräumten, dass über den Effekt der Kommissurotomie auf die Unterdrückung von epileptischen Anfällen erst nach einem längeren Zeitraum geurteilt werden könne, beurteilten Bogen und Vogel das Ergebnis der Operation positiv:

169 Vgl. Gazzaniga M. Nature's mind. New York: Basic Books; 1992: 121–137. Vgl. Gazzaniga M. The Ethical Brain. New York, Washington D.C.: Dana Press; 2005: 147–152.

> „The success of the operation in suppressing seizures must be evaluated over a longer period; but even if the seizures eventually recur to their preoperative frequency and severity, the operation has proved a boon to the patient (he has gained 40 pounds) and to his family who sleep regularly at night for the first time in nearly 10 years."[170]

Ein Jahr nach der Operation waren Bogen und Vogel davon überzeugt, dass der Rückgang generalisierter Anfälle unmittelbar auf die Durchtrennung des Corpus callosum zurückzuführen sei:

> „The patient's improvement having persisted well over a year, it seems hardly ascribable to a placebo effect or the non-specific effect of a major operation. Moreover, the relative increase in minor episodes supports the view that section of C.C. [Corpus callosum] and A.C. [anterior commissure] has served to prevent generalization."[171]

Die Nachuntersuchung der Patienten offenbarte das sogenannte Split-Brain- oder Diskonnektionssyndrom, das von den Operateuren und Untersuchern früherer Kommissurotomie-Serien (Van Wagenen, Akelaitis) nicht entdeckt worden war. Bei der Veröffentlichung des zweiten Fallberichts bereits schlossen Bogen und Vogel:

> „Amelioration of a convulsive disorder in a 30-year-old woman was achieved by division of the cerebral commissures. Her personality and ordinary behavior were unaffected, but special tests showed the presence of deficits in interhemispheric integration."[172]

Nach Operation und Verlaufsstudie einiger weiterer Patienten beurteilten Bogen, Gazzaniga und Sperry die chirurgische Trennung der Hemisphären als Therapieoption schwerer Epilepsien weiterhin als positiv, auch wenn nicht bei allen Patienten gleich gute Resultate erzielt wurden. So schrieben sie 1969:

> „When surgery proved effective in eliminating generalized convulsions in the first two patients it was subsequently employed in additional cases most of whom are still too recent to evaluate. Although the therapeutic effect has been mixed among the later patients of this series, the outlook continues to hold promise for selected severe cases."[173]

Wie Susan Spencer et al. fast 20 Jahre später, 1987, von einem primär therapeutischen Standpunkt aus urteilten, folgte die Bewertung der Operationsergebnisse nicht immer objektiven Maßstäben:

> „Judgment of ‚successfull' outcome has been subjective in most reports. Most often, insufficient details are given to assess outcome by other criteria, if desired. Judgment of successful outcome has been based on: (a) elimination of falls and bodily injuries; (b) decreased frequency of seizures (overall, or of specific types); and (c) elimination of specific seizure types."[174]

170 Bogen/Vogel (1962): 169–172.
171 Bogen J, Vogel P. *Treatment of generalized seizures by cerebral commissurotomy.* Surg Forum 1963; 14: 431–433.
172 Bogen/Fisher/Vogel (1965): 1328–1329.
173 Sperry/Gazzaniga/Bogen (1969): 274.
174 Spencer S, Gates J, Reeves A et al.: *Corpus Callosum Section.* In: Engel J Jr. (Hrsg.). Surgical Treatment of the Epilepsies. New York: Raven Press; 1987: 433.

Ein quantifizierbarer Maßstab zur Beurteilung des Operationserfolges ist in Bogens und Vogels Fallberichten nicht zu finden. Die beobachtete Reduktion der Anfallshäufigkeit und die Abnahme generalisierter Anfälle (auch bei Fortbestehen oder Auftreten partieller Anfälle) wurde durchweg als positiv bewertet.

Eine detaillierte Bewertung findet sich erst bei Donald Wilson et al. (1978), deren Operationsergebnisse nach Paul Crandalls 1975 veröffentlichten Evaluations-Kriterien als „excellent", „good", „fair" und „poor" klassifiziert wurden. Eine genauere Beschreibung dieser Kriterien wurde bereits in Kapitel 3.3.2 über die Split-Brain-Patienten gegeben.

Wilson und seine Mitarbeiter waren es auch, die eine neuerliche Modifikation der Operationstechnik vornahmen, um das Auftreten des akuten Diskonnektionssyndroms und perioperativer Komplikationen zu vermindern. 1978 schrieben sie:

> „Our first series of eight patients underwent the prescribed division of several commissures, but the postoperative morbidity was too high, even though we used microsurgical techniques. Hydrocephalus and ventriculitis (both sterile and bacterial) occurred when the lateral ventricles were opened. After the death of patient eight, we abandoned the operation for one and a half years in order to analyze our experience. We concluded that cerebral commissurotomy could reduce or relieve seizures, even in patients whose discharges seemed to arise from both hemispheres. [...] We also decided that the body of the ventricle should not be breeched in surgery, and that the corpus callosum should be the only commissure to be divided."[175]

Durch Weiterentwicklung und klinische Verfügbarkeit der Magnetresonanztomografie in den 1980er Jahren wurde es möglich, das Ausmaß der Kommissurotomien sichtbar zu machen und so die Funktion respektive die Folgen des Ausfalls einzelner Anteile des Corpus callosum präziser nachzuweisen.[176] Eine detaillierte Erfassung der Patientendaten nach Geschlecht, Alter zum Zeitpunkt der Operation, Abschneiden in Intelligenztests (IQ, WAIS), Anfallstypen, begleitende Hirnschädigungen, Ausmaß der Operation etc. ermöglichte eine sorgfältigere Auswahl der für die Kommissurotomien infrage kommenden Patienten.

So stellten Wilson et al. 1983 fest, dass die Kommissurotomien für ein bestimmtes Patientenkollektiv mit medikamentös unzureichend behandelbaren Epilepsien zu erwägen seien. Sie betonten jedoch, dass die Operationen nicht als Ersatz der antikonvulsiven Medikation zu betrachten seien, sondern ergänzend zu dieser eingesetzt werden sollten. Als sicherste und nebenwirkungsärmste Operationsmethode schlugen sie eine Kommissurotomie mit alleiniger Durchtrennung des Corpus callosum und der darunterliegenden Commissura fornicis („hippocampal commissure") vor, die in zwei Schritten erfolgen solle. Für Patienten mit einseitiger Hemisphärenläsion oder atonischem Anfallsleiden konstatierten sie die besten Ergebnisse bezogen auf die postoperative Reduktion der Anfälle, wohingegen geistig retardierte Patienten mit unterdurchschnittlichem IQ den geringsten Nutzen aus den Operationen zögen.[177]

175 Wilson D, Reeves A, Gazzaniga M. *Division of the corpus callosum for uncontrollable epilepsy.* Neurology 1978; 28: 649.

176 Vgl. Gazzaniga M, Holtzman J, Deck M, Lee B. *MRI assessment of human callosal surgery with neuropsychological correlates.* Neurology 1985; 35: 1763–1766.

177 Vgl. Harbaugh et al. (1983): 263–275.

Susan Spencer et al. (1987) ergänzten einige Jahre später die Auswahlkriterien, die ein optimales postoperatives Resultat gewährleisten sollten:

> „Most authors agree [...] that unilateral cerebral pathology as evidenced by one or more of the following characterizes the best candidates for seizure control with callosal section: (a) interictal unilateral or secondary bilaterally synchronous EEG spikes; (b) focal, circumscribed, cerebral structural damage; (c) normal IQ; (d) early onset hemiparesis; and (e) generalized seizures in patients with partial seizures, including in particular atonic, akinetic, tonic, and tonic-clonic attacks.“ [178]

Wie schon in Kapitel 3.3.3 ausgeführt, führten die Veröffentlichungen der Dartmouth-Mitarbeiter zu einer weiteren Verbreitung und Anerkennung der Kommissurotomien als Therapieoption refraktärer Epilepsien bei einer ausgewählten Patientenklientel. Im folgenden Kapitel [3.4] soll die Relevanz der „Split-Brain-Operationen“ für die heutige Epilepsietherapie erläutert werden.

Wie Harbaugh et al. darlegen, waren die Kommissurotomien jedoch nicht nur aus therapeutischer Hinsicht interessant, sondern haben einen nicht unwesentlichen Beitrag zum heutigen Wissen über die Funktion der Hemisphären und des Corpus callosum beigetragen:

> „The value of commissurotomy as a research tool should also be stressed. Great insight regarding hemispheric specialization and the role of the corpus callosum in interhemispheric information transfer has been gained from the study of ‚split brain‘ patients.“[179]

In Kapitel 4.1 werden Aspekte der medizinischen und psychologischen Relevanz der Split-Brain-Forschung jenseits der klinischen Bedeutsamkeit zusammengestellt. Auf die populärwissenschaftlichen Auswirkungen wird später im Kapitel 4.2 eingegangen.

3.4 DIE KOMMISSUROTOMIE IN DER HEUTIGEN EPILEPSIETHERAPIE

3.4.1 Stellenwert der Kommissurotomie innerhalb der Epilepsietherapie

Epilepsie ist eine relativ häufige Erkrankung mit einer Inzidenz von 50–100/100.000 Personen pro Jahr und einer Prävalenz aktiver Epilepsie von ca. 5–8/1.000 Fällen. Etwa 5–10% aller Menschen erleiden in ihrem Leben mindestens einen epileptischen Anfall. Nach heutigem Stand (2011) lässt sich feststellen:

Die Therapie der Epilepsie richtet sich nach deren Ursache und Erscheinungsbild. Bei einer symptomatischen Epilepsie, die auf einer zugrunde liegenden Hirnläsion basiert, steht die Behandlung der Primärerkrankung im Vordergrund. Wird die Epilepsie durch bestimmte endogene oder exogene Faktoren ausgelöst, ist eine Vermeidung der auslösenden Faktoren anzustreben. Kann die Ursache der Epilepsie nicht zureichend entfernt oder nicht gefunden werden (bei idiopathischen und kryptogenetischen Epilepsien), wird der Patient medikamentös behandelt, zunächst

178 Spencer S, Gates J, Reeves A et al.: *Corpus Callosum Section.* In: Engel J Jr. (Hrsg.). Surgical Treatment of the Epilepsies. New York: Raven Press; 1987: 437.

179 Harbaugh et al. (1983): 273.

mit einer Monotherapie, bei Nichtansprechen mit einer Kombination mehrerer Antiepileptika. Etwa 60–70% der Epilepsiepatienten werden durch die antikonvulsive Behandlung anfallsfrei, bei weiteren 20% können die Beschwerden signifikant gelindert werden. Von den verbleibenden 10–20% mit therapierefraktärer Epilepsie kommen nur wenige Patienten für eine Operation infrage, da häufig Kontraindikationen gegen den Eingriff vorliegen oder die Operation kein zufriedenstellendes Resultat erwarten ließe. Etwa 3% aller neuen Epilepsiefälle erweisen sich für einen neurochirurgischen Eingriff als geeignet.

In der Epilepsiechirurgie unterscheidet man – vereinfachend dargestellt – zwei Arten operativer Eingriffe voneinander: resektive und diskonnektive (funktionelle) Operationen. Die resektiven Eingriffe haben die Zielsetzung, den Anfallsherd oder eine zugrunde liegende fokale Läsion zu beseitigen und so die Anfallsfreiheit herbeizuführen. Bei den diskonnektiven Operationen findet sich meist kein kurativer Ansatz, es wird nicht die Beseitigung der Anfallsquelle bezweckt, sondern das Unterbinden der Anfallsausbreitung, es handelt sich also um palliative Eingriffe, wenngleich es in Ausnahmefällen auch bei diesen postoperativ zu Anfallsfreiheit kommen kann. Während die resektiven Eingriffe ca. 90–95% der epilepsiechirurgischen Operationen ausmachen, ist der Anteil der funktionellen Eingriffe gering. Zu letzteren gehören die multiplen subpialen Transsektionen, stereotaktische Behandlungen und die Kallosotomien. Mit einem Anteil von 3–5% (in einem weltweiten Vergleich zwischen 1986 und 1990 sogar 10%) an den epilepsiechirurgischen Eingriffen insgesamt machen die Kallosotomien den Großteil der diskonnektiven, funktionellen Operationen aus.

Zählt man neurostimulatorische Verfahren zu den funktionellen Eingriffen zur Behandlung der Epilepsien, verschiebt sich die Statistik, da gerade die Vagusnervstimulation (VNS) zunehmend an Bedeutung gewinnt. Bei der VNS wird ein Schrittmacher implantiert, der über eine Stimulationselektrode am linken Nervus vagus zu einer Verminderung der Anfälle im Gehirn führt. In einer Studie von Lhatoo et al. aus dem Jahr 2003 machte die VNS etwa ein Drittel der im beobachteten Zeitraum vorgenommenen epilepsiechirurgischen Eingriffe aus.[180]

180 Vgl. Shorvon S. *Introduction to Epilepsy Surgery and its Presurgical Assessment.* In: Shorvon S, Fish D; Dodson E et al. (Hrsg.). The Treatment of Epilepsy. 2nd edition. Oxford: Blackwell Publishing; 2004: 579–598. Vgl. Pschyrembel: Klinisches Wörterbuch. 259. Auflage. Berlin: Walter de Gruyter; 2002: 464–468. Vgl. National Institutes of Health: Surgery for Epilepsy. NIH Consens Statement Online: 1990 Mar 19–21 [cited year month day]; 8(2):1–20. [http://neurosurgery.mgh.harvard.edu/Functional/epil-nih.htm] [Stand: 06.07.2011]. Vgl. Schmidt D, Elger CE. Praktische Epilepsiebehandlung. 2. Auflage. Stuttgart, New York: Georg Thieme Verlag; 1999: 84 ff., 91 ff. Vgl. Wieser HG. *Operative Behandlung der Epilepsien.* In: Fröscher V, Hufnagel A: Die Epilepsien. 2. Auflage. Stuttgart: Schattauer; 2004. Vgl. Lhatoo SD, Solomon JK, McEvoy AW et al. *Prospective Study of the Requirement for and the Provision of Epilepsy Surgery in the United Kingdom.* Epilepsia 2003; 44: 673–676.

3.4.2 Indikation und präoperative Patientenselektion

John Gates und Luciano De Paola nennen 2004 als Voraussetzung für eine Kallosotomie eine medikamentös nicht behandelbare Epilepsie, die auch nach Einsatz verschiedener gängiger Antikonvulsiva über zwei oder drei Jahre hinweg keine Besserung zeigt und bei der kein Nachweis einer fokalen Ursache erbracht werden kann, welche eine lokale Resektion infrage kommen ließe.[181]

Präoperativ ist eine sorgfältige Evaluierung der Krankheitsgeschichte und des Einflusses der Epilepsie auf das alltägliche Leben des Patienten notwendig. Wie Andersen et al. in einer Vergleichsstudie an 20 Patienten aus dem Jahr 1995 feststellten, ist die Kallosotomie

> „[...] a palliative operation with a known high complication rate compared to other epilepsy surgical procedures, which makes it even more important to ascertain, preoperatively, the potential benefits of seizure reduction and the risks of adverse effects."[182]

Simon Shorvon betont die Relevanz der alltäglichen Beeinträchtigung durch die Anfälle als Indikation für eine Operation:

> „Surgery should be offered only to those whose quality of life is seriously compromised by the occurrence of seizures and in whom the expected outcome of surgery (usually seizure freedom) is likely to result in major quality of life improvement."[183]

Da es sich bei der Kallosotomie um eine palliative Maßnahme handelt, muss ausgeschlossen werden, dass mit einem resektiven Eingriff eine ursächliche Behandlung der Epilepsie möglich wäre, welche ein postoperatives Absetzen der Medikamente erlauben könnte. Auch dürfen keine Kontraindikationen gegen die geplante Kallosotomie vorliegen. Was als Kontraindikation für eine Durchtrennung des Balkens zum Zweck der Anfallstherapie gilt, darüber herrschen in der Literatur unterschiedliche Ansichten vor. Im Allgemeinen gelten folgende Faktoren als ungünstig für das Ergebnis eines epilepsiechirurgischen Eingriffs bzw. der Kallosotomie im Speziellen und werden mitunter als bedingte oder zwingende Kontraindikationen angesehen:

- (a) deutliche geistige Retardierung,[184]
- (b) ein Nichtübereinstimmen der sprachdominanten Hemisphäre mit der für die Händigkeit dominanten Gehirnhälfte (mixed language/hand dominance),
- (c) eine diffuse degenerative Symptomatik rascher Progredienz,

181 Vgl. Gates/De Paola (2004): 798–811.

182 Andersen B, Rogvi-Hansen B á, Kruse-Larsen C, Dam M. *Corpus callosotomy: Seizure and psychosocial outcome – A 39-month follow-up of 20 patients.* Epilepsy Res 1996; 23: 77–85.

183 Shorvon (2004): 584.

184 Allerdings ist dieses Ausschlusskriterium nicht unumstritten, und es gibt einige Studien, in denen das Operationsergebnis für die retardierten Patienten nicht signifikant schlechter ausfiel als für die mit normaler Intelligenz. Siehe auch: Williamson P. *Corpus Callosum Section: Preoperative Evaluation.* In: Reeves A, Roberts D (Hrsg.). Epilepsy and the Corpus Callosum 2. New York: Plenum Press; 1995: 123–135 sowie Gates/De Paola (2004).

- (d) mangelnde Begeisterung für den Eingriff seitens des Patienten oder seiner Familienangehörigen,
- (e) das Auftreten nicht epileptischer Anfälle (auch in Kombination mit epileptischen Anfällen),
- (f) das Vorhandensein einer Psychose oder dysfunktionalen Verhaltens
- (g) sowie ein höheres Lebensalter des Patienten (üblicherweise > 50 Jahre).[185]

Neben der Abwägung des generellen Nutzen-Risiko-Verhältnisses spielen auch unterschiedliche Empfehlungen für verschiedene Anfallstypen eine Rolle. Da man die Kallosotomien unter der Prämisse macht, dass epileptische Entladungen vornehmlich über das Corpus callosum von einer Gehirnhälfte auf die andere übertragen werden und man sich erhofft, diese durch Durchtrennung des Balkens zu limitieren, ist naheliegend, dass besonders jene Patienten von der Operation profitieren, bei denen eine Ausbreitung und Synchronisation der Anfälle über das Corpus callosum erfolgt.

In den meisten Studien zogen Patienten, die unter Sturzanfällen litten, einen Nutzen aus den Kallosotomien. Dabei werden atonische Anfälle in der Regel als besser ansprechend im Vergleich mit tonischen beschrieben. Die Meinungen zur Effektivität der Operationen bei generalisierten Anfällen gehen auseinander. Auch das Ansprechen bei partiellen Attacken ist nicht unumstritten. Während komplex-partielle Anfälle in einigen Studien nach dem Eingriff zurückgingen, traten in anderen Fällen postoperativ vermehrt fokale Attacken auf. Einige Autoren interpretieren diese Zunahme fokaler Anfälle als Ausbleiben präoperativ erfolgter (und durch die Operation verhinderter) Generalisierungen.

Gates und De Paola merken an, dass

> „[...] although the types of seizures that respond to corpus callosotomy are still being elucidated, there is enough evidence to support the view that atonic, tonic and, less predictably, generalized tonic-clonic seizures constitute primary indications for the procedure, regardless of age group.“[186]

Besonders sekundär generalisierte Anfälle scheinen durch die Kallosotomien limitiert zu werden. 1993 fassen Warren Blume et al. zusammen: „Several authors indicate, that results are better among patients in whom there is abundant clinical and/ or laboratory evidence for secondarily generalized seizures.“[187]

Oft erwähnt wird auch der Nutzen der Kallosotomien für epileptische Syndrome wie das Lennox-Gastaut-Syndrom, bei dem tonische und atonische Sturzanfälle, Myoklonien, Absencen, aber auch komplex-partielle, sekundär generalisierende Anfälle vorherrschen und das oft mit frühkindlichen Hirnschäden in Verbindung gebracht wird. Die häufig geistig beeinträchtigten Kinder sprechen in der

185 Ein höheres Lebensalter ist jedoch kein zwingendes Ausschlusskriterium, ein individuelles Abwägen der Operations-Vorteile und Risiken ist notwendig. Siehe auch: Shorvon (2004).

186 Gates, De Paola (2004): 801–802.

187 Blume W, Aicardi J, Dreifuss F. *Syndromes Not Amenable to Resective Surgery.* In: Engel J Jr. (Hrsg.). Surgical Treatment of the Epilepsies. 2nd edition. New York: Raven Press Ltd; 1993: 103–118.

Regel sehr schlecht auf Medikamente an, postoperativ kann eine signifikante Linderung der Anfälle beobachtet werden.

Kinder – das wurde in mehreren Studien deutlich – scheinen sich generell besser an die Folgen der Kallosotomien anzupassen und zeigen seltener ein ernsthaftes Diskonnektionssyndrom als Erwachsene. Ihrer bei schweren Anfallsleiden oftmals beeinträchtigten psychosozialen und kognitiven Entwicklung kann durch eine rechtzeitige Operation in vielen Fällen entgegengewirkt werden.[188]

Die präoperative Evaluierung der Patienten schließt neben einer sorgfältigen Anamneseerhebung, einer allgemeinen und neurologischen körperlichen Untersuchung, bildgebenden Verfahren (CT, MRT, PET, SPECT) und Elektroenzephalografie/CCTV (closed circuit televised videotape recording) auch neuropsychologische Tests mit ein, welche nicht allein der Ermittlung der kognitiven Eignung und der Sprachdominanz/Händigkeit dienen, sondern auch einen Vergleich prä- und postoperativer Fähigkeiten erlauben.

3.4.3 Vergleich heutiger Operationstechniken

In der zweiten Auflage von Engels Surgical Treatment of the Epilepsies von 1993 findet sich eine Zusammenstellung diverser, internationaler Kliniken aus allen Erdteilen (ausgenommen Afrika), in denen Epilepsiechirurgie ausgeübt wurde. Bei einer Vielzahl dieser Einrichtungen gehörte auch die Kallosotomie zu den angeführten operativen Maßnahmen. Die folgende Übersicht (Abb. 5) stellt eine Auswahl verschiedener Kliniken und der dort vorgenommenen Operationstechniken dar, stellvertretend für die in den 1990er Jahren ausgeübten Kallosotomien.[189]

Abbildung 5:
OP-Schnitte. Schemazeichnungen. Die Zeichnungen wurden nach den Angaben der Operateure in den entsprechenden Quellen erstellt. Bei mehrschrittigen Operationen ist der jeweils zuletzt durchtrennte Teil grau dargestellt (*Zeichnungen:* Kathrin Lieb).

5.1:
1993: Toronto

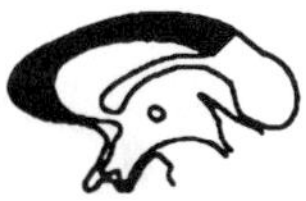

Indikation: Sturzanfälle und therapierefraktäre Anfälle multifokaler oder nicht fokussierbarer Genese
Ausmaß: vordere zwei Drittel, einschrittige Operation

188 Vgl. Anderson et al. (1996). Vgl. Williamson (1995).
189 Vgl. Engel J Jr. (Hrsg.). Surgical Treatment of the Epilepsies. 2nd edition. New York: Raven Press Ltd.; 1993: 707–750.

5.2:
1993: Rom

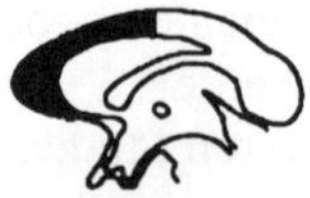

5.3:
1993: Rom

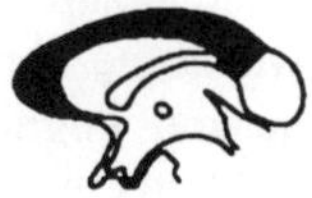

Kallosotomie
Ausmaß: vordere Hälfte (5.2) bis vordere drei Viertel (5.3)
Ziel: operative Trennung der Hemisphären
Indikation: bihemisphärische multifokale Epilepsie vom atonischen oder atonisch-tonischen Anfallstyp

Kallosotomie plus unilaterale Kortikektomie
Ziel: operative Trennung der Hemisphären und Entfernung der epileptogenen Zone
Indikation: frontale oder frontoparietale bilaterale Epilepsie mit vorwiegend einseitiger epileptogener Zone

5.4:
1993: Durham

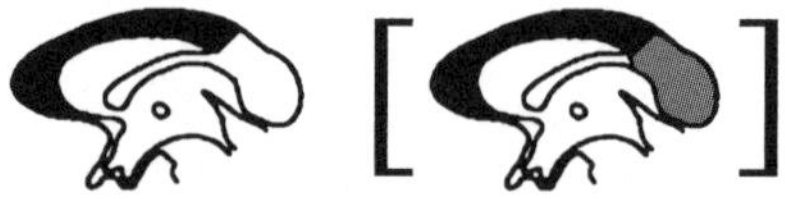

Indikation: therapierefraktäre, tonisch-klonische, tonische oder atonische Anfälle
Ausmaß: vordere zwei Drittel, bei inadäquater Anfallsreduktion Komplettierung der Kallosotomie in einer zweiten Operation

5.5:
1993: Bonn

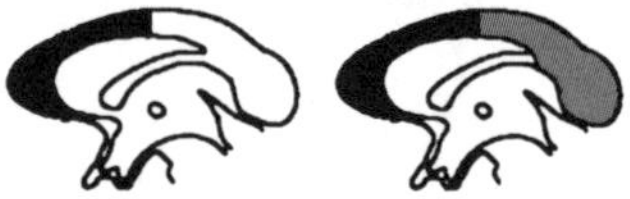

Indikation: therapierefraktäre multifokale Epilepsie oder rasche Anfallsausbreitung
Ausmaß: stets zweischrittig: erst vordere, dann komplette Kallosotomie

5.6:
1993: Seoul

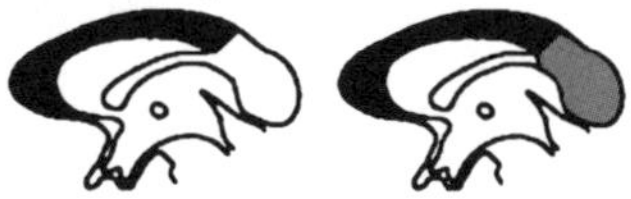

Indikation: Sturzanfälle, sekundär generalisierte Anfälle mit Anzeichen primärer Lateralisation, multifokale EEG-Veränderungen, Lennox-Gastaut-Syndrom
Ausmaß: zweischrittige Operation: zunächst vordere zwei Drittel, dann Komplettierung

Wie Gates und De Paola 2004 ausführten, haben sich Ausmaß und Technik der Kommissurotomie im Laufe der Jahre geändert. Die heutige Technik, bei der zumeist allein das Corpus callosum durchtrennt wird, geht überwiegend auf die zweite Dartmouth-Serie zurück:

„In the pioneering series from Bogen, Luessenhop and Wilson, other structures, such as the anterior commissure, hippocampal commissure and massa intermedia, the anterior commissure and the right fornix and combinations of the above were severed along with variable portions of the corpus callosum. Since then, the number of structures involved in the section has significantly decreased. Van Wagenen and Herren performed a version of the two-stage surgery technique that was popularized in the second series from Dartmouth.“[190]

Heute wird die Operation üblicherweise in zwei Schritten vollzogen, wobei zumeist erst nur eine vordere Kallosotomie vorgenommen wird (die in der überwiegenden Zahl der Fälle die vorderen zwei Drittel des Balkens umfasst, seltener die Hälfte oder bis zu vier Fünftel). Eine Komplettierung der Durchtrennung des Corpus callosum erfolgt dann bei Bedarf in einer zweiten Operation bei mangelnder Anfallsreduktion nach dem ersten Eingriff. Diese zweite Operation wird meist drei bis sechs Monate oder seltener bis zu eineinhalb Jahre nach dem ersten Eingriff vollzogen.[191]

David Roberts et al. wiesen bereits 1993 darauf hin, dass das Ausmaß der Balkensektion zumeist auf willkürlichen Entscheidungen beruht: „At most centers today, a decision is made to divide some arbitrary portion of the commissure, and this is then performed surgically.“[192]
Die Operationstechnik habe sich in der Zeit nach Wilson nicht nennenswert verbessert, den Unterschieden im Hinblick auf die Kallosotomien an den einzelnen Zentren lägen im Wesentlichen individuelle Vorlieben der Operateure zugrunde:

„This is particularly true in the area of surgical technique, where individual preferences are expected and appropriate; evolution of technique, not generally amenable to statistical processes, will continue progressively, intuitively, and electically.“[193]

Die Frage, ob eine vordere Kallosotomie einer kompletten Sektion des Balkens vorzuziehen ist oder nicht, wird noch immer kontrovers diskutiert. Wie schon Susan Spencer et al. 1993 durch detaillierte Analyse von 50 Kallosotomien aufzeigten, scheinen die einzelnen Anfallsarten in unterschiedlichem Maße auf die verschiedenen Operationstechniken anzusprechen. So sei eine vordere Kallosotomie besonders geeignet bei atonischen, myoklonischen und tonisch-klonischen Anfällen, eine komplette Kallosotomie besonders für tonisch-klonische Anfälle. Zweischrittige Operationen zeigten ein günstiges Ergebnis bei tonisch-klonischen und tonischen Anfällen und beschleunigten die Erholung von der Operation bei den Patienten.[194]

190 Gates, De Paola (2004): 805.

191 Vgl. Spencer D, Ojemann G. *Overview of Therapeutic Procedures.* In: Engel J Jr. (Hrsg.). Surgical Treatment of the Epilepsies. 2nd edition. New York: Raven Press Ltd.; 1993: 455–472. Vgl. Andersen et al. (1996): 77–85.

192 Roberts D, Rayport M, Maxwell R et al.: *Corpus Callosotomy.* In: Engel J Jr. (Hrsg.). Surgical Treatment of the Epilepsies. 2nd edition. New York: Raven Press Ltd.; 1993: 520.

193 Roberts et al. (1993): 525.

194 Vgl. Spencer S et al. *Anterior, total, and two-staged corpus callosum section: differential and incremental seizure responses.* Epilepsia 1993; 34: 561–567.

3.4.4 Zusammenfassende Schlussbetrachtung

Während bei den ersten Kommissurotomien wechselnde Anteile des Corpus callosum gemeinsam mit anderen interhemisphärischen Nervenfaserverbindungen durchtrennt wurden, beschränken sich die Kallosotomien – wie in der veränderten Nomenklatur bereits angedeutet – heute auf das Corpus callosum. Dabei werden unterschiedlich große Anteile des Balkens seziert, zumeist ausgehend vom rostralen Ende. Bei unzureichender Anfallsreduktion erfolgt eine Komplettierung der Kallosotomie. Als palliative Operation ist bei der Kallosotomie keine Heilung des Anfallsleidens zu erwarten, auch wenn in einigen Fällen eine vollständige Reduktion der Anfälle (sic!) erreicht wurde. Ist kein resezierbarer Anfallsherd vorhanden oder sind durch eine ausgedehnte Resektion weitere neurologische Defizite zu erwarten, mag durch eine palliative Operation wie die Kallosotomie Linderung erlangt werden; besonders bei sekundär generalisierten Anfällen verspricht eine Balkensektion eine postoperative Reduktion der Anfälle.[195]

Die exakte präoperative Evaluation der Patienten für den Eingriff ist, wie Gates und De Paola 2004 anmerken, schwierig und richtet sich weitgehend nach den Ergebnissen der bisherigen Operationen. Erschwerend für eine eindeutige Klassifizierung der Operationsergebnisse sei eine häufige Erwähnung der Patienten in der Literatur zur Betrachtung verschiedener Teilergebnisse und eine variierende Bezeichnung für „erfolgreiche“ Resultate:

> „Not infrequently, the same population of patients is repeatedly used, in different publications, to describe results on distinct aspects of the procedure; this is aggravated by the failure to disclose such repetitive use of patient data in the text. Results are rated differently, from ‚poor‘ to ‚excellent‘, as well as ‚satisfactory‘ and ‚unsatisfactory‘, with successful outcomes variably expressed as ‚over 50%‘ of seizure reduction or ‚over 80%‘ of seizure reduction.“[196]

Bei Jerome Engel (1993) findet sich eine Gegenüberstellung der Operationsergebnisse von vor 1985 und zwischen 1986 und 1990. Während die Gesamtzahl der (betrachteten) Operationen von 197 vor 1985 auf 563 in den nachfolgenden Jahren anstieg, konnte keine Verbesserung der postoperativen Anfallsresultate festgestellt werden. Die Resultate werden bei Engel in „anfallsfrei“, „verbessert“ und „nicht verbessert“ eingeteilt. Vor 1985 wurden 5% der Patienten nach dem Eingriff als anfallsfrei bezeichnet, 71% als verbessert und 23,9% als verschlechtert. Zwischen 1986 und 1990 waren zwar 7,6% der Patienten postoperativ anfallsfrei, jedoch hatte sich die Anfallssituation nur bei weiteren 60,9% verbessert, während 31,4% als verschlechtert eingestuft wurden. Nach 1985 hat die Zahl ungünstiger Operationsergebnisse also zugenommen. Dies begründen die Autoren mit einer Verbesserung der Operationstechnik, die nun auch ermöglichte, Patienten mit schlechterer Prognose zu behandeln:

195 Vgl. Andermann F, Olivier A, Villemure J-G. *Callosotomy or Hemispherectomy in the Treatment of Patients with Intractable Seizures and Hemiparesis?* In: Reeves A, Roberts D (Hrsg.). Epilepsy and the Corpus Callosum 2. New York: Plenum Press; 1995: 253–256.

196 Gates/De Paola (2004): 800.

„Reduced risks have allowed this procedure to be performed on a much greater population of patients, many of whom may have poorer prognosis than those who would have been surgical candidates prior to 1985.“[197]

Die Reduktion der postoperativen Komplikationsrate basiere dabei weniger auf einer Veränderung der Technik, sondern vor allem auf einer Verbesserung der Fertigkeiten der Operateure:

„It has been the observation at most centers that as surgeons become more experienced with the procedure, postoperative complications dramatically decrease.“[198]

Gates et al. führen weiter aus, dass interhemisphärischer Antagonismus bei einer geringen Zahl von Patienten ein bleibendes Problem darstelle, welches die durch die Operation erzielte Anfallsreduktion bei Weitem überwiege. Hinweise auf eine mögliche Vorhersagbarkeit einer derart schwerwiegenden und beeinträchtigenden postoperativen Verhaltensstörung gebe es nicht, allerdings sei ein solcher interhemisphärischer Antagonismus höchst selten, in der Regel entwickelten die Patienten nach der Operation rasch eine Kooperation der getrennten Hemisphären.[199]

In der bereits erwähnten dänischen Nachsorgestudie, die 20 Patienten umfasste, stellten Andersen et al. die Frage, wieweit ein Zusammenhang bestehe zwischen der postoperativen Anfallsreduktion und einer generellen Zufriedenheit der Patienten mit dem Operationsergebnis. Dabei stellte sich heraus, dass die Patienten nicht allein eine reduzierte Anfallshäufigkeit positiv bewerteten, mehr noch, dass Patienten mit einem schweren Diskonnektionssyndrom trotz verbesserter postoperativer Anfallssituation die Operation im Nachhinein gerne abgelehnt hätten. „This finding stresses“, betonen die Autoren, „that a treatment targeting the seizures alone is not sufficient.“ Vielmehr müsse eine postoperative Zunahme der Lebensqualität unter Berücksichtigung der Anfallssituation einerseits als auch der durch die Kallosotomie verursachten ungünstigen Nebeneffekte andererseits als Indikator für ein positives Operationsergebnis gelten.[200]

Halten wir fest: Die Kallosotomie wird auch heute noch – weltweit betrachtet – als palliatives Operationsverfahren für die Behandlung therapierefraktärer Epilepsien in Betracht gezogen. Aufgrund des geringen Prozentsatzes der chirurgischen Eingriffe innerhalb der Epilepsietherapie und der primären Zielsetzung einer kurativen Behandlung mittels resektiver Operationen wird sie jedoch vergleichsweise selten und oft nur an auf Epilepsiechirurgie spezialisierten Zentren angewandt. Die klinische Bedeutsamkeit der Kallosotomien ist aufgrund des zunehmenden Einsatzes der Vagusnervstimulation abnehmend. Diese Methode steht seit

197 Engel J, Van Ness P, Rasmussen T, Ojemann L. *Outcome with Respect to Epileptic Seizures.* In: Engel J Jr. (Hrsg.). Surgical Treatment of the Epilepsies. 2nd edition. New York: Raven Press Ltd.; 1993: 620.

198 Gates J, Wada J, Reeves A et al. *Reevaluation of Corpus Callosotomy.* In: Engel J Jr. (Hrsg.). Surgical Treatment of the Epilepsies. 2nd edition. New York: Raven Press Ltd.; 1993: 641.

199 Vgl. ebd., 641–643.

200 Andersen et al. (1996): 84.

1988 als Therapieoption für Patienten mit pharmakoresistenten Epilepsien zur Verfügung.[201]

> „With an efficacy in reducing drop seizures by over 90%, vagus nerve stimulation has essentially replaced the more invasive callosotomy procedure as the procedure of first choice. The role of vagus nerve stimulation and callosotomy for particularly difficult cases remains to be clarified."[202]

201 Vgl. Penry JK, Dean JC. *Prevention of intractable partial seizures by intermittent vagal stimulation in humans. Preliminary results (abstract).* Epilepsy 1990: 31 (suppl 1): 40–43.

202 Gates/De Paola (2004): 809.

4 „SPLIT-BRAIN" IN FORSCHUNG, LEHRE UND MEDIEN

4.1 DIE SPLIT-BRAIN-VERSUCHE IN FORSCHUNG UND LEHRE

Bislang wurden die historischen Hintergründe erörtert, die zur Wiederaufnahme der zerebralen Kommissurotomien in den 1960er Jahren führten, und es wurde auf den Stellenwert der Operationen innerhalb der Epilepsietherapie eingegangen. Dabei zeigte sich, dass dank einer Verfeinerung der Operationstechnik die Kallosotomien in ausgewählten Fällen noch heute als eher „palliative" Maßnahme Verwendung finden; insgesamt ist ihre therapeutische Bedeutung jedoch gering. Dennoch werden die Resultate der im allgemeinen Sprachgebrauch als „Split-Brain"-Operationen bekannt gewordenen zerebralen Kommissurotomien auch heute noch diskutiert – weniger allerdings in der neurologischen oder neurochirurgischen Literatur als vielmehr in der psychologischen und in den Kognitionswissenschaften. Entscheidend für die verbreitete Kenntnis von den Operationen waren die über viele Jahrzehnte fortgesetzten Nachfolgeuntersuchungen an den Patienten (vgl. Kapitel 3.3.5). Der letzte Teil dieser Arbeit widmet sich der Frage, in welchem Maße die Erkenntnisse der Split-Brain-Forschung Eingang in die neurobiologische und psychologische Lehre gefunden und wie sie über die populärwissenschaftlichen Medien Einfluss auf die Alltagspsychologie und unser Menschenbild gewonnen haben.

4.1.1 Einträge im Index Medicus

Vorweg ein wenig „Statistik": Der Index Medicus ist ein seit 1879 bestehendes, von der National Library of Medicine (NLM) in den USA herausgegebenes Verzeichnis internationaler naturwissenschaftlicher und medizinischer Zeitschriften. Er umfasst mehrere Tausend Zeitschriften, deren Artikel bestimmten Schlagworten zugeordnet sind. Neben dem monatlich erscheinenden Index Medicus, gab es mehrere jährliche Zusammenfassungen: z.B. den Quarterly Cumulative Index to Current Literature (QCICL) von 1916–1926, den Quarterly Cumulative Index Medicus (QCIM), der die Jahre 1927–1956 umfasste, die Current List of Medical Literature (CLML) zwischen 1941 und 1959 und den Cumulated Index Medicus (CIM) von 1960–2004. Mit Band 45 vom Dezember 2004 wurde die Druckversion des Cumulated Index Medicus eingestellt. Ab 1951 (Oldmedline) bzw. 1966 (Medline) finden sich Einträge auch bei Medline/PubMed, einer Online-Version des Verzeichnisses, das derzeit etwa 5560 Zeitschriften umfasst (Stand Juli 2011: 4945 Zeitschriften im Index Medicus, 615 andere bei Medline).

Die Suchfunktion von Medline/PubMed ermöglicht eine umfassende Recherche einzelner Stichwörter oder deren Kombinationen. Einträge finden sich bei-

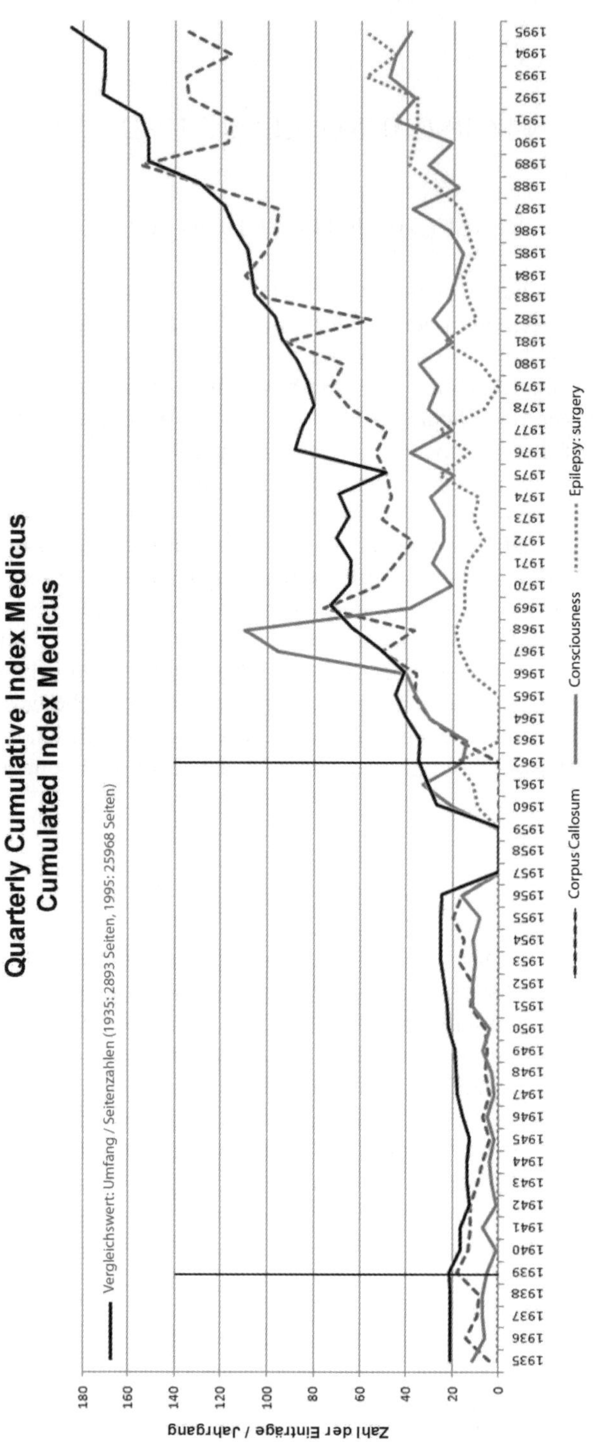

Abbildung 6:
Einträge zu den Begriffen „Corpus callosum“, „Consciousness“ und „Epilepsy: surgery“ im Index Medicus zwischen 1935 und 1995 (*Grafik:* Kathrin Lieb; *Quelle:* Index Medicus 1935–1995).

spielsweise für „Corpus callosum", „Callosotomy", „Split Brain", „Hemisphere" oder „Commissurotomy" (wobei unter diesem Begriff Artikel sowohl zur zerebralen als auch zur kardialen Kommissurotomie zusammengefasst werden).

Weniger flexibel ist die Suche mit den gedruckten Versionen des Index Medicus. Hier finden sich Artikel zum Thema Kommissurotomien vornehmlich unter drei Stichwörtern: „Corpus callosum", „Consciousness" und „Epilepsy: surgery".

Die nebenstehend abgebildete Grafik (Abb. 6) bietet eine Übersicht über die Zahl der Einträge zu den vorgenannten Begriffen zwischen 1935 und 1995. Als Vergleichswert dient der Umfang des jeweiligen Bandes (schwarze Linie). Um das Wachstum des Umfangs (gemessen in Seitenzahlen) sinnvoll abbilden zu können, wurde dieser für 1935 auf 0 gesetzt. Die erste Kommissurotomie von Van Wagenen und Herren 1939 und die erste Split-Brain-Operation von Bogen und Vogel 1962 sind mit senkrechten Linien markiert.

Betrachtet man die Kurven für die einzelnen Begriffe, stellt man fest, dass die Zahl der Einträge für das „Corpus callosum" mit dem wachsenden Umfang der Bände zunimmt. Eine erstmalige Wiederaufnahme des Schlagworts für den Cumulated Index Medicus ist für 1963 verzeichnet, ein Jahr nach der ersten Split-Brain-Operation von Bogen und Vogel am Menschen. Unter den Artikelüberschriften finden sich viele, die einen Zusammenhang mit den Kommissurotomien erkennen lassen. Es scheint, dass mit den Split-Brain-Operationen das Interesse am Corpus callosum gewachsen ist. Ein weiterer Schwerpunkt neben den Kommissurotomien und der Hemisphärenforschung sind Artikel zur Agenesie des Corpus callosum.

Für „Consciousness" findet sich eine Spitze von ca. hundert Einträgen in den Jahren 1967 und 1968, während ansonsten die Zahl der Einträge erst ab Mitte der 1990er Jahre leicht ansteigt. Eine genauere Untersuchung der Überschriften der 1967 und 1968 verzeichneten Artikel lässt jedoch keine Rückschlüsse auf ein vermehrtes Interesse am Bewusstsein aufgrund der Split-Brain-Operationen zu. Die Artikel zum Thema Kommissurotomien (soweit anhand der Überschriften ersichtlich) machen nur einen geringen Teil der unter diesem Stichpunkt verzeichneten Beiträge aus. Dies erlaubt jedoch keine Folgerungen über den inhaltlichen Beitrag der Split-Brain-Operationen zur Bewusstseins-Forschung. Vielmehr muss vermutet werden, dass die Artikel zu den Kommissurotomien vornehmlich anderen Stichpunkten („Corpus callosum") untergeordnet sind.[203]

Für „Epilepsy" unter dem Unterpunkt „Surgery" finden sich bis Ende der 1980er Jahre nur wenige Einträge. Erst ab den 1990ern ist ein Anstieg der Zahl der

203 Die amerikanische Pharmakologin und Neurowissenschaftlerin Candace Pert lässt in ihrem autobiografischen Werk *Molecules of Emotion* anklingen, dass „Bewusstsein" zu der Zeit ein in der Medizinwissenschaft noch wenig gebräuchlicher Begriff war: „My own work in ‚receptorology' began in 1970 [...]. The drugs we were studying at the time were drugs that obviously changed behavior – I almost said consciousness, but back then nobody used the C-word, except the hippies." Vgl. Pert C. Molecules of Emotion. The Science Behind Mind-Body Medicine. New York: Scribner; 1997; 29–30.
In den Überschriften von Sperrys eigenen Artikeln taucht „Bewusstsein" (Consciousness) zwar erstmals 1966 (und ab den 1970er Jahren häufiger) auf, in den beiden genannten Jahren findet sich allerdings lediglich zweimal der Begriff „Verhalten" (Behavior), ansonsten sind die „Hemisphären" und zerebralen „Kommissuren" häufiger gebrauchte Schlagworte.

Artikel zu diesem Stichpunkt festzustellen. Die Kommissurotomien machen allerdings nur einen sehr geringen Teil der epilepsiechirurgischen Eingriffe aus, wie im Kapitel 3.4 dargelegt wurde. Im Folgenden sollen die Erkenntnisse aus den Kommissurotomien und vergleichenden Studien über die Beschaffenheit und Funktion des Corpus callosum einerseits und das menschliche Bewusstsein andererseits näher beleuchtet werden.

4.1.2 Erkenntnisse über das Corpus callosum

Seit Roger Sperry und Ronald Myers in den 1950er Jahren erstmals Split-Brain-Versuche an Katzen durchführten und eine maßgebliche Beteiligung des Corpus callosum an der interhemisphärischen Informationsübertragung feststellten, ist das Interesse an der Struktur, deren Funktion der Wissenschaft so lange unerklärlich war, gewachsen, und zahlreiche Erkenntnisse über die Eigenschaften des Balkens wurden aus den unterschiedlichsten Studien gewonnen.

Diskonnektionssyndrome, wie sie bei den Kommissurotomie-Patienten beobachtet wurden, treten auch nach anderen Balken-Läsionen auf, doch nicht alle eignen sich im gleichen Maße, die spezifischen Funktionen des Corpus callosum zu ergründen.

Liegt die Ursache einer – meist unvollständigen – Unterbrechung der Nervenbahnen des Balkens in einer „natürlichen" Erkrankung des Gehirns, einem Tumor oder einer Thrombose beispielsweise der Arteria cerebri anterior, so ist die Läsion selten allein auf das Corpus callosum begrenzt, und die Beteiligung des umliegenden Hirngewebes macht es schwer, die der Zerstörung des Balkens zuzuschreibenden Ausfallerscheinungen von den Funktionsverlusten anderer Strukturen abzugrenzen.

Ein eingehend untersuchtes Phänomen ist die Agenesie des Corpus callosum, das angeborene Fehlen des Balkens. Anders als bei Patienten mit im späteren Leben erworbenen Balken-Läsionen fehlt bei Agenesie des Corpus callosum häufig ein ausgeprägtes Diskonnektionssyndrom, wenngleich in einigen Fällen Defizite in der interhemisphärischen Übertragung zu beobachten sind. Das Fehlen der Diskonnektionssymptome wird unter anderem der kompensatorischen Nutzung anderer Kommissurenbahnen zugeschrieben, allen voran der der vorderen Kommissur (Commissura anterior), die mit rund 50.000 Nervenfasern die zweitgrößte interhemisphärische Verbindung darstellt und bei Patienten mit angeborenem Fehlen des Balkens zum Teil verdickt ist. Diese Kompensationsfähigkeit des Gehirns einerseits, andererseits die Tatsache, dass viele der Patienten, bei denen eine Agenesie des Corpus callosum bekannt ist, andere neurologische oder psychiatrische Erkrankungen aufweisen, macht diese Patientengruppe oft ungeeignet, um die Eigenschaften des Corpus callosum einzugrenzen, auch wenn Agenesie-Patienten für Vergleichsstudien mit Kommissurotomie-Patienten herangezogen wurden, um die unterschiedlichen Fähigkeiten der Hemisphären zu untersuchen.[204]

204 Vgl. Bogen J. *The callosal syndromes.* In: Heilmann K, Valenstein E (Hrsg.). Clinical Neuro-

Die Durchtrennung des Balkens bei Katzen, Affen und später Epilepsiepatienten erlaubte einen Vorher-Nachher-Vergleich, wie er bei angeborenem Fehlen des Corpus callosum nicht möglich ist. Eine Übertragung der bei Tieren gewonnenen Erkenntnisse ist jedoch, wie John Gates und Luciano De Paola 2004 im Bezug auf die Rolle des Balkens bei der Übertragung epileptischer Anfälle ausführten, nur bedingt möglich:

> „Extrapolations from animal models to the human should be carefully approached. Significant differences do exist between species, with the corpus callosum sustaining either a facilitatory or inhibitory role in the inter-hemispherical spread of epileptic discharges; in fact, *different* distributions of the callosal projection neurones between species are well described. It is further proposed that a pathological preservation of the ontogenic ‚exuberance' could work as a facilitator to rapid secondary generalized events, potentially prevented by callosal section."[205]

Auch wenn die Erkenntnisse über spezifische Eigenschaften des Corpus callosum nicht ohne Weiteres von einer Spezies auf eine andere übertragen werden können, so lässt der anatomische Vergleich des Balkens verschiedener Arten doch Vermutungen über die Evolution des Corpus callosum und die Entwicklung seiner Funktionen zu. Francisco Aboitiz und Juan Montiel studierten 2003 die Faserzusammensetzung des Balkens verschiedener Tierarten und stellten die Hypothese auf, dass die für die interhemisphärische Informationsübertragung benötigte Zeit durch die Entwicklung des Corpus callosum in kleineren Säugetieren verringert wurde, besonders bei Tieren mit großen Gehirnen jedoch längere Übertragungswege und somit -zeiten die Ausbildung intrahemisphärischer Verbindungen und letztlich die Lateralisation bestimmter Fähigkeiten begünstigt haben könnten.[206]

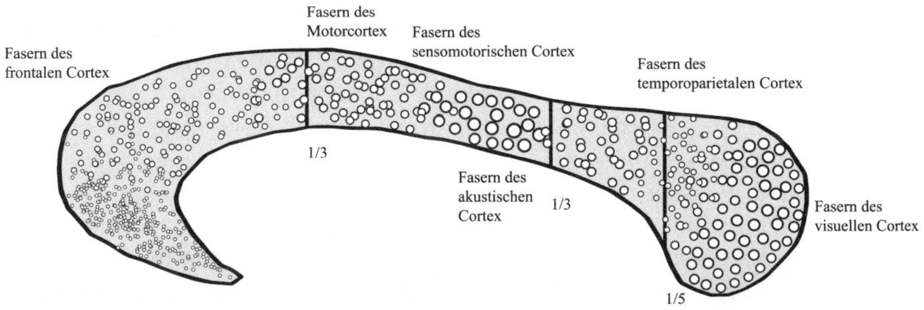

Abbildung 7:
Längsschnitt durch das Corpus callosum: Repräsentation verschiedener Cortex-Regionen und regionale Unterschiede in der Nervenfaserdicke innerhalb des Corpus callosum (*Zeichnung:* Kathrin Lieb; *Quelle:* Aboitiz F, Montiel J. *One hundred million years of interhemispheric communication: the history of the corpus callosum.* Braz J Med Biol Res 2003; 36: 409–420).

psychology. 3rd edition. New York: Oxford University Press; 1993: 337–407. Vgl. Geschwind N. *Disconnection syndromes in animals and man.* Brain 1965; 88: 585–644. Vgl. Taylor M, David AS. *Agenesis of the corpus callosum: A United Kingdom series of 56 cases.* J Neurol Neurosurg Psychiatry 1998; 64: 131–134.

205 Gates/De Paola L (2004): 808.

206 Vgl. Aboitiz F, Montiel J. *One hundred million years of interhemispheric communication: the history of the corpus callosum.* Braz J Med Biol Res 2003; 36: 409–420.

Tracer-Studien mit verschiedenen Säugetieren gaben Aufschluss über die Projektionen der Balken-Axone, sowie über die Entwicklung des Corpus callosum im Laufe des Lebens. Bei Katzen und Affen bilden sich rund 70% der bei der Geburt vorhandenen Axone im Laufe des Erwachsenenlebens zurück. MRI-Studien am Menschen zeigen, dass die Axone des Balkenknies sich ontologisch zuerst ausbilden, das Rostrum entwickelt sich zuletzt. Mit Zunahme der Myelinisierung wächst auch die Dicke des Balkens. Während der ersten Jahre nach der Geburt nimmt der Umfang des Corpus callosum zu, nach dem 40. Lebensjahr wieder ab.

Da das Corpus callosum beim Menschen die Hauptverbindung zwischen den Hemisphären darstellt, eignet sich eine operative Durchtrennung des Balkens, um die Kommunikation der Gehirnhälften zu untersuchen. Das Patientenkollektiv, das für postoperative Untersuchungen zur Verfügung steht, ist allerdings klein. Viele der Epilepsiepatienten leiden unter begleitenden oder durch die Krankheit hervorgerufenen Hirnschäden, was die Zahl der Probanden für die neuropsychologischen Tests begrenzt. Auch die Ergebnisse der Versuche mit Epilepsiepatienten mit weitgehend normaler Gehirnfunktion sind möglicherweise nicht immer repräsentativ für das gesunde menschliche Gehirn.

Die Einführung der Magnetresonanztomografie bedeutete einen Fortschritt sowohl in der Hemisphärenforschung als auch im Bezug auf die Erkenntnisse über das Corpus callosum, erlaubte sie doch weit präzisere Aussagen über die Vollständigkeit einer Balkensektion als dies zuvor denkbar gewesen war. So war es möglich, die Funktion verschiedener Anteile des Corpus callosum aufzuzeigen. Bei Sektion allein der vorderen Teile des Balkens und Aussparung des Spleniums, welches die Okzipitallappen miteinander verbindet, kommt es zu keiner Übertragungsstörung der visuellen Information. Optische Informationen aus einem Gesichtsfeld können ohne Weiteres mit Informationen verglichen werden, die nur der anderen Gehirnhälfte präsentiert werden. Allerdings kommt es nicht zum Transfer taktiler Informationen. Diese werden in weiter rostral liegenden Regionen des Corpus callosum übertragen.

Besonders zweischrittige Kallosotomien, bei denen nacheinander die vordere und dann die hintere Hälfte des Balkens durchtrennt werden (oder umgekehrt), gestatten einen Einblick in die Art der übertragenen Informationen in verschiedenen Anteilen des Corpus callosum. Bei einer Durchtrennung der hinteren Balkenhälfte kommt es zur Unterbrechung der visuellen, akustischen und taktilen Übertragung. Dennoch können einige Patienten in der linken Gesichtsfeldhälfte dargebotene Reize benennen. Dies ist möglich, da über die vorderen Anteile des Corpus callosum semantische Informationen über den dargebotenen Reiz – nicht aber dieser selbst – übermittelt werden. Nach vollständiger Sektion des Balkens findet keine solche Übertragung mehr statt (vgl. Abb. 7).[207]

Als Folge der Split-Brain-Studien wurden insbesondere in den Populärwissenschaften [vgl. Kapitel 4.2] die Hemisphärenunterschiede zwischen den Geschlech-

207 Vgl. Taylor M, David AS. *Agenesis of the corpus callosum: A United Kingdom series of 56 cases.* J Neurol Neurosurg Psychiatry 1998; 64: 131–134. Vgl. Gazzaniga/Ivry/Mangun (2002): 405–410.

tern sowie Links- und Rechtshändern hervorgehoben. Auch die medizinische Forschung beschäftigte sich mit der Frage, inwieweit feststellbare funktionelle Unterschiede anatomisch begründet seien. Das Corpus callosum diente dabei ebenso als Untersuchungsobjekt wie die Gehirnhälften selbst. Die Ergebnisse der Studien waren jedoch sehr unterschiedlich und teilweise widersprüchlich.

Christine de Lacoste-Utamsing und Ralph Holloway untersuchten 1982 post mortem die Gehirne von neun Männern und fünf Frauen. Der Umriss des fixierten Corpus callosum wurde nachgezeichnet, die Zeichnung diente als Grundlage der morphologischen Untersuchungen. Während die Balken sich in ihrer Gesamtlänge nicht voneinander unterschieden, war das weibliche Splenium größer und hatte eine knolligere Form als das männliche. Die Forscher zogen in Betracht, dass ein größeres Splenium eine größere Zahl interhemisphärischer, parietaler und temporaler Fasern bedeuten könnte, was möglicherweise als Hinweis auf eine weniger ausgeprägte Lateralisierung räumlich-visueller Fähigkeiten im weiblichen Gehirn zu werten sei.[208]

1991 nahmen Lee Emory et al. eine MRT-Studie an 60 lebenden, rechtshändigen Probanden vor, um herauszufinden, inwieweit die anatomische Varianz der Corpora callosa mit dem biologischen Geschlecht (engl.: *sex*) bzw. der Geschlechtsidentität (engl.: *gender*) korreliert. Dabei konnten sie keine signifikanten Unterschiede in Größe und Aussehen verschiedener Callosum-Anteile zwischen Männern, Frauen und Transsexuellen feststellen. Abweichende Ergebnisse vorheriger Studien führten sie unter anderem auf deren Technik und die fehlende Berücksichtigung der Händigkeit der Probanden zurück.[209]

Lutz Jäncke und Helmuth Steinmetz stellten fest, dass es einen Zusammenhang zwischen der Größe der Corpus-callosum-Anteile und dem Frontalhirnvolumen gibt. Dabei nehmen die mittsagittalen Balken-Anteile weniger als proportional zur Gehirngröße (Frontalhirnvolumen oder Gewicht) zu. Entsprechend haben kleine Gehirne (unabhängig vom Geschlecht, auch wenn das Hirnvolumen bei Männern meist größer ist) verhältnismäßig dickere Corpora callosa als größere Gehirne.

> „According to this theory, larger brains would be more lateralized than smaller brains. Because female and male brains on average differ in terms of brain size, this sexual dimorphism might explain the well-known gender differences with respect to functional lateralization."[210]

Andere Studien konzentrierten sich auf die morphologischen Unterschiede des Balkens im Bezug auf die Händigkeit. Witelson veröffentlichte 1985 einen Bericht über die postmortale Untersuchung der Gehirne von 27 Rechtshändern (7 Männern und 20 Frauen) und 15 Beidhändern (5 Männern und 10 Frauen) zwischen 25 und 65 Jahren. Sie kam zu dem Schluss, dass das Corpus callosum bei Links-(bzw.

208 Vgl. De Lacoste-Utamsing C, Holloway R. *Sexual Dimorphism in the Human Corpus Callosum.* Science 1982; 216: 1431–1432.

209 Vgl. Emory L, Williams D, Cole C et al. *Anatomic Variation of the Corpus Callosum in Persons with Gender Dysphoria.* Arch Sex Behav 1991; 20: 409–417.

210 Jäncke L, Steinmetz H. *Brain Size: A possible Source of Interindividual Variability in Corpus Callosum Morphology.* In: Zaidel E, Iacoboni M (Hrsg.). The Parallel Brain. The Cognitive Neuroscience of the Corpus Callosum. Cambridge (MA): MIT Press; 2003: 51–63.

Beid-)händern größer sei („Consistent left-hand preference is rare, and no consistent left-handers were available in this sample.“). Dies korreliere möglicherweise mit einer stärkeren bihemisphärischen Repräsentation kognitiver Funktionen bei Links- und Beidhändern.[211]

Bis heute differieren die Studien zu geschlechts- und händigkeitsabhängigen Unterschieden in der Morphologie des Corpus callosum in ihren Ergebnissen. Die unterschiedlichen Untersuchungstechniken sowie eine wechselnde Berücksichtigung von Faktoren wie Alter, Geschlecht und Händigkeit sind dafür verantwortlich zu machen.

Einer recht umfassenden Behandlung des Themas widmen sich Eran Zaidel und Marco Iacoboni in *The Parallel Brain: The Cognitive Neuroscience of the Corpus Callosum (2003)*, auf das hier bei tiefergehendem Interesse verwiesen werden soll.[212]

4.1.3 Die Diskussion über das menschliche Bewusstsein

4.1.3.1 Die Schwierigkeit, das Bewusstsein zu definieren

Fragen nach der Beschaffenheit des menschlichen Geistes und des menschlichen Bewusstseins sind – wie im allgemeinhistorischen Teil [2.1] ausgeführt – so alt wie die menschliche Kultur selbst. Während der letzten zwanzig Jahre haben die Verfeinerung bildgebender Verfahren und Fortschritte in den Neurowissenschaften zuvor unerreichte Einblicke in die neuronalen Grundlagen der Entstehung des Ich-Bewusstseins geliefert. In den USA ließen die Library of Congress und die National Institutes of Health die 1990er Jahre am 17. Juli 1990 durch den damaligen Präsidenten George Bush Sr. zum „Jahrzehnt des Gehirns“ („Decade of the Brain“) ausrufen, um Nutzen und Ergebnisse der Gehirnforschung dem Bewusstsein der Öffentlichkeit nahezubringen und die Diskussion über die ethischen, philosophischen und humanistischen Konsequenzen der Erkenntnisse zu ermutigen.[213]

Allen Fortschritts in der neurobiologischen Grundlagenforschung zum Trotz ist die Frage nach dem Ursprung des menschlichen Bewusstseins jedoch noch lange nicht geklärt, ja selbst eine einheitliche Definition des Begriffs „Bewusstsein“ ist nicht gegeben [vgl. Kapitel 2.1.1], und auch darüber, inwieweit das bewusste Erleben eindeutig bestimmten neuronalen Prozessen zuzuordnen sei, herrschen in den verschiedenen Disziplinen, die sich mit dem menschlichen „Geist“ befassen, unterschiedliche Ansichten vor.

Ein Problem bei der präzisen Definition des Bewusstseins stellt unter anderem die mangelnde Verfügbarkeit synonymer Begriffe in verschiedenen Sprachen dar.

211 Witelson S. *The Brain Connection: The Corpus Callosum is Larger in Left-Handers.* Science 1985; 229: 665–668.

212 Vgl. Zaidel E, Iacoboni M (Hrsg.). The Parallel Brain. The Cognitive Neuroscience of the Corpus Callosum. Cambridge (MA): MIT Press; 2003.

213 Vgl. Project on the Decade of the Brain. Presidential Proclamation 6158. http://www.loc.gov/loc/brain/proclaim.html [Stand: 06.07.2011].

Die im Englischen gebräuchlichen Wörter „consciousness" und „awareness" werden im Deutschen im Allgemeinen mit „Bewusstsein" übersetzt, gelegentlich nur findet sich für „awareness" das deutsche „Gewahrsein" in der Literatur. Während „mind" im Deutschen sowohl „Geist", „Sinn", „Verstand", „Seele" oder „Gedanken" bedeuten kann, wird es in stehenden Redewendungen auch mit „bewusst" übersetzt, z.B. „bring to mind": „bewusst machen". Im Französischen unterscheidet man „conscience" (auch: Gewissen, Selbstbewusstsein) und „connaissance" (auch: Kenntnis und „Bewusstsein" im medizinischen Sinne), ebenso im Spanischen („consciencia", „conocimiento").

David Chalmers (2002),[214] Professor für Philosophie an der Australian National University, ordnete die Bemühungen und Probleme der Bewusstseinsforschung zwei Fragen unter: Die eine beschäftige sich damit, auf welche neuromechanischen Grundlagen bestimmte kognitive Funktionen zurückzuführen sind, die andere, warum diese Funktionen des Gehirns von bewusstem Erleben begleitet werden. Der Neurowissenschaftler Antonio Damasio (2002) von der University of Iowa vermutete, dass Ichbewusstsein einen unmittelbaren Überlebensvorteil darstelle, da es z.B. zur Vermeidung bestimmter, den Organismus gefährdender Verhaltensweise führe.[215]

Bislang aber konnte die Frage, *wie* und *wo* das Gehirn (Selbst-)Bewusstsein erzeugt, nur unzureichend geklärt werden. In seiner Abhandlung „On the Neurophysiology of Consciousness" aus dem Jahr 1995 diskutiert Bogen die Bedeutung der Nuclei intralaminares thalami für die Entstehung des Bewusstseins. Er vermeidet es dabei allerdings, von „Bewusstsein" („consciousness") zu sprechen, vielmehr bezeichnet er den Teil subjektiven Gewahrseins („subjective awareness"), der ihm der Kern des Bewusstseins scheint (ohne diesen näher zu beschreiben) als „C":

> „The program suggested here is to take what often appears to be rather diffuse, intuitive notion (i.e. ‚consciousness') and narrow it down, by stripping off various layers of implication and connotation, to what I believe is at the core (which I call C) of this notion. In other words, C is intended to be a highly constrained concept suitable for neurologizing and, at the same time, reasonably representative of what is indispensable about ‚consciousness'."[216]

Eine auch nur ansatzweise umfassende Zusammenfassung der während der letzten zwanzig Jahre gewonnenen Erkenntnisse und der kontroversen Diskussion über das Bewusstsein zu liefern, würde den Rahmen dieser Arbeit bei Weitem überschreiten. Aus diesem Grund beschränken sich die folgenden Abschnitte auf eine Darstellung der im Zusammenhang mit den Kommissurotomien und der Untersuchung der Split-Brain-Patienten erlangten Einsichten in das Bewusstsein.

Einige zentrale Fragen der Bewusstseinsforschung, die durch die Split-Brain-Versuche neu aufgeworfen wurden, sollen im Anschluss betrachtet werden:

214 Vgl. Chalmers D. *Das Rätsel des bewußten Erlebens.* Spektrum der Wissenschaft Digest: Rätsel Gehirn 2002; 3: 12–19.

215 Vgl. Damasio A. *Wie das Gehirn Geist erzeugt.* Spektrum der Wissenschaft Digest: Rätsel Gehirn 2002; 3: 6–11.

216 Bogen J. *On the Neurophysiology of Consciousness: Part II. Constraining the Semantic Problem.* Conscious Cogn 1995b; 4: 137–158. Vgl. Bogen J. *On the Neurophysiology of Consciousness: Part I. An Overview.* Conscious Cogn 1995a; 4: 52–62.

- Ist es möglich, durch Teilen des Gehirns eine Teilung des Bewusstseins zu erreichen? Verfügt jede Hemisphäre über ihr eigenes, unabhängiges Bewusstsein?
- Ist ein Ich-Bewusstsein ohne Sprache möglich oder ist das Bewusstsein abhängig vom Vorhandensein der Sprache? Hat die rechte Gehirnhälfte überhaupt ein Bewusstsein?

4.1.3.2 Split Brain, Split Consciousness?

Bereits während der Split-Brain-Experimente an Katzen und Affen stellten Sperry und Myers fest, dass die Tiere sich in vielerlei Hinsicht so verhielten, als hätten sie nach der Kommissurotomie zwei separate, voneinander unabhängig agierende Gehirne.

> „The behavioral performances of cats and monkeys following brain bisection have led to the conclusion that each of the surgically separated hemispheres must sense, perceive, learn, and remember quite independently of the other hemisphere.“[217]

Nach den ersten Kommissurotomien an Epilepsiepatienten und eingehenden Nachfolgeuntersuchungen, konnten vergleichbare Beobachtungen auch am Menschen gemacht werden. Sperry schloss, dass jede Gehirnhälfte über ihr eigenes Bewusstsein verfüge.

> „Everything we have seen so far indicates that the surgery has left these people with two separate minds, that is, two separate spheres of consciousness. What is experienced in the right hemisphere seems to be entirely outside the realm of awareness of the left hemisphere. This mental division has been demonstrated in regard to perception, cognition, volition, learning, and memory.“[218]

Genau so sah es auch das Nobelkommitte 1981, als es die Verleihung des Preises für Medizin und Physiologie an Sperry begründete:

> „When, early in the 1960s, Sperry had the opportunity to study these patients he was able, through brilliantly designed test procedures, to show that each cerebral hemisphere in these patients had its own world of consciousness and was entirely independent of the other with regard to learning and retention. Moreover, each had its own world of perceptual experience, emotions, thoughts and memory completely out of reach of the other cerebral hemisphere.“[219]

Die Vorstellung von einem geteilten oder auch doppelten Bewusstsein war nicht neu, neu allerdings war das Ausmaß der Erkenntnisse über die unterschiedlichen Befähigungen der Hemisphären, wie sie in Kapitel 3.3.6 zusammengefasst wurden. Die festgestellten Hemisphärenunterschiede betrafen nicht nur die visuelle Wahrnehmung oder die Sprachfertigkeit, die einzelnen Hirnhälften reagierten auf bestimmte Situationen auch in unterschiedlicher Weise. Besonders während der ers-

217 Sperry R. *Brain Bisection and the Mechanisms of Consciousness.* In: Eccles J. Brain and Conscious Experience. Heidelberg, New York: Springer; 1966a: 298.

218 Sperry (1966a): 299.

219 The Nobel Assembly of Karolinska Institutet. The Nobel Prize in Physiology or Medicine 1981. http://nobelprize.org/nobel_prizes/medicine/laureates/1981/press.html [Stand: 06.07.2011].

ten postoperativen Monate konnte bei den Patienten das als „Alien Hand Syndrom“ bekannt gewordene Phänomen beobachtet werden, also dass die von der rechten Gehirnhälfte „gesteuerte“ linke Hand Tätigkeiten behinderte, welche mit der rechten Hand ausgeführt wurden. Sperry berichtete 1966 über einen Patienten:

> „The patient and his wife used to refer to the ‚sinister left hand‘ that sometimes tried to push the wife away aggressively at the same time that the hemisphere of the right hand was trying to get her to come and help him with something.“[220]

Auch wenn zur Lösung einer Aufgabe die Aufmerksamkeit oft nur einer Gehirnhälfte angesprochen wurde, zeigten die Versuche mit den Split-Brain-Patienten, dass die zweite Hemisphäre zugleich bewusst und aufmerksam sein und sich mitunter im Hintergrund mit derselben Aufgabe befassen konnte. Bezog sich die Aufgabe beispielsweise auf die rechte Hand bzw. die sprachdominante linke Gehirnhälfte, konnte die rechte Gehirnhälfte, wenn sie mit der Lösung der Aufgabe durch die andere Hemisphäre nicht zufrieden war, ihr Missfallen durch Kopfschütteln oder Gesichtverziehen äußern. Umgekehrt mochte sich die linke Gehirnhälfte bei Aufgaben, welche der rechten gestellt worden waren, über deren Lösung wundern, was sich in Ausrufen wie „Now, why did I do that?“ oder „What’s the matter with me anyway?“ äußern konnte. Sperry und seine Mitarbeiter stellten fest, dass bei länger dauernden Versuchen, bei denen nur eine Gehirnhälfte angesprochen wurde, die Aufmerksamkeit der unbeteiligten Hemisphäre mit der Zeit nachließ und es mitunter mehrere Versuche brauchte, sie erneut zu voller Funktionsfähigkeit („proper state of function“) zu reaktivieren. Wurden einer Gehirnhälfte zwei Aufgaben zugleich gestellt, zeigte sie sich bei der Lösung deutlich beeinträchtigt. Wurden die beiden Aufgaben hingegen verschiedenen Hirnhälften vorgelegt, konnten sie parallel ausgeführt werden.[221]

Bemerkenswert an den Split-Brain-Patienten war die Tatsache, dass sie postoperativ in ihrem alltäglichen Verhalten kaum auffielen und es spezieller Tests bedurfte, die Hemisphärenunterschiede aufzuzeigen. Ursächlich für die scheinbare geistige Einheit und Unauffälligkeit der Patienten waren Sperry zufolge einerseits der gemeinsame Erfahrungshintergrund der Hemisphären, andererseits die hohe Kompensationsfähigkeit der Gehirnhälften für postoperativ aufgetretene Kommunikationsdefizite. Die Hemisphären, so Sperry, befänden sich seit jeher im selben Körper, nutzten dieselben Sinnesorgane, hätten zur selben Zeit dieselben Erfahrungen gemacht.[222] Zudem seien die Gehirnhälften der Kommissurotomie-Patienten über „einigende“ Strukturen verbunden. Der Hirnstamm und das Kleinhirn blieben ungeteilt und auch, wenn sie vielleicht über keine eigenen, bewussten Fähigkeiten verfügten, so seien sie doch wichtige Teilstrukturen bewusster Erfahrungen und ermöglichten eine Übertragung beispielsweise in einer Hemisphäre getriggerter emotionaler Effekte auf die andere Gehirnhälfte.[223]

220 Sperry (1966a): 304.

221 Vgl. Sperry R. *Forebrain Commissurotomy and Conscious Awareness.* J Med Phil 1977; 2: 101–126.

222 Vgl. Sperry/Gazzaniga/Bogen (1969): 273–290.

223 Vgl. Sperry R. *Lateral Specialization in the Surgically Separated Hemispheres.* In: Schmitt

> „Thus if one were to diagram schematically the structure of mind after cerebral commissurotomy it would be crudely Y-shaped, containing a common stem with left and right upper arms in each hemisphere. Each hemisphere contains the representation of a bilateral body schema in which the ipsilateral limb extremities are present, but fainter and more crudely depicted. The external surround also is bilaterally represented. It is much better for the contralateral side, especially in vision, but the ipsilateral half of space is not absent. Thus each disconnected hemisphere retains the anatomical substrate for a unified self in a bilateral surround, and presumably its functional correlates. Each hemispheric representation is based in and functionally dependent upon intact brain stem mechanisms that are in part bilateral and, of course, remain intact in the human commissurotomy patients.“[224]

Abgesehen von solchen subzerebralen neuronalen Verbindungen und dem gemeinsamen Erfahrungshintergrund trägt das sogenannte „Cross-Cueing“ zur Kompensation der postoperativen Kommunikationsdefizite bei. Unter Cross-Cueing versteht man den Versuch einer Gehirnhälfte, durch initiierte körperliche Reaktionen der anderen Hemisphäre ihre Informationen zur Verfügung zu stellen, ein Verhalten, das nur bei speziellen lateralisierten Tests überhaupt auffällt. Typisch für die linke Hemisphäre ist das verbale Cross-Cueing, bei welchem die linke Gehirnhälfte beispielsweise ein mit der rechten Hand ertastetes Objekt laut benennt, was nachfolgend ein Auffinden des korrekten Gegenstands auch mit der linken Hand erleichtert. Doch auch die rechte Gehirnhälfte hat die Möglichkeit, der linken Hemisphäre Informationen über einen ertasteten Gegenstand zur Verfügung zu stellen.

Dieses nonverbale „Cross-Cueing“ kann verschiedene Formen annehmen. Beim taktilen Cross-Cueing wird ein in der linken Hand befindliches Objekt mit der rechten Hand berührt, um die Informationen der verbalen Hemisphäre zugänglich zu machen. Oder der Patient dreht zum Beispiel den zu untersuchenden Bleistift in der linken Hand, bis die Spitze in seinen Finger piekst oder streift ein Gummiband über seine Hand, um dessen Dehnbarkeit zu testen und löst so möglicherweise eine ipislaterale Übertragung nozizeptiver oder propriozeptiver Informationen aus. Wenn beim Bewegen des betasteten Gegenstands Geräusche entstehen, kommt es zu auditiven Hinweisen, die von der linken Gehirnhälfte erkannt werden können. Eine zu untersuchende Pfeife wurde von einigen Patienten zunächst für eine Zigarre gehalten. Hier spielten eventuell olfaktorische Hinweise (cues) eine Rolle.

Patient L. B. aus der California Serie entwickelte eine Taktik, mittels optischer Hinweise die Form eines dreidimensionalen Gegenstands in seiner linken Hand zu erraten, obwohl dieser sich außerhalb seines Gesichtsfelds befand, indem er bei eckigen Gegenständen auf die Tür, bei runden auf die im Raum befindliche Uhr schaute und so der verbalen Gehirnhälfte die Form des Objekts in seiner Hand verriet.[225]

Langzeituntersuchungen mit den Split-Brain-Patienten zeigten, dass häufig angewandte kompensatorische Fähigkeiten im Laufe der Zeit meist zunahmen. Je

FO, Worden FG (Hrsg.). The Neurosciences Third Study Program. Cambridge (MA): The MIT Press; 1974: 5–19.

224 Sperry R. *Mental Phenomena as causal determinants in brain function.* In: Globus G, Maxwell G, Savodnik I (Hrsg.). Consciousness and the Brain. New York: Plenum Press; 1976: 163–177.

225 Vgl. Bogen J. *Mental duality in the intact brain.* Bull Clin Neurosci 1986; 51: 3–29.

jünger die Patienten zum Zeitpunkt der Operation waren, desto besser konnten die interhemisphärischen Kommunikationsdefizite ausgeglichen werden. Vergleichbare Belege für die mit dem Alter abnehmende ontogenetische Plastizität des Gehirns lieferten Untersuchungen von Patienten mit Agenesie des Corpus callosum. Auch wenn diese gesunden Probanden in bestimmten Aufgaben unterlegen waren, übertrafen sie doch in den meisten Fällen die Split-Brain-Patienten in entsprechenden Tests.

Die in den Lateralisierungs-Untersuchungen aufgezeigten Hemisphärenunterschiede [vgl. Kapitel 3.3.5 und 3.3.6] und die zu Beginn dieses Abschnitts diskutierten Hinweise auf ein geteiltes Bewusstsein bei Split-Brain-Patienten implizieren die Frage, inwieweit eine solche Dualität des menschlichen Geistes auch bei gesunden Personen mit intaktem Gehirn zu finden sei. Sperry selbst vertrat die Ansicht, der Mensch verfüge üblicherweise über ein einziges, ungeteiltes Bewusstsein. „I myself have favored the view that the conscious mind is normally single and unified, mediated by brain activity that spans and involves both hemispheres.“[226]

Beim Gesunden, so Sperry, funktionierten die Hemisphären als Einheit, dächten, fühlten, lernten und erinnerten zusammen und seien sogar gemeinsam am Sprachprozess beteiligt, zu dem die rechte Hirnhälfte Betonung und Ausdruck beisteuere.

Bogen hingegen war der Auffassung, eine Durchtrennung der zerebralen Kommissuren führe zu keiner Teilung des Bewusstseins sondern ermögliche vielmehr einen Einblick in die auch beim Gesunden vorhandene Dualität des Geistes. Allein die Tatsache, dass die Nervenfaserverbindungen zwischen den Gehirnhälften nur etwa 1% der intrahemisphärischen Verbindungen ausmache oder die, dass ein Patient nach Hemisphärektomie mit nur einer Hirnhälfte über einen voll funktionsfähigen Geist und eine kaum veränderte Persönlichkeit verfüge, spreche für das Vorhandensein eines eigenen Geistes in jeder Hemisphäre.

> „One of the most obvious and fundamental features of the cerebrum is that it is double. Various kinds of evidence, especially from hemispherectomy, have made it clear that one hemisphere is sufficient to sustain a personality or mind. We may then conclude that the individual with two intact hemispheres has a capacity for two distinct minds. This conclusion finds its experimental proof in the split-brain animal whose two hemispheres can be trained to perceive, consider, and act independently. In the human, where propositional thought is typically lateralized to one hemisphere, the other hemisphere evidently specializes in a different mode of thought, which may be called appositional.“[227]

Eine ähnliche Auffassung wie Bogen vertrat Roland Puccetti 1981. Er bezog sich auf die Versuche mit Split-Brain-Patienten, in welchen diesen je ein Wort in einem Gesichtsfeld präsentiert wurde, das zugleich Teil eines zusammengesetzten Wortes war (z.B.: *tea* und *cup* bzw. *teacup*). Puccetti argumentierte, das gesunde Gehirn überblicke üblicherweise das gesamte Gesichtsfeld, nehme also in beiden Gehirnhälften das zusammengesetzte Wort war, eine Balkendurchtrennung führe demnach

226 Sperry R. *Consciousness, personal identity and the divided brain.* Neuropsychologia 1984; 22: 669.

227 Bogen J. *The other side of the brain II: An appositional mind.* Bull Los Angeles Neurol Soc 1969; 34: 135–162.

nicht zu einer Teilung des vormalig einen Bewusstseins, sondern schließe die Hälfte der unter normalen Umständen eingehenden, visuellen Informationen, nämlich die der ipsilateralen Gesichtsfeldhälfte, aus, und bringe so das separate Bewusstsein zutage. Puccetti behauptete weiter, die Gehirnhälften müssten zwar die sensorische Information an die jeweils andere Hemisphäre übermitteln, die Bewusstseinseinheit müsse jedoch auf eine Hemisphäre begrenzt bleiben, da es sonst zu einer Verdoppelung des Wahrgenommenen käme.[228]

Puccetti (1993) kritisierte Daniel Dennett (1991), der in seinem umfassenden Werk über das Bewusstsein (*Consciousness explained*) auch auf die Kommissurotomie-Patienten einging. Dennett erklärte, es gäbe keinerlei Hinweise darauf, dass die „Anekdoten“ über das Cross-Cueing-Phänomen bei den Split-Brain-Patienten tatsächlich einen Beweis für die Fähigkeit des Gehirns lieferten, in Abwesenheit der neuronalen Verbindungen durch autostimulatorische Strategien die intrahemisphärische Kommunikation zu verbessern:

> „[The anecdotes] might be what they appear to be: cases exhibiting the deftness with which the brain can discover and implement autostimulatory strategies to improve its internal communications in the absence of the ‚desired‘ wiring. But they might also be the unwittingly embroidered fantasies of researchers hoping for just such evidence. That's the trouble with anecdotes.“[229]

Puccetti warf Dennett vor, mit dieser Aussage nur seine eigene Theorie vom Bewusstsein verteidigen zu wollen, in welcher er das Modell des bewussten Zuschauers verwarf und diesem das der „mannigfaltigen Konzepte“ („Multiple Drafts“) gegenüber stellte. Der Mensch, so Dennett, besitze kein Zentrum innerhalb des Gehirns, durch welches der Geist mit dem Körper interagiere oder in welchem ein bewusster Homunkulus als Betrachter (seines eigenen Lebens und seiner Erfahrungen) säße. Es gäbe kein solches, in Anlehnung an Descartes' Theorie von der Epiphyse als Sitz der Seele „cartesianisch“ genanntes, „Theater“ („Cartesian Theater“) innerhalb des Gehirns und auch keinen Zuschauer. Eine irgendwo in einem spezialisierten Anteil des Gehirns eingegangene Information müsse nicht an eine übergeordnete Instanz vermittelt und von dieser neu bewertet werden. Die zu einer bestimmten Zeit an einem bestimmten Ort im Gehirn gespeicherten Informationsinhalte („information content“) trügen mit der Zeit zu einer Art Erzählstrang („narrative stream“) bei, gespeist durch immer neu eingehende Informationen überall im Gehirn und sich auf unbestimmte Zeit in die Zukunft fortsetzend.

> „This stream of contents is only rather like a narrative because of its multiplicity; at any point in time there are multiple ‚drafts‘ of narrative fragments at various stages of editing in various places in the brain.“[230]

Puccetti merkte an, dass Dennetts Vorstellung vom Geist als Abstraktion dieser überall im zerebralen Cortex fixierten Inhalte zwangsläufig zu einer Ablehnung der durch die Split-Brain-Versuche gewonnenen Erkenntnisse führen müsse:

228 Vgl. Puccetti R. *The case for mental duality.* Behav Brain Sci 1981; 4: 93–123.
229 Dennett D. Consciousness explained. Boston, Toronto, London: Little, Brown and Company; 1991: 198.
230 Dennett (1991): 113.

> „If the mind is only an abstraction derived from these multiple drafts, then it is not based in anything readily countable (one or two or however many), such as cerebral hemispheres. Hence the effects of cerebral commissurotomy, revealing a potential duality of mind in the normal intact human brain, need to be discounted.“[231]

Dennett führte die Personifizierung der in den beiden Hemisphären vermuteten separaten Bewusstseins ad absurdum, indem er die Frage aufwarf, wie es denn sei, ein rechtshemisphärisches Ich innerhalb eines Split-Brain-Patienten zu sein. In einem Gedankenspiel adressierte er das rechte Selbst:

> „There you are, trapped in the right hemisphere of a body whose left side is now as remote as the body of a passing stranger. You would like to tell the world what it is like to be you, but you can't! You're cut off from all verbal communication by the loss of your indirect phone lines to the radio station in the left hemisphere. You do your best to signal your existence to the outside world, tugging your half of the face into lopsided drowns and smiles, and occasionally (if you are a virtuoso right hemisphere self) scrawling a word or two with your left hand.“[232]

Puccetti kritisierte, Dennett missdeute hier die Ergebnisse der Split-Brain-Versuche. Wenn er als Rechtshänder mit linkshemisphärischer Sprachdominanz die linke Gehirnhälfte der Leser auffordere, sich vorzustellen, wie es sei, in der rechten Hemisphäre gefangen zu sein, übersehe er, dass der lesenden Hemisphäre die Erfahrung lebenslanger Stummheit fehle, sie also kaum in der Lage sei, davon zu abstrahieren, dass die rechte Gehirnhälfte, wie Dennett implizierte, sich verbal mitteilen wolle. Puccetti legte dar, Dennett begehe den Fehler – wie viele andere vor ihm –, von einem durch die Split-Brain-Operation geteilten, zuvor ganzen Bewusstsein auszugehen. Puccetti aber, der sich wie Bogen unter anderem auf die Resultate linksseitiger Hemisphärektomien berief, nahm an, dass beiden Hemisphären seit jeher ein eigenes Bewusstsein innewohne und dass,

> „[...] if lifelong mutism is characteristic of the right hemisphere, then it has been aware from a tender age of the mental duality because, since long before the surgery, it has been aware that it is not doing the talking and reading and writing that emanates from its own body.“[233]

Für den amerikanischen Philosophen John Searle ist Bewusstsein, wie er 2000 darlegte, nicht teilbar. Bewusstsein habe drei Merkmale, die einander bedingten: qualitative Beschaffenheit („qualitativeness“), Subjektivität („subjectivity“) und Einheit („unity“). Für Searle lässt sich nicht nur nach der qualitativen Beschaffenheit von Sinneswahrnehmungen fragen (z.B.: „*Wie* ist es, eine *bestimmte* Farbe zu sehen?“), sondern auch nach der abstrakter Gedanken („Wie ist es, zwei plus zwei in einer bestimmten Sprache oder mit einem bestimmten Ergebnis zu denken?“). Searle vermeidet den Begriff „Qualia“ (Sg.: ein Quale), der sonst in der Neurophilosophie in diesem Zusammenhang gebraucht wird, zugunsten von „Qualitativeness“, da die Frage nach den Qualia nichts anderes sei als die Frage nach der Qualität bestimmter bewusster Zustände, letztendlich gleich der Frage nach dem Bewusstsein selbst. Da Bewusstsein und Qualia koextensiv seien, sei es unnötig, einen separaten Begriff einzuführen.

231 Puccetti R. *Dennett on the Split Brain.* Psycoloquy 1993; 52(4).
232 Dennett (1991): 125–126.
233 Puccetti (1993).

„Qualitativeness“ (im Folgenden mit qualitativer Beschaffenheit übersetzt), so Searle, impliziere die Subjektivität, da ein Ereignis nur dann ein qualitatives Gefühl („qualitative feel“), also ein Quale, hervorrufen könne, wenn es ein Subjekt gebe, welches das Ereignis erfahre, unabhängig davon, wie viele Subjekte die Erfahrung machten oder ob sich ihre Erfahrung des Ereignisses unterscheide oder identisch sei.

Alle bewussten Erfahrungen im Leben des Subjekts treten nach Searle als Teil eines einheitlichen Bewusstseinsfeldes auf („unified conscious field“). Gleichzeitig gemachte Erfahrungen (das Sitzen auf einem Stuhl, das Schauen aus dem Fenster, die Geräusche von draußen) würden nicht als separate Bewusstseinszustände erfahren, sondern als Teile *eines* Bewusstseins. Qualitative Beschaffenheit und Subjektivität führten zwangsläufig zur Einheit des Bewusstseins:

> „If you try to imagine that my conscious state is broken into 17 parts, what you imagine is not a single conscious subject with 17 different conscious states but rather 17 different centers of consciousness. A conscious state, in short, is by definition unified, and the unity will follow from the subjectivity and the qualitativeness, because there is no way you could have subjectivity and qualitativeness except with that particular form of unity.“[234]

Searle kritisiert, was er die „Building Block“-Theorie nennt: Eine Theorie, derzufolge das Bewusstsein aus verschiedenen Wahrnehmungskomponenten zusammengesetzt sei, deren Gesamtheit das Bewusstsein ausmache. Würde auch nur für eine der Komponenten ein neurologisches Korrelat, eine neurophysiologische Ursache gefunden werden, wäre dies ein entscheidender Schritt, das Problem des Bewusstseins zu lösen. Für Searle ist das Bewusstsein jedoch mehr als die Summe der Wahrnehmungen. Nur wer bereits bewusst sei, könne bewusste Erfahrungen machen. Jede einzelne Sinneswahrnehmung stelle also eine Modifikation des bereits vorhandenen Bewusstseinsfeldes dar.

Der Psychologe und Philosoph Daniel Robinson sah schon 1982 in den Split-Brain-Operationen keinen wesentlichen neuen Beitrag zur Diskussion der Einheit des Bewusstseins. Zwar *könnten* die bei den Split-Brain-Patienten beobachteten Erkenntniswidersprüche („epistemic contradiction“) im Sinne verschiedener persönlicher Identitäten oder Selbst-Identitäten in einer Person interpretiert werden, niemals aber als Hinweis auf mehrere Ichs („selves“). Diese Erkenntniswidersprüche, bei denen die Patienten auf einen Reiz reagieren, den wahrgenommen zu haben sie zuvor leugneten, seien unter bestimmten Versuchsbedingungen auch bei gesunden Probanden induzierbar. Dass infolge der Kommissurotomien wieder vermehrt von einer Dualität des Geistes gesprochen werde, sei darauf zurückzuführen, dass eben zwei zu testende Hemisphären vorhanden gewesen seien. Zustände mit Erkenntniswidersprüchen („states of epistemic contradiction“) seien nicht auf zwei pro Person begrenzt, doch auch bei Vorhandensein mehrerer Selbstidentitäten habe es niemals einen Hinweis auf mehr als zwei Hemisphären gegeben.

234 Searle J. *Consciousness.* Ann Rev Neurosci 2000; 23: 557–578.

> „For those who would use such findings as proof of multiplicity of selves, there is an embarrassment of riches to which commissurotomies add very little, but for those committed to the duality thesis, the findings are actually too good for the thesis to be true.“[235]

Y. Michael Barilan (2003) vom Meir Hospital in Tel Aviv zog einen Vergleich zwischen siamesischen Zwillingen und Split-Brain-Patienten, bei denen jeweils ein Gehirn oder eine Gehirnhälfte über eine Körperhälfte bestimme, was zu widersprüchlichen oder konkurrierenden Handlungen führen könne. Er bezog sich dabei auf S. J. Gould (1997),[236] der zu dem Schluss gekommen sei, siamesische Zwillinge seien weder eine noch zwei Personen. Ebenso wenig wie eine von der anderen getrennte Gehirnhälfte eine eigene Person im Konflikt mit der anderen Hemisphäre sei.[237]

Oliver Zangwill hingegen vertrat bereits 1974 die Auffassung, dass ein Split-Brain-Patient zwar eine Person bleibe, jedoch über ein geteiltes Bewusstsein verfüge. Die Kommissurotomien ließen darauf schließen, dass eine anatomische Kontinuität innerhalb des Nervensystems essenziell für die Einheit des Bewusstseins sei: „When this condition is not fulfilled, separate and independent conscious states may result, at all events under appropriate conditions of lateralized input.“[238]

Vergleichbar sei der Zustand eines Split-Brain-Patienten mit dem eines Menschen nach hypnotischer Beeinflussung. Hier kam Zangwill zu einem anderen Schluss als der oben zitierte Robinson. Während Robinson gerade die Induzierbarkeit eines solchen Zustands des Erkenntniswiderspruchs bei hypnotisierten Personen als mangelnden Beweis für ein geteiltes Bewusstsein bei Split-Brain-Patienten oder ein separates Bewusstsein in jeder Hemisphäre kritisierte, benutzte Zangwill denselben Vergleich zur Untermauerung seiner These der Dualität des Bewusstseins bei den Patienten. Allerdings räumte Zangwill ein:

> „The unreportable, i.e. dissociated, experiences generated by the right hemisphere occur but rarely, and are for the most part the product of special experimental conditions. For this reason, perhaps, the operation fails to impair appreciably the unity of consciousness as apprehended by introspection.“[239]

Benjamin Libet, bekannt geworden durch die „Libet-Experimente“[240] zur Messung der zeitlichen Relation einer bewussten Handlungsentscheidung zu ihrer motori-

235 Robinson D. *Cerebral Plurality and the Unity of Self.* Am Psychol 1982; 37: 908.

236 Vgl. Gould SJ. *Individuality: cloning and the discomfiting cases of Siamese twins.* The Sciences 1997; 37: 14–16.

237 Vgl. Barilan YM. *One or Two: An Examination of the Recent Case of the Conjoined Twins from Malta.* J Med Philos 2003; 28: 27–44.

238 Zangwill O. *Consciousness and the Cerebral Hemispheres.* In: Dimond S, Beaumont G (Hrsg.). Hemisphere Function in the Human Brain. London: Elek Science; 1974: 264–278.

239 Ebd., 275.

240 Vgl. Libet B. *Neuronal vs. subjective timing for a conscious sensory experience.* In: Buser PA, Rougeul-Buser A (Hrsg.). Cerebral Correlates of Conscious Experience. North Holland, Amsterdam: Elsevier; 1978: 69–82. Vgl. Libet B, Gleason CA, Wright EW, Pearl DK. *Time of Conscious Intention to Act in Relation to Onset of Cerebral Activities (Readiness-Potential). The Unconscious Initiation of a Freely Voluntary Act.* Brain 1983; 106: 623–642.

schen Umsetzung,[241] gab 2004, wenige Jahre vor seinem Tod, in seinem Buch *Mind Time* einen Überblick über sein Lebenswerk und seine Theorie vom bewussten mentalen Feld (BMF, engl.: CMF: conscious mental field), die er erstmals 1994 vorgetragen hatte.[242] Wie schon Searle mit seinem „unified conscious field“ ließ Libet eine Analogie zum physikalischen Feldbegriff anklingen, indem er vorschlug, sich subjektives Erleben als „Feld“ vorzustellen, das durch vielfältige neuronale Aktivitäten des Gehirns erzeugt werde. Libet bezog sich ausdrücklich auch auf Sperry,[243] unmittelbar oder wie er bei Robert Doty zitiert wurde.[244]

Sperry habe „das Mentale“ als emergente Eigenschaft des „physischen“ Gehirns angesehen und sei davon ausgegangen, der Geist besitze spezielle Eigenschaften, welche sich nicht in den neuralen Aktivitäten des Gehirns zeigten. Der bewusste Geist habe die Fähigkeit, so fasste Libet Sperrys Ideen zusammen, zu bestimmten neuralen Aktivitäten hinzuzutreten. Ursprünglich habe Sperry geglaubt, das ganze Bewusstseins-System gehorche den deterministischen physikalischen Gesetzen. In seinen späteren Jahren jedoch habe er die Möglichkeit in Betracht gezogen, „[...] that the conscious mind could control certain neural functions in a way that was independent of the physical laws.“[245]

Seiner eigenen Aussage zufolge ging Libet mit der Theorie des bewussten mentalen Felds noch einen „entscheidenden“ Schritt über Sperrys Annahmen hinaus. Das BMF eine die Erfahrungen, welche durch die vielen neuronalen Einheiten generiert würden und sei darüber hinaus auch in der Lage, selbst Einfluss auf die neuronalen Aktivitäten zu nehmen. Man könne es sich analog zu den bekannten physikalischen Kraftfeldern vorstellen, allerdings sei es anders als diese nicht mit äußeren physikalischen Mitteln beobachtbar, sondern nur feststellbar durch subjektive Erfahrung des Einzelnen.

Libet betonte, seine Theorie sei nicht als dualistisch im cartesianischen Sinne anzusehen, insofern, als das BMF nicht unabhängig vom lebenden Gehirn existieren könne. Allerdings ging er davon aus, dass das BMF die Kommunikation innerhalb der Gehirnrinde auch ohne neuronale Verbindungen oder Bahnen ermögliche.

Bei Durchtrennung der zerebralen Kommissuren käme es jedoch zu einer Trennung der Erfahrungsinhalte der Hemisphären. Neue Inhalte geistiger Ereignisse in einer Hirnhälfte wären somit der zweiten Gehirnhälfte nicht mehr zugänglich.

> „Daraus ergibt sich, dass Aktivitäten der rechten Hemisphäre, die einen Beitrag zum mentalen Feld leisten, das BMF [bewusste mentale Feld] der linken Hemisphäre vermutlich nicht verän-

241 Libets Versuche werden häufig in Diskussionen zur Willensfreiheit des Menschen herangezogen und gerieten erst kürzlich durch eine MRT-Studie von Haynes et al. wieder ins Blickfeld der öffentlichen Aufmerksamkeit (vgl. Soon CS, Brass M, Heinze H-J, Haynes J-D. *Unconscious determinants of free decisions in the human brain.* Nat Neurosci 2008; 11: 543–545).

242 Vgl. Libet B. *A testable field theory of mind-brain interaction.* J Consc Stud 1994; 1: 129–126.

243 Vgl. Sperry RW. *Mind-brain interaction: Mentalism yes; Dualism no.* Neuroscience 1980; 5: 195–206.

244 Vgl. Doty RW. *The five mysteries of the mind, and their consequences.* Neuropsychologia 1998; 10: 1069–1076.

245 Libet B. Can Conscious Experience Affect Brain Activity? http://www.imprint.co.uk/pdf/Libet.pdf [Stand: 06.07.2011].

dern können. Die Einheit des BMF würde unter diesen Umständen auf jeweils eine Hemisphäre beschränkt sein."[246]

Genau wie Sperry äußerte Libet, dass seine BMF-Theorie keinen Platz für mentale Telepathie lasse. Wenn eine Hemisphäre in Abwesenheit des Corpus callosum nicht in der Lage sei, mit der anderen zu kommunizieren, so spreche dies gegen die Möglichkeit, die räumliche Distanz zwischen zwei separaten Gehirnen zu überbrücken. Allerdings sei anzunehmen, dass ein Aspekt des BMF doch in der Lage sei, beide Hemisphären zu überbrücken oder dass es neuronale Überkreuzungen auf einer tieferen Ebene des Gehirns (unterhalb der Hemisphären) gebe, welche für die Selbst-Wahrnehmung der Patienten als einheitliche Persönlichkeit verantwortlich seien. Außerdem würden Sehsinn und Gehör auch bei Split-Brain-Patienten, außer unter speziellen Testbedingungen, beidseitig repräsentiert.

„Obwohl manche Aspekte des bewussten Selbst bei diesen Patienten gespalten sein können, scheint es also so zu sein, dass das bewusste Selbst weitgehend einheitlich ist. Dieses einheitliche Selbst herrscht besonders bei normalen Menschen vor."[247]

Daliah Zaidel merkte 1994 an, dass die Split-Brain-Patienten in ihrem alltäglichen Verhalten als Personen mit einheitlichem Bewusstsein aufträten und warf die Frage auf, wie diese trotz der Durchtrennung der Kommissuren-Bahnen dazu in der Lage seien. Sie schlug zwei Möglichkeiten vor: Einerseits das Vorhandensein subkortikaler Integrationsmechanismen, besonders für die Kontrolle der Motorik. Andererseits die Dominanz jeweils einer Hemisphäre für das Verhalten im Alltag. Üblicherweise übernehme die linke Gehirnhälfte diese Aufgabe. Dies sei im Wesentlichen auf die Dominanz dieser Hemisphäre für Sprachverständnis und das Sprechen zurückzuführen. Zwar besitze auch die von der linken getrennte rechte Gehirnhälfte ein gewisses Sprachverständnis, mehr für gehörte als für geschriebene Sprache und mehr für einzelne Wörter als für ganze Sätze, doch das Vokabular entspreche nicht dem Alter des Patienten. Der nonverbale Teil der Kommunikation sei bei den kommissurotomierten Patienten jedoch eingeschränkt.

„Given hemispheric disconnection, it is unlikely that substantial right hemisphere linguistic contribution is made in the course of a normal conversation. Similarly, the contents of the conversation, including concepts, thinking, problem solving, memory – short- and long-term, must all be controlled by the disconnected left hemisphere. Topographical orientation and memory are impaired and they represent nonverbal behavior, indicating that nonverbal aspects of behavior are not expressed. Indeed, what components are missing in verbal conversation or in nonverbal behavior are very likely those components which normally are contributed by the right hemisphere."[248]

Die Split-Brain-Studien zeigten, schloss Zaidel, dass eine Hemisphäre nicht ausreiche; vielmehr ergänzten beide Gehirnhälften einander, und nur durch ihr Zusammenspiel ermöglichten sie die volle Bandbreite menschlichen Verhaltens.

246 Vgl. Libet B. Mind Time. Wie das Gehirn Bewußtsein produziert. Frankfurt am Main: Suhrkamp; 2005: 212 ff.

247 Libet (2005): 260–261.

248 Zaidel D. *A view of the world from a split-brain perspective.* In: Critchley E (Hrsg.). Neurological Boundaries of reality. London: Farrand Press; 1994: 161–174.

Nicht alle Autoren aber äußerten sich positiv über die Bewusstseinsfähigkeit der rechten Gehirnhälfte. Gerade die Tatsache, dass sie nur über eingeschränkte verbale Eigenschaften verfügt, ließ Kritiker zweifeln, ob es sich bei ihr um eine gleichwertig entwickelte Hemisphäre mit menschlichem Bewusstsein handele. Im folgenden Abschnitt soll noch einmal auf die speziellen Kompetenzen der rechten Gehirnhälfte sowie auf einige Ansichten, ihre Bewusstseinsfähigkeit betreffend, eingegangen werden.

4.1.3.3 Bewusstsein ohne Sprache? – Hat die rechte Hemisphäre ein Bewusstsein?

Nicht erst die Ergebnisse der Split-Brain-Studien führten dazu, die rechte Gehirnhälfte als die sprachlich unterlegene anzusehen. Wie in Kapitel 2.2 ausgeführt, wurde die Entdeckung der Lokalisation der Sprachzentren in der linken Hemisphäre zum Anlass genommen, der rechten Gehirnhälfte höhere kognitive Fähigkeiten abzusprechen. Auch wenn die Tests mit den Kommissurotomie-Patienten die sprachliche Unterlegenheit der rechten Gehirnhälfte bestätigten, zeigten sie doch erstmals die Überlegenheit dieser Hemisphäre in anderen Bereichen auf, wie in Kapitel 3.3.6 zusammengefasst wurde.

Schon in den frühen Aufzeichnungen und Berichten über die Kommissurotomie-Patienten (z.B. 1966) äußerte sich Sperry positiv über das Vorhandensein eines unabhängigen Bewusstseins in der rechten Gehirnhälfte der Patienten. Er bezeichnete die linke Gehirnhälfte jedoch weiterhin als dominant und schrieb über die (sprachlichen) Eigenschaften der Hemisphären:

> „One of the hemispheres, the left, dominant or major hemisphere, has speech and is normally talkative and conversant. The other, the minor hemisphere, however, is mute or dumb, being able to express itself only through nonverbal reactions. (Hence: ‚mental duplicity‘ from this surgery but no ‚double talk‘.)“[249]

Einige Jahre später, 1979, nach eingehenderen Untersuchungen der Patienten und der Fähigkeiten der rechten Gehirnhälfte, klangen die Aussagen über die Überlegenheit der linken Hemisphäre teilweise relativiert, statt von einer generell dominanten oder übergeordneten („major“) Gehirnhälfte war oft – wenngleich nicht immer – nur noch von einer sprachdominanten Hemisphäre („language dominant hemisphere“) die Rede.[250]

Die Ansichten verschiedener Forscher über die Bewusstseinsfähigkeit der rechten Hemisphäre divergierten. Zwar ging der Trend dahin, der rechten Gehirnhälfte durchaus einige bewusste Eigenschaften zuzusprechen, doch es wurde bezweifelt, dass der rechten Hemisphäre auch höhere Formen menschlichen Bewusstseins zu eigen seien.

249 Sperry (1966a): 299.

250 Vgl. Sperry R, Zaidel E, Zaidel D. *Self recognition and social awareness in the disconnected minor hemisphere.* Neuropsychologia 1979; 17: 153–166.

Der kanadische Psychologe Alain Morin[251] nannte 2001 vier verschiedene Thesen zur Bewusstseinsfähigkeit der rechten Gehirnhälfte, die in unterschiedlichem Maße in der Literatur vertreten seien:

1. Die unabhängige rechte Gehirnhälfte ist nicht bewusst.
2. Die unabhängige rechte Gehirnhälfte verfügt über gewisse, mindere Bewusstseinsfähigkeiten.
3. Das Bewusstsein der unabhängigen rechten Gehirnhälfte ist dem der linken ebenbürtig.
4. Die rechte Gehirnhälfte verfügt auch beim Gesunden über ein eigenes Bewusstsein, ihr wohnt ein eigener, unabhängiger Geist inne.
   Auf diesen vierten Punkt wurde bereits im Abschnitt 4.1.3.2 eingegangen.

Sperry, Zaidel und Zaidel konzipierten Versuche, um die Fähigkeit der rechten Gehirnhälfte, sich selbst zu erkennen, zu testen und einen Vergleich der sozialen und politischen Ansichten zwischen den Hemisphären ziehen zu können. Dabei wurde den Gehirnhälften eine Reihe von Bildern vorgelegt, unter denen sich Bilder mit vertrauten Personen oder Objekten des Patienten oder berühmten Persönlichkeiten befanden. Die emotionalen Reaktionen der Probanden auf die Bilder wurden untersucht, und sie sollten mit „Daumen rauf" oder „Daumen runter" ihre Sympathie oder Antipathie für die dargestellten Objekte oder Personen bekunden. Die Patienten waren mit jeder Hirnhälfte in der Lage, ein Foto von sich selbst unter den Bildern herauszusuchen, ebenso Fotos ihrer Angehörigen, Bekannten, Haustiere, ihres Besitzes oder Persönlichkeiten des öffentlichen Lebens. Die emotionalen Reaktionen der Hirnhälften auf die dargebotenen Bilder unterschieden sich nicht wesentlich. Sperry, Zaidel und Zaidel schlossen:

> „The results appear to indicate that the concept of self and general social awareness are both present and well developed in the disconnected minor hemisphere exhibiting a level of evolvement essentially comparable to that found in the language dominant hemisphere."[252]

Auch wenn Sperry der rechten Gehirnhälfte in seinen Veröffentlichungen ein vollbewusstes menschliches Selbst zusprach, welches sowohl dem Charakter des Patienten vor der Operation als auch dem der linken Gehirnhälfte gleichkäme, gab es Wissenschaftler, welche weniger überzeugt von den bewussten Fähigkeiten der rechten Hemisphäre waren. Insbesondere das mangelnde Sprachvermögen wurde als Zeichen der Unterlegenheit der rechten Hemisphäre gedeutet.

Eine deutlich abweichende Hypothese vertrat der amerikanische Psychologe Julian Jaynes.[253] Die Menschen seien, so Jaynes, bis vor wenigen tausend Jahren „Automaten" gewesen, die über kein Ich-Bewusstsein, keine Introspektion oder ein Konzept des eigenen Lebens verfügten. Statt eines einheitlichen Bewusstseins ver-

251 Vgl. Morin A. *The Split-Brain Debate Revisited: on the Importance of Language and Self-Recognition for Right Hemispheric Consciousness.* J Mind Behav 2001; 22: 107–118.

252 Sperry/Zaidel/Zaidel (1979): 154.

253 Er selbst bezeichnet seine Hypothese in dem Buch als „absurd" oder „grotesk" (preposterous, vgl. Jaynes 1976, deutsch 1988).

fügten die Menschen über etwas, das Jaynes die bikamerale Psyche, die Zwei-Kammer-Psyche nannte. Gehörshalluzinationen, innere Stimmen, welche die Menschen als Götter bezeichneten, sagten ihnen, was sie zu tun hätten. Sie bildeten den einen Teil der Psyche. Der andere Teil war der menschliche, welcher in Ermangelung eines eigenen Handlungskonzepts den Stimmen der Götter gehorchte. Erst die Entwicklung der Schriftsprache und die Zunahme der sozialen Komplexität, die durch die „bikameralen Theokratien“ geschaffen worden sei, sowie Naturkatastrophen, die Völkerwanderungen auslösten, hätten zu dem Zusammenbruch der bikameralen Psyche geführt.

Da das gesprochene Wort das Medium der bikameralen Psyche sei, seien, so postulierte Jaynes, die Sprachzentren von besonderer Bedeutung für ihre Existenz. Dass die Sprachzentren (Wernicke- /Broca-) bei den meisten Menschen in der linken Gehirnhälfte vorhanden seien und in der rechten Gehirnhälfte keine Entsprechung hätten, sei darauf zurückzuführen, dass die rechte Hemisphäre reserviert gewesen sei für die Stimmen der Götter, welche über die zerebralen Kommissuren in die linke Hemisphäre gelangt und in den dortigen Sprachzentren gehört worden seien. Die für seine These notwendige Unabhängigkeit der Hemisphären, der „Kammern“ des Geistes, sah Jaynes unter anderem durch die Split-Brain-Versuche bestätigt:

> „[...] die Untersuchungen an den Split-Brain-Patienten haben jedenfalls schlüssig erwiesen, dass die beiden Gehirnhälften unabhängig voneinander agieren können, so als wäre jede eine Person für sich, und diese virtuellen Personen, so behaupte ich, waren in der bikameralen Epoche der Geschichte das menschliche Individuum und sein Gott.“[254]

Jaynes zufolge seien auch beim modernen Menschen unterschiedliche Funktionen der Hemisphären zu erwarten, die als Residuen der bikameralen Organisation zu verstehen seien. Dabei übernimmt die rechte Gehirnhälfte, seiner Meinung nach, die Aufgabe, die Integrität des Menschen herzustellen:

> „Wir dürfen also erwarten, dass eine der heute residual noch verbliebenen Funktionen der rechten Hemisphäre im Organisatorischen liegt, in der taxonomischen Gliederung der innerhalb einer Kultur anfallenden Erfahrungen und ihrer Integration zu einer figuralen Ganzheit, die dem Individuum ‚sagt‘, was es zu tun hat.“[255]

Jaynes nahm damit Bezug auf die in den früheren Veröffentlichungen über die Kommissurotomie-Patienten getroffene Unterscheidung der Hemisphären-Denkweisen als ganzheitlich-räumlich (rechts) bzw. lokal-analytisch (links). Die heutige Annahme über die Unterschiede in der Wahrnehmung und Verarbeitung räumlicher Auflösung wurde bereits erläutert [siehe Kapitel 3.3.6]. Jaynes' Hypothese widerspricht Gazzanigas Theorie des „left interpreter“, des Interpreten in der linken Hemisphäre, der eben jene narrative Rolle übernehme, die Erlebnisse des Individuums zu deuten und in ein Gesamtbild einzuordnen. Allerdings ist wahrscheinlich, dass Jaynes zum Zeitpunkt der Veröffentlichung seines Buches die damals erst diskutierten Erkenntnisse über den „Interpreter“ nicht bekannt waren. Jaynes' phantasie-

254 Jaynes J. Der Ursprung des Bewußtseins durch den Zusammenbruch der bikameralen Psyche. Reinbek: Rowohlt; 1988: 148.

255 Jaynes (1988): 149.

volle Theorie, für die er vielen Wissenschaftlern zufolge keine hinreichenden Belege lieferte, entbehrte dennoch nicht eines gewissen Reizes. Zu denen, die Jaynes' Hypothese aufgriffen, gehörten allerdings nicht nur Cyberpunk-Autoren; 2007 veröffentlichten einige Autoren um den amerikanischen Psychologen Marcel Kujsten, Gründer der „Julian Jaynes Society" eine kommentierte „Neuauflage"[256] der Jaynes'schen Theorien. Jaynes' Buch sei, so der Evolutionsbiologe Richard Dawkins 2006, „[...] one of those books that is either complete rubbish or a work of consummate genius, nothing in between! Probably the former, but I'm hedging my bets."[257]

Wir werden in einem späteren Abschnitt [4.2.4.1] noch untersuchen, warum gerade in den 1970er und 80er Jahren die Spekulationen, die sich an die Split-Brain-Untersuchungen knüpften, so gut gedeihen konnten.

Die Abhängigkeit des menschlichen Bewusstseins von der Sprache wurde auch von dem australischen Neurophysiologen John Eccles (1977) angenommen, der zwischen der Bewusstheit der Tiere und dem sprachbasierten Geist des Menschen unterschied. Im Bezug auf die Kommissurotomie-Patienten kam Eccles jedoch zu einem gänzlich anderen Schluss als Jaynes, nämlich jenem, dass die rechte Gehirnhälfte überhaupt kein Selbst-Bewusstsein („self-consciousness") habe.

> „The unity of self-consciousness or the mental singleness that the patient experienced before the operation has been retained, but at the expense of unconsciousness of all the happenings in the minor, right, hemisphere. This minor hemisphere continues to perform as a very superior brain with a refined ability in stereognosis, and in pattern recognition and copying, yet none of the goings-on in that hemisphere gives conscious experiences to the patient, except by delayed and very diffuse pathways in the brain, or by sensory recognition of movements brought about by the minor hemisphere."[258]

Eccles, der zusammen mit Alan Hodgkin und Andrew Huxley 1963 den Medizinnobelpreis für die Aufklärung der elektrophysiologischen Funktion der Axonmembran erhielt, vertrat in neurophilosophischen Fragen eine innerhalb der Fachwelt singuläre Position, die gemeinhin als klassischer cartesianischer Dualismus bezeichnet wird, oder, mit Eccles eigenen Worten, als dualistischer Interaktionismus („dualist-interactionist position"):[259] Der sich seiner selbst bewusste Geist vermittelt die Einheitlichkeit des Bewusstseins, diese wird nicht durch die neuronale Maschinerie des Gehirns konstituiert. Im Gehirn, und dort im Allgemeinen in der linken Hemisphäre (wie die Split-Brain-Experimente und die Patienten mit Agenesie des Corpus callosum zeigten) würden im Laufe der Individualentwicklung eines Menschen Teilbereiche ausgewählt, über die der bewusste Geist eine Verbindung (Liäson) mit seinem Gehirn eingehe und dieses mit seinem freien Willen steuere.

Einen derart extremen Dualismus vertraten weder Libet noch Sperry. Die Split-Brain-Untersuchungen, obwohl nicht grundlegend für Eccles Position, lieferten

256 Vgl. Kujsten M (Hrsg.). Reflections on the Dawn of Consciousness: Julian Jaynes's Bicameral Mind Theory Revisited. Julian Jaynes Society; 2007.

257 Dawkins R. The God Delusion. London: Bantam Press; 2006: 350.

258 Popper K/Eccles (1977): 315–316.

259 Vgl. ebd., 358–359.

ihm doch Hinweise auf die „Einmaligkeit und Ausschließlichkeit der dominanten Hemisphäre für das bewusste Erleben“. [260]

Bezüglich der Frage, ob die Gehirnhälften zu einem einheitlichen Bewusstsein beitragen oder über je ein eigenes Bewusstsein verfügen, nahm der bereits zitierte kanadische Psychologe Alain Morin (2001) eine Zwischenposition ein. Die Hemisphären seien sich in unterschiedlichem Maße ihrer selbst bewusst, die linke ganz, die rechte nur eingeschränkt. Er ging davon aus, dass die rechte Gehirnhälfte trotz ihrer limitierten Sprachkompetenz über bewusste Fähigkeiten verfügt und gab zu bedenken, dass ja auch Patienten nach linksseitiger Hemisphärektomie, Schlaganfallpatienten, „Taubstumme“ und Kleinkinder keine bewusstlosen Automaten seien. Er vermutete, dass die rechte Hemisphäre bildliches Vorstellungsvermögen zur Introspektion benutzt und so ein Selbst-Bewusstsein entwickelt. Allerdings hielt er die Fähigkeit, innere Monologe zu führen, für essenziell, um eine wirklich differenzierte Vorstellung von sich selbst zu entwickeln:

> „[...] people develop a more sophisticated self-concept when they frequently engage in self-talk. One could compare inner speech to a flashlight used to find one‘s way through a gloomy room; without the light one will still be capable of approximate perception (and one can use touch to detect furniture and objects in the room); but perception will be much more vivid and precise if one puts the flashlight on.“[261]

Sperrys, Zaidels und Zaidels[262] weiter oben zitierte Versuche zur Fähigkeit der rechten Hemisphäre, sich selbst zu erkennen, hielt Morin für möglicherweise unzureichend im Rahmen einer Beweisführung, das Selbst-Bewusstsein der rechten Gehirnhälfte aufzuzeigen. Morin bezog sich in seinen Ausführungen auf Robert Mitchell[263] und Daniel Povinelli,[264] die bezweifelten, dass Spiegeltests, wie sie mit Primaten oder auch Kleinkindern durchgeführt werden, einen Beweis für deren Introspektionsfähigkeit lieferten. Was die Affen im Spiegel erkennten, sei allenfalls ihr Körper oder Verhalten, nicht jedoch sich selbst. Morin unterschied zwischen Selbst-Erkennen („self-recognition“) und Selbst-Gewahrsein („self-awareness“). Entsprechend verfüge die rechte Hemisphäre möglicherweise eher über das Selbst-Gewahrsein eines Schimpansen als über das eines Menschen.

Eine Ausnahme, so Morin, sei möglicherweise der von Gazzaniga und LeDoux untersuchte Patient P. S., der über rechtshemisphärische Sprache verfügte:

> „I suggest, that this hemisphere [P. S.’ rechte Gehirnhälfte] also exhibits unusual levels of self-awareness in comparison to the right hemisphere of split-brain patients without bilateral representation of speech. This raises an intriguing possibility: maybe P. S. not only possesses two separated streams of self-awareness, but also two independent streams of inner speach – two concurrent but different self-conversations.“[265]

260 Ebd., 315–316.
261 Morin (2001): 113.
262 Vgl. Sperry/Zaidel/Zaidel (1979): 153–166.
263 Vgl. Mitchell RW. *Mental models of mirror-self-recognition: two theories.* New Ideas Psychol 1993; 11: 295–325.
264 Vgl. Povinelli DJ. *Can animals empathize? Maybe not [30 paragraphs].* Sci Am 1998; 9: 67–75.
265 Morin (2001), 115.

P. S., ein fünfzehnjähriger Jugendlicher, hatte im Alter von etwa zwei Jahren eine Reihe schwerer epileptischer Anfälle mit linkstemporalem Fokus erlitten. Es wird vermutet, dass Sprache sich bis zu einem gewissen Grad in beiden Hemisphären entwickelt, sich bei den meisten Rechtshändern dann jedoch nur in der linken Gehirnhälfte verfestigt. Bei einigen Split-Brain-Patienten, die unter Geburtskomplikationen litten oder in frühster Kindheit epileptische Anfälle hatten, fand sich später in eingeschränktem Maße rechtshemisphärische Sprachkompetenz, bei P. S. war diese am ausgeprägtesten. Gazzaniga et al. werteten dies als Hinweis für die Plastizität des reifenden Gehirns, weniger als Indiz für die Lokalisation der Sprachverarbeitung beim Gesunden. Die Existenz zweier unabhängiger Sprachsysteme biete jedoch die Gelegenheit zu untersuchen, wie wir üblicherweise eine Vorstellung unserer bewussten Realität erschaffen. Unser Sprachsystem, in den Tests repräsentiert durch die linke Gehirnhälfte, schreibe unserem Verhalten eine Ursache zu. Dies war für Gazzaniga (1977) der hauptverantwortliche Mechanismus der Bewusstseins-Entstehung:

> „This process of attribution by the verbal system seems to be a major mechanism of consciousness. The verbal system is not always privy to the origins of our actions. It attributes cause to behavior as if it knew, but, in fact, it doesn't. One's belief system could arise as a consequence of this attribution process. We may build our sense of reality by considering what we do. It is as if self-consciousness involves verbal consideration of our actual sensorimotor activities."[266]

Das Ausmaß der rechtshemisphärischen Sprach- und Schreibfähigkeiten wurde auch von anderen Wissenschaftlern untersucht. Henry Hécaen und Pierre Marcie verglichen 1974 Schreibschwierigkeiten von Patienten mit einseitiger Hemisphärenläsion und stellten Unterschiede bei links- bzw. rechtsseitig geschädigten Patienten fest. Bei Patienten mit rechtshemisphärischer Schädigung zeigten sich Wiederholungen einzelner Striche (Aufstriche oder Abstriche von Buchstaben) oder Buchstaben und eine Verbreiterung des linken Seitenrandes, die die Untersucher auf einen einseitigen, räumlichen Neglect zurückführten. Bei linksseitiger Schädigung kam es zu einem Verlust der Kontinuität beim Schreiben der Wörter.[267]

Andere Untersuchungen ergaben, dass die Gehirnhälften in unterschiedlichem Maße befähigt sind, die beiden japanischen Schriftsysteme zu verarbeiten. Das Japanische besitzt einmal eine piktografische Schrift aus Logogrammen (*Kanji*), zum anderen zwei phonetische Silbenschriften (*Kana: Hiragana, Katakana*). Bei gesunden Probanden ist die linke Hemisphäre üblicherweise besser bei der Verarbeitung der *Kana*, während die rechte Hemisphäre Vorteile im Umgang mit *Kanji* besitzt. Patienten mit linksseitiger Schädigung und Aphasie, die Schwierigkeiten bei der Verarbeitung der *Kana* haben, verfügen oft noch über gute Fähigkeiten bei der Verarbeitung der *Kanji*-Schriftzeichen. Der umgekehrte Fall wurde seltener, aber durchaus beobachtet. Linkshemisphärische Schäden können jedoch zu einer Stö-

266 Gazzaniga MS, LeDoux JE, Wilson DH. *Language, praxis, and the right hemisphere: Clues to some mechanisms of consciousness.* Neurology 1977; 27: 1147.

267 Vgl. Hécaen H, Marcie P. *Disorders of Written Language Following Right Hemisphere Lesions: Spatial Dysgraphia.* In: Dimond S, Beaumont G (Hrsg.). Hemisphere Function in the Human Brain. London: Elek Science; 1974: 345–366.

rung der Verarbeitung beider Schriftsysteme führen, da das Lesen der *Kanji* sowohl sequenzielle als auch phonetische Prozesse involviert.[268]

Der Psychologe Robert Ornstein befasste sich 1997 in seinem Buch *The Right Mind* mit den Fähigkeiten der rechten Gehirnhälfte und hob ihren Beitrag zur Sprache hervor. Bezug nehmend auf die Arbeiten Norman Geschwinds[269] sowie der Kliniker Howard Gardner, Hiram Brownell und anderer[270] schrieb er:

> „A long line of research has provided critical evidence that not only is the right hemisphere involved in knowing our place in the world, it is even involved in the way we describe our experience of life with that most left-hemispheric element of our mental world, speech."[271]

Ornstein betonte jedoch auch die Wichtigkeit der rechten Hemisphäre für das Verständnis von Metaphern, Witzen oder Kernaussagen eines Textes. Die rechte Gehirnhälfte sei es, die es ermögliche, verschiedene Aussagen eines Satzes zu deuten und die dem jeweiligen Kontext angemessenste Interpretation zu wählen. Beide Gehirnhälften seien gleichermaßen wichtig, um die zwei Anteile alltäglicher Sprache zu verstehen: Während die linke Hemisphäre über Wortwahl, Syntax und wörtliche Bedeutung des Inhalts entscheide, sei die rechte verantwortlich für die Deutung von Mimik, Betonung und der daraus resultierenden unterschiedlichen Bedeutungen der Sätze im gegebenen Zusammenhang. Dies ergebe sich aus Studien mit rechtshemisphärisch geschädigten Patienten. Jene seien (analog zu den Konfabulationen des „Left Interpreters" bei Split-Brain-Patienten, die nicht bekannte Wahrnehmung der rechten Seite betreffend) zwar in der Lage, Vermutungen über die Emotionen oder Gedanken des Charakters einer Geschichte zu äußern, diese Vermutungen seien jedoch in aller Regel irrelevant für die tatsächliche Geschichte des Charakters.

David Galin und Robert Ornstein führten in den 1970er Jahren EEG-Studien mit gesunden Probanden durch, um anhand der über den Hemisphären abgeleiteten Potenziale auf die Beteiligung der Gehirnhälften bei verschiedenen Tätigkeiten schließen zu können. Dabei stellte sich heraus, dass die Aktivität einer Hirnhälfte bei Aufgaben, für die sie weniger spezialisiert war, nachließ, und je nach Aufgabentyp mal über der einen, mal über der anderen Hemisphäre Alpha- bzw. Beta-Wellen vorherrschten, die Gehirnhälften sich in ihrer Dominanz abzuwechseln schienen. Galin vermutete, dass diejenige Hemisphäre die Dominanz über die motorischen Bahnen übernimmt, welche die jeweilige Aufgabe am schnellsten zu lösen vermag. Vergleichbare Tests an Affen zeigten, dass die Dominanz einer Gehirnhälfte für einen Aufgabentyp bei diesen antrainierbar ist, ein Tier nach einer Weile

268 Vgl. Bradshaw J, Nettleton N. Human Cerebral Asymmetry. Englewood Cliffs, New Jersey: Prentice-Hall; 1983: 151–152 . Vgl. Ornstein R. The right mind. San Diego, New York, London: Harcourt Brace & Company; 1997: 40–41.

269 Vgl. Geschwind N. *The Organization of Language and the Brain.* Science 1970; 170: 237–294.

270 Vgl. Gardner H, Brownell HH, Wapner W, Michelow D. Missing the point. *The role of the right hemisphere in the processing of complex linguistic materials.* In: Pereeman E (Hrsg.). Cognitive processing in the right hemisphere. New York: Academic Press; 1983.

271 Ornstein R. The right mind. San Diego, New York, London: Harcourt Brace & Company; 1997: 105.

vorzugsweise jene Gehirnhälfte benutzt, die nach Lösen der Aufgabe am häufigsten belohnt wurde. Galin vermutete, dass es sich bei Menschen ähnlich verhalten könnte:

> „I am proposing that this may apply to intact humans as well. As the left hemisphere develops its language capability in the second and third year of life, it gains a great advantage over the right hemisphere in manipulating its environment and securing reinforcements. It seems likely to me that this is the basis for the left hemisphere's suzerainty [Oberhoheit] in overt behavior in situations of conflict with the right hemisphere."[272]

Jerre Levy et al. aus Sperrys Arbeitsgruppe schlossen 1971 aus Untersuchungen an zwei Split-Brain-Patienten, dass die rechtshemisphärischen Sprachdefizite zumindest teilweise aus der Dominanz der linken Gehirnhälfte über die motorischen Mechanismen der Sprachentstehung resultiere. Die Tests hatten ergeben, dass die Versuche der rechten Hemisphäre, sich sprachlich zu äußern, sei es durch Anordnung von Plastikbuchstaben oder durch linkshändiges Schreiben, erfolgreicher waren, wenn man die linke Gehirnhälfte daran hinderte, zu intervenieren.[273]

Die bevorzugte Benutzung der rechten Hand, so Gazzaniga 1974, sei vermutlich auf strukturelle Faktoren wie ein leicht größeres Planum temporale auf der linken Seite oder eine raschere Entwicklung der linken Pyramidenbahnen zurückzuführen. Wie die Split-Brain-Studien zeigten, werden Engramme in der Gehirnhälfte abgelegt, die der ausführenden Hand gegenüberliegt. Die etwas häufigere Nutzung der rechten Hand bei Kleinkindern könnte zu einer vermehrten Engrammbildung in der linken Hemisphäre führen, was wiederum eine bevorzugte Nutzung der rechten Hand zur Folge hätte – und so mit der Zeit in einer Dominanz der linken Hemisphäre bzw. der rechten Hand resultieren könnte. Gazzaniga betonte, wie wichtig das Vorhandensein eines einzigen dominierenden und die verschiedenen zerebralen Prozesse integrierenden Mechanismus sei, ohne den erhebliche kognitive Störungen auftreten könnten.[274]

Für Gazzaniga (1998) bestand kein Zweifel daran, dass zwar beide Hemisphären bewusst sind, das Bewusstsein der linken Gehirnhälfte das der rechten jedoch übertrifft:

> „After many years of fascinating research on the split brain, it appears that the inventive and interpreting left hemisphere has a conscious experience very different from that of the truthful, literal right brain. Although both hemispheres can be viewed as conscious, the left brain's consciousness far surpasses that of the right."[275]

Stuart Dimond und Graham Beaumont verglichen 1974 die Hemisphären mit zwei parallel arbeitenden Computern, deren Kooperation zu einer erhöhten Gehirnleis-

272 Galin D. *Implications for Psychiatry of Left and Right Cerebral Specialization.* Arch Gen Psychiatry 1974; 31: 575.

273 Vgl. Levy J, Nebes R, Sperry R. *Expressive language in the surgically separated minor hemisphere.* Cortex 1971; 7: 49–58.

274 Vgl. Gazzaniga M. *Cerebral Dominance Viewed as a Decision System.* In: Dimond S, Beaumont G (Hrsg.). Hemisphere Function in the Human Brain. London: Elek Science; 1974: 367–382.

275 Gazzaniga M. *The Split Brain Revisited.* Sci Am 1998; 279: 35–39.

tung und effizienteren Informationsverarbeitung führe. Dabei zeigten sich bei gesunden Probanden Hemisphärenunterschiede, die mit denen der Split-Brain-Patienten vergleichbar waren: linksseitige Spezialisierung für Sprache und Kontrolle der Motorik, rechtsseitige Dominanz für räumliche Aufgaben.

> „It seems fair to conclude that the normal brain does show split-brain features. This supports the belief that each hemisphere engages in an active relationship with the world, and that the responsive capacity of the individual is somehow the product of activities of both sides of the brain."[276]

Die Frage, ob das Bewusstsein teilbar ist und wieweit sprachliche und nicht-sprachliche Komponenten für die Entwicklung eines Bewusstseins oder Selbst-Gewahrseins relevant sind, ist in erheblichem Maße abhängig von der schwierigen Definition des Bewusstseins. Inwiefern die Split-Brain-Studien dazu beigetragen haben, diese Definition zu verbessern, bleibt fraglich. Zur Vereinheitlichung der Definition haben die Untersuchungen der Kommissurotomie-Patienten jedenfalls nicht geführt. In jedem Fall haben sie der Diskussion über die Beschaffenheit des menschlichen Bewusstseins neuen Antrieb gegeben.

Eine grundsätzliche Kritik an der Darstellungsweise der neurobiologischen Forschungsergebnisse und ihrer philosophischen Deutung übten der australische Neurowissenschaftler und Professor für Physiologie Maxwell R. Bennett und der britische Philosoph Peter M. S. Hacker. In ihrem gemeinsamen Werk *Philosophical Foundations of Neuroscience* (2003) kritisierten sie, was sie den „mereologischen Trugschluss der Neurowissenschaften" (mereological[277] fallacy in neuroscience) nannten: Eigenschaften des Gesamtorganismus einem einzelnen Organ zuzuschreiben. Psychologische Eigenschaften wie das „Sehen", „Hören", „Fühlen", „Glauben", „Denken", „Entscheiden", „Bewusstsein", so Bennett und Hacker, könnten nur dem ganzen Menschen (oder – in eingeschränktem Maße – dem ganzen Tier) zugeschrieben werden, nicht aber dem Gehirn (oder früher der Seele) des Menschen. Die Zuschreibung solcher Eigenschaften zum Gehirn werde nicht durch neurowissenschaftliche Entdeckungen gerechtfertigt, sondern durch Beobachtungen menschlichen oder tierischen Verhaltens – eines Verhaltens, das nur das gesamte Lebewesen zeige. Das Gehirn allein könne weder sehen, denken noch fühlen. Die Neurowissenschaften lehnten zwar den cartesianischen Dualismus ab, übertrügen jedoch die Eigenschaften, welche die Dualisten dem immateriellen „Geist" zuschrieben, unreflektiert auf das Gehirn.

Bennett und Hacker analysierten akribisch die Werke führender Neurobiologen und Neurophilosophen und zeigten die konzeptionellen Irrtümer auf, denen die Wissenschaftler bei der Darstellung ihrer Erkenntnise, ihrer Ansicht nach, unterliegen. Auch auf die Resultate der Kommissurotomien gingen sie ein und schlossen:

276 Dimond S, Beaumont G. *Experimental Studies of Hemisphere Function in the Human Brain.* In: Dimond S, Beaumont G (Hrsg.). Hemisphere Function in the Human Brain. London: Elek Science; 1974: 48–88

277 Mereologie, nach griech. *meros*: Teil; *logos*: Wort, Kunde, Lehre. – Die Lehre vom Verhältnis der Teile und des Ganzen.

> „It should be obvious that the hemispheres of the brain can neither see nor hear. They cannot speak or write, let alone interpret anything or make inferences from information. They cannot be said to be either aware or unaware of anything; they cannot intellegibly be said to recognize or misrecognize anything. They do not make choices or judgements of grammaticality, and they are neither knowledgable nor ignorant. To be sure, they are neither ‚mental entities', nor do they possess humanity. *And there is no need whatsoever to talk in this confused way.*"[278]

Anhand des in Abschnitt 3.3.6.6 beschriebenen Versuchs, bei welchem ein Spit-Brain-Patient Bilder gezeigt bekam, zu denen er jeweils passende Bildkarten heraussuchen sollte (vgl. Abb. 4), erläuterten Bennett und Hacker, dass sich die Ergebnisse der Nachfolgetests mit den Kommissurotomie-Patienten auch anders hätten beschreiben lassen. Die Erklärung für die bei diesen Patienten beobachtbare Dissoziation kognitiver Fähigkeiten sei nicht, dass die eine Hemisphäre nicht sehen oder wissen könne, was die andere sehe oder wisse, da beide Gehirnhälften weder etwas sähen noch wüssten. Vielmehr sei die Erklärung für dieses Phänomen, dass eine Durchtrennung des Corpus callosum Menschen ihrer üblichen Fähigkeit beraube, koordinierte Handlungen durchzuführen. Dies wiederum sei in dem Sinne erklärbar, dass die durchtrennten Nervenfasern für gewöhnlich an der Ausübung dieser Fähigkeiten ursächlich beteiligt seien. Weder die Übertragung „visuellen Gewahrseins" (visual awareness) noch die von „Informationen" von einer Hirnhälfte auf die andere sei gestört, da visuelles Gewahrsein und Informationen nichts seien, was man in einer Hemisphäre finden könne. Vielmehr werde durch die Kommissurotomie die Übertragung neuronaler Signale über das Corpus callosum gestört, welche Voraussetzung dafür sei, dass die betroffene *Person* wisse und verbalisieren könne, was ihr visuell präsentiert wurde. Es sei somit auch nicht die linke Hemisphäre, die ihr unzugängliche „Informationen" im Kontext ihrer eigenen „Erfahrungen" „interpretiere", vielmehr sei der *Patient* in der Lage, auf die ihm zugänglichen Informationen zu reagieren und auf zu den visuellen Informationen passende Objekte zu zeigen, selbst wenn er nicht wisse, wieso er das täte. Die Person, nicht die linke Hemisphäre, konfabuliere folglich eine Geschichte, um die eigene Handlung zu erklären.

In den vorangegangenen Abschnitten wurden die unterschiedlichen Positionen in der neurobiologischen und neurophilosophischen Diskussion des „Leib-Seele-Problems" und der Bewusstseinsentstehung dargelegt. Dabei wurde deutlich, dass die verschiedenen Standpunkte sich durch die Erkenntnisse aus der Split-Brain-Forschung offenbar wenig geändert haben. Vielmehr scheint, als würden diese Erkenntnisse zur Stärkung der jeweils eigenen Position herangezogen. Unzweifelhaft ist jedoch, dass das Interesse an der Lateralisation des menschlichen Gehirns, also die Frage nach Gleichheit oder Ungleichheit der Hemisphären, durch die Split-Brain-Versuche erheblich zugenommen hat. Wer immer in den vergangenen 50 Jahren über die Leib-Seele-Problematik geschrieben hat, hat seinen Standpunkt zu den Erkenntnissen aus der Split-Brain-Forschung in Beziehung gesetzt.

278 Bennett/Hacker (2003): 391.

In den bisherigen Abschnitten dieses Kapitels wurden auch Sperrys und Bogens Ansichten immer wieder erwähnt. Abschließend soll noch einmal darauf eingegangen werden, welche Standpunkte zum Leib-Seele-Problem diese beiden „Initiatoren“ der Split-Brain-Forschung – insbesondere am Ende ihrer wissenschaftlichen Karriere – selbst einnahmen.

4.1.3.4 Sperry, Bogen und das Leib-Seele-Problem

1952 argumentierte Sperry gegen die verbreitete Annahme, die primäre Aufgabe des Gehirns sei es, Ideen, Wahrnehmungen, Bilder, Gefühle und Erinnerungen zu erzeugen. Seiner Auffassung nach sind diese subjektiven Empfindungen nichts weiter als Phasen der Gehirnfunktion, nicht aber deren Produkte. Die eigentliche Aufgabe des Gehirns sei es, die Motorik zu koordinieren.

> „Instead of regarding motor activity as being subsidiary, that is, something to carry out, serve, and satisfy the demands of the higher centers, we reverse this tendency and look upon the mental activity as only a means to an end, where the end is better regulation of overt response.“[279]

Allerdings betonte er, das Verhältnis motorischer und mentaler Aktivität zueinander sei eines von wechselseitiger Abhängigkeit. Zwar werde der Geist – das Bewusstsein – (ausschließlich) vom Gehirn erzeugt, doch dieses nehme rückwirkend Einfluss auf die Gehirnfunktionen. Es seien diese höheren psychischen Eigenschaften, welche letztlich die Übertragungen und Impulse auf neuronaler Ebene beherrschten und steuerten. Sperry mahnte jedoch, nicht zu vergessen, dass für die Übertragung der Nervenimpulse weiterhin die üblichen elektrischen, chemischen und physiologischen Gesetze gelten, dass auch jene höheren geistigen Gehirnfunktionen abhängig seien von den Funktionen auf niedrigerem Level.[280] Ein genaues Konzept dieser mentalen Rückwirkung auf das neuronale System zu liefern, blieb Sperry jedoch schuldig.

1985, gegen Ende seiner Forschertätigkeit und von der Warte des durch den Nobelpreis geehrten Wissenschaftlers aus, klang Sperrys Fazit paraphrasiert wie folgt: Nahezu an der Spitze der Befehlshierarchie im Gehirn stünden die Ideen und Ideale des Menschen, die wiederum zur Entwicklung weiterer Ideen beitrügen. Sperry vertrat die Ansicht, dass die Gedanken und Ideale dem Menschen ein hohes Maß an Selbstbestimmung ermöglichen, sein Bewusstsein ihm Handlungsoptionen aus einer ganzen Reihe unterschiedlicher Alternativen erlaubt. Statt im Besitz eines vollständig freien Willens zu sein, sei der Mensch einem „kausalen Determinismus“ unterworfen, der seinen Ursprung nehme in den persönlichen Erfahrungen, Überzeugungen und Gefühlen des Individuums.

Sperry betonte, dass sein Bewusstseinsmodell keinen Platz lasse für Spiritismus und nur wenig für die Hoffnung auf ein Leben nach dem Tod oder vorgeburtliche Wahrnehmungen eines Embryos. Hingegen machte er deutlich, dass der na-

279 Sperry R. *Neurology and the mind-brain problem.* Am Sci 1952; 40: 291–312.

280 Vgl. Sperry R. *Mind, brain and humanist values.* In: Platt JR (Hrsg.). New Views of the Nature of Man. Chicago: University of Chicago Press; 1966: 71–92

turwissenschaftlich begründete kausale Determinismus am ehesten dazu beitragen könne, die Welt und den Platz des Menschen in ihr zu erklären und eine globale Ethik zu entwickeln, welche die „Fortentwicklung und Heiligkeit der menschlichen Psyche als oberstes, aber nicht einziges Anliegen“ ansehe und wissenschaftlich fundierte Wertvorstellungen ermögliche.[281]

Bogens Position von 1998, also am Ende seines wissenschaftlichen Lebens, lässt sich wie folgt zusammenfassen: Ein Hauptproblem, welches einer wissenschaftlichen Betrachtung des menschlichen Geistes im Wege stehe, sei die historische Gleichsetzung des Geistes mit der Seele. Der Geist, das Bewusstsein, werde explizit vom Gehirn erzeugt. Ob es darüber hinaus eine immaterielle Komponente gebe, dazu wollte Bogen agnostisch bleiben. Eine immaterielle Seele könne jedoch in jedem Fall nur über eine vorherige Beeinflussung der Gehirnfunktionen auf den menschlichen Geist wirken. Die Frage des Vorhandenseins einer solchen immateriellen Komponente sei irrelevant für die Frage nach Ursprung und Entstehung des menschlichen Geistes oder Bewusstseins. Als letztes Problem zur Enträtselung des Bewusstseins bleibe, die Verbindung zwischen Gehirn und Geist zu finden. – Dieses Problem wird allgemein als „Bindungsproblem“ bezeichnet.[282]

Die hier zuletzt wiedergegebenen Positionen von Sperry und Bogen zeigen, gleichsam in einem Rückblick über mehr als 40 Jahre hinweg, was sie als wichtigstes Ergebnis ihrer eigenen Forschertätigkeit sahen: den Beitrag zu den zentralen Fragen der Psychologie und „Neurophilosophie“. Sperrys Fazit deckte sich dabei weitgehend mit der öffentlichen Anerkennung seiner Arbeit, wie sie 1981 das Nobelkommittee in der Begründung der Preisverleihung an Sperry beispielhaft zum Ausdruck brachte:

> „[...] with his studies on commissurotomized patients, Sperry has achieved something that was previously considered almost unattainable: He has provided us with an insight into the inner world of the brain, which hitherto had been almost completely hidden from us. With his discoveries of the specialization of both cerebral hemispheres he has given us an entirely new dimension in our comprehension of the higher functions of the brain.“[283]

Wie im vorliegenden Kapitel gezeigt werden konnte, fanden die Erkenntnisse aus den Split-Brain-Studien Eingang in die neurobiologisch orientierte Diskussion des Leib-Seele-Problems und des menschlichen Bewusstseins. Auch in einer anderen Disziplin, die sich mit der „Seele“ des Menschen und seinem Bewusstsein befasst, wurden die Studienergebnisse vielfach diskutiert: in der Psychologie. Die folgenden Kapitel widmen sich der Darstellung der Split-Brain-Versuche in der psychologischen Literatur sowie der Frage, welchen Einfluss die „Hemisphärentheorie“ auf psychotherapeutische Methoden genommen hat.

281 Vgl. Sperry R. Naturwissenschaft und Wertentscheidung. München, Zürich: Piper; 1985: 52–59, 158–159.

282 Vgl. Bogen J. *My developing understanding of Roger Wolcott Sperry's Philosophy.* Neuropsychologia 1998; 36: 1089–1096.

283 The Nobel Assembly of Karolinska Institutet. The Nobel Prize in Physiology or Medicine 1981. http://nobelprize.org/nobel_prizes/medicine/laureates/1981/press.html [Stand: 06.07.2011].

4.1.4 Kommissurotomien in medizinischen und psychologischen Lehrbüchern

4.1.4.1 Vergleich der Darstellung in medizinischen und psychologischen Lehrbüchern

Auf die Frage nach der Relevanz der Kommissurotomien für die heutige Epilepsietherapie wurde bereits eingegangen. Von Interesse erscheint jedoch weiterhin, inwieweit andere Fachbereiche, von der Neurochirurgie abgesehen, von den durch die Operationen und Nachfolgetests gewonnenen Erkenntnissen beeinflusst wurden. Um dies herauszufinden, wurde eine Reihe deutscher neurologischer und psychologischer Lehrbücher daraufhin untersucht, unter welchen Stichwörtern man Angaben zu den Split-Brain-Operationen findet und wie diese dargestellt werden.

Folgende Schlüsselbegriffe wurden dabei berücksichtigt: Balken, Corpus callosum, Epilepsie, Hemisphäre, Kallosotomie, Kommissur, Kommissurotomie, Split-Brain. Zur Untersuchung wurden etwa gleich viele Bücher jüngeren Datums mit neurologischem (achtmal Neurologie, einmal Neurochirurgie) und psychologischem (sechsmal Neuro-/Biopsychologie, dreimal Psychologie) Schwerpunkt herangezogen. Die Auswahl der einzelnen Bücher erfolgte gezielt nach ihrer Wichtigkeit, Auflage und Verbreitung.

Bei der Betrachtung der ausgewählten Lehrbücher[284] sind schon bei der Auflistung der Stichwörter im Index deutliche Unterschiede in der Priorität der behandelten Aspekte erkennbar. Während man den Begriff des Balkens oder Corpus callosum sowie der Kallosotomie bzw. Kommissurotomie in neurologischen wie psychologischen Lehrbüchern etwa gleich häufig findet, sind die Split-Brain-Operationen in neurologischen Werken eher unter dem Schlagwort Epilepsie zu suchen, umgekehrt taucht der Begriff „Hemisphären“ – auch im Zusammenhang mit -asymmetrie, -spezialisierung etc. – weitaus häufiger in der psychologischen Literatur

284 Vgl. Birbaumer N, Schmidt R. Biologische Psychologie. 3. Auflage. Heidelberg: Springer; 1996. Vgl. Delank HW, Gehlen W. Neurologie. 9. Auflage. Stuttgart: Georg Thieme Verlag; 2001. Vgl. Ellis A, Young A. Einführung in die Kognitive Neuropsychologie. Bern, Stuttgart, Toronto: Verlag Hans Huber; 1991. Vgl. Hartje W, Poeck K. Klinische Neuropsychologie. 5. Auflage. Stuttgart: Georg Thieme Verlag; 2002. Vgl. Hess K, Steck A (Hrsg.). Neurologie-Kompendium. 2. Auflage. Bern, Göttingen, Toronto: Verlag Hans Huber; 2000. Vgl. Hufschmidt A, Lücking CH. Neurologie compact. Leitlinien für Klinik und Praxis. 3. Auflage. Stuttgart: Georg Thieme Verlag; 2003. Vgl. Karnath H-O, Thier P. Neuropsychologie. Heidelberg: Springer; 2003. Vgl. Klingelhöfer J, Spranger M. Klinikleitfaden Neurologie, Psychiatrie. 2. Auflage. München: Urban & Fischer; 2001. Vgl. Kolb B, Whishaw I. Neuropsychologie. 2. Auflage. Heidelberg, Berlin: Spektrum Akademischer Verlag; 1996. Vgl. Liebsch R. Kurzlehrbuch Neurologie. 2. Auflage. München: Urban & Fischer; 2001. Vgl. Myers D. Psychologie. Heidelberg: Springer; 2005. Vgl. Netter F. Netters Neurologie. Stuttgart: Georg Thieme Verlag; 2001. Vgl. Pinel J. Biopsychologie. 2. Auflage. Heidelberg, Berlin: Spektrum Akademischer Verlag; 2001. Vgl. Schirmer M. Neurochirurgie. 9. Auflage. München: Urban & Schwarzenberg; 1998. Vgl. Schönpflug W, Schönpflug U. Psychologie. 4. Auflage. Weinheim: Beltz, Psychologie Verlags Union; 1997. Vgl. Schramm A, Grunst S (Hrsg.). Neurologie, Psychiatrie. 2. Auflage. München: Urban & Fischer; 2003. Vgl. Schwartz A. Neurologie systematisch. 2. Auflage. Bremen: Uni-Med Verlag; 2000. Vgl. Solso R. Kognitive Psychologie. Heidelberg: Springer; 2005.

auf. Interessant ist, dass der einprägsame Terminus „Split-Brain“ in den neurologischen Lehrbüchern fast nie zu finden ist, während er in den psychologischen Werken regelmäßig verwendet wird.

Auch was den Umfang angeht, mit dem das Thema behandelt wird, gibt es deutliche Unterschiede zwischen neurologischer und psychologischer Literatur. Dabei entspricht die Wertigkeit der Kommissurotomien in den neurologischen Lehrbüchern in etwa ihrer Bedeutung innerhalb der Neurochirurgie: Sie machen lediglich einen geringen Anteil der ohnehin nur begrenzt indizierten epilepsietherapeutischen Operationen aus. Selten einmal wird in der Literatur auf die Diskonnektionssyndrome oder gar die Hemisphärenunterschiede eingegangen. In mehreren Neurologie-Büchern werden die Kommissurotomien kaum mit einem Satz erwähnt.

Anders sieht es in der psychologischen, besonders der neuro- oder biopsychologischen Literatur aus. Hier ist dem Aspekt der Hemisphärenunterschiede und der Lateralität kognitiver Fähigkeiten oft ein eigenes Kapitel gewidmet, das sich intensiv mit den Eigenschaften des Corpus callosum, hirnanatomischen Asymmetrien, Unterschieden hinsichtlich der Händigkeit oder des Geschlechts und nicht zuletzt mit den Split-Brain-Operationen auseinandersetzt, welche oft als ausschlaggebend für die Hemisphärenforschung genannt werden.

Diese Einsichten sind analog zu denen, die die Originalveröffentlichungen der Neurochirurgen und Split-Brain-Forscher in die wissenschaftliche Bedeutsamkeit der Operationen erlaubten. Das, was das Interesse der Wissenschaften oder der Öffentlichkeit an den Kommissurotomien weckte, war nicht ihre therapeutische Relevanz, wenngleich die Verfeinerung der Operationstechnik zu weitgehend als erfolgreich klassifizierten Ergebnissen führte, sofern es der Rahmen der palliativen Medizin gestattete, von therapeutischen Erfolgen zu sprechen. Nein, Aufmerksamkeit erregt haben die Operationen vor allem durch die Einblicke in die Funktionsweise des menschlichen Gehirns, welche sie ermöglichten. Von Anfang an fanden sich in den Veröffentlichungen der Split-Brain-Forscher weitaus mehr Angaben über die Hemisphärendifferenzen als über die epilepsietherapeutische Relevanz. Eine kritische Betrachtung der in Kapitel 3.2.4 ausgeführten Zusammenhänge, mag zu dem Schluss verleiten, dass die primäre Intention der Wiederaufnahme der Kommissurotomien mehr eben jener Erforschung der Gehirnhälften als der palliativen Behandlung an schweren Epilepsien leidender Patienten diente, auch wenn die Operationen die Anfallshäufigkeit und -schwere stärker reduzierten, als die Chirurgen das präoperativ erwartet hatten.

4.1.4.2 Veränderung der Darstellung in verschiedenen Auflagen

Hat sich die Art der Darstellung der Split-Brain-Versuche und ihrer Konsequenzen im Laufe der Zeit in der psychologischen Literatur geändert? Wurde sie ausführlicher oder weniger ausführlich, oder wurden bestimmte Aspekte besonders hervorgehoben?

Um diesen Fragen nachzugehen, wurde ein Standardlehrbuch der Psychologie – Zimbardo, Philip: (Lehrbuch der) Psychologie – exemplarisch ausgewählt, und die verschiedenen Auflagen wurden auf ihre Behandlung des Split-Brain-Themas hin untersucht. Das ausgewählte Werk ist ein gängiges Lehrbuch der Psychologie und richtet sich vornehmlich an Studierende der Fächer Psychologie, Medizin und Pädagogik.

Die erste deutsche Auflage[285] erschien 1974 als Übersetzung der 8. Auflage der amerikanischen Originalausgabe[286]. Dies ist zugleich die erste Auflage, in der die Split-Brain-Thematik behandelt wird, zunächst nur, um als Beispiel für den Zusammenhang zwischen Gehirnphysiologie und Verhalten zu dienen. Auf wenigen Seiten werden Indikation der Operation, deren Ergebnis (1. Epilepsietherapie und 2. als „Nebenprodukt“ das Arbeiten „zweier unabhängiger Gehirne“ in einem Körper) und Beispiele für den Versuchsaufbau der Split-Brain-Tests beschrieben. Betont wird die Dominanz der linken Gehirnhälfte, in der die „Kontrollzentren für Kommunikation“ vorhanden seien, was verhindere, dass die rechte Gehirnhälfte einer rechtshändigen Person ihre Erlebniswelt durch Schreiben oder Sprechen mitteilen könne.

In der vierten deutschen Auflage von 1983 findet sich der Begriff „Split-Brain-Patienten“ erstmals als eigener Eintrag im Index, ohne dass sich die inhaltliche Darstellung geändert hat.

In der fünften Auflage, welche auf die 12. amerikanische Edition zurückgeht, findet sich unter dem Oberkapitel „Die Dualität des Bewusstseins“ eine Ausführung über die zerebrale Dominanz der linken Seite für Sprache sowie über Vorteile der rechten Hemisphäre in der räumlichen Wahrnehmung. Eine Tabelle stellt die Beiträge der Gehirnhälften zu verschiedenen Gedächtnis- und Wahrnehmungsfunktionen gegenüber. Im Gegensatz zu den vorangegangenen Auflagen wird in dieser darauf hingewiesen, dass auch die rechte Hemisphäre Sprachfähigkeiten besitzt, wenn auch in eingeschränktem Maße. Die unterschiedlichen Befähigungen der Gehirnhälften werden anhand der Split-Brain-Versuche erläutert. Der Split-Brain-Patient, so wird geschlossen, verfüge über ein doppeltes Bewusstsein. Die in den Medien popularisierten Dichotomien werden kritisch betrachtet, die Diskussion über die Einheit des Bewusstseins wird kurz erläutert.

Einen Höhepunkt in der Ausführlichkeit ihrer Darstellung findet die Split-Brain-Thematik in der 7. deutschen Auflage, welche der 14. amerikanischen von 1996 entspricht. Die Erläuterung der Split-Brain-Operationen, ihrer Indikation und Ergebnisse sowie die Schilderung des Versuchsaufbaus der Nachfolgetests ähneln denen in der 5. Auflage. Viel stärker wird jedoch eingegangen auf die Unterschiede in der Gehirnorganisation bei verschiedenen Split-Brain-Patienten oder in Abhängigkeit von Geschlecht und Händigkeit. Erstmals wird vor einer Verallgemeinerung oder Übertragung der an den Split-Brain-Patienten gewonnenen Erkenntnisse auf das intakte Gehirn gewarnt. Das Vorhandensein von Unterschieden in der Gehirnorganisation verschiedener Menschen wird als Beweis für die biologischen Grundlagen menschlicher Einzigartigkeit und Individualität herangezogen.

285 Ruch, Zimbardo. Lehrbuch der Psychologie. Berlin, Heidelberg, New York: Springer; 1974.
286 Ruch, Zimbardo. Psychology and Life. 8th ed. Glenview, Illinois: Scott and Foresman; 1971.

Das aktuelle Psychologie-Lehrbuch von Zimbardo und Gerrig aus dem Jahr 2008 ist nicht mehr, wie die meisten der vorangegangenen Ausgaben, beim Springer-Verlag erschienen, sondern als deutsche Übersetzung der 18. Auflage von Pearson Education verlegt worden.[287]

Ein eigener Eintrag im Index zu den „Split-Brain-Patienten", der in der 16. Auflage – der ersten bei Pearson – nicht mehr vorhanden war, wurde wieder aufgenommen. Eine kurze Zusammenfassung der Operationen und ihrer Nachfolgetests findet sich unter dem Stichwort und gleichnamigen Kapitel „Hemisphärenlateralisation". Die Split-Brain-Operationen werden als Möglichkeit dargestellt, die Hemisphärenunterschiede zu erforschen. Es wird auf die verschiedenen Verarbeitungsmechanismen der Gehirnhälften eingegangen sowie auf die Unterschiede in der Gehirnorganisation bei Rechts- und Linkshändern. Ein Hinweis auf eine unterschiedlichen Arbeitsweise der Gehirnhälften bei Männern und Frauen, wie er in der 16. Auflage vorhanden war, wurde ersatzlos gestrichen. Die Darstellung der Hemisphärenunterschiede ist insgesamt weniger ausführlich als die in den vorangegangenen Übersetzungen.

Allen Auflagen gemeinsam ist die Abbildung eines Versuchsaufbaus zur Koordination zwischen Auge und Hand bei Split-Brain-Patienten.

Es scheint, als spiegle sich in den verschiedenen Auflagen von Zimbardos Lehrbuch das Entstehen, Anwachsen und allmähliche Abflauen des öffentlichen Interesses an der Split-Brain-Thematik wider. Auf die Ursachen dieses öffentlichen Interesses wird im letzten Teil [Kapitel 4.2] dieser Arbeit näher eingegangen. Die weite Verbreitung der Erkenntnisse aus der Hemisphärenforschung nahm, wie im Folgenden dargelegt, auch Einfluss auf die Psychotherapie.

4.1.5 Die Hemisphärentheorie in der Psychotherapie

Welche klinisch-therapeutische Relevanz haben die Erkenntnisse aus der Hemisphärenforschung, die nach den Split-Brain-Operationen zunehmend an Bedeutung gewann? Betrachtet man die entsprechende psychologische Literatur, wird deutlich, dass besonders die mutmaßlich unterschiedliche Verarbeitung von Emotionen in den Hemisphären für die Psychotherapie von Interesse ist.

Die Psychoanalytikerin Marina Hohl verglich 1995 in ihrer Studie *Linke Hirnhälfte und Zensur* drei Hypothesen zur unterschiedlichen Wahrnehmungsfähigkeit von Emotionen in den beiden Gehirnhälften miteinander, die in der psychologischen Literatur kontrovers diskutiert wurden.

Die erste These besagt, dass die rechte Hemisphäre die führende Rolle bei der Verarbeitung sämtlicher Aspekte von emotionalem Verhalten spielt. Die zweite These der sogenannten differenziellen Valenz postuliert eine unterschiedliche Lateralisierung für Erfahrung und Ausdruck von positiven versus negativen Emotionen, wobei der linken Hemisphäre ein positiver, der rechten ein negativer Bias zuge-

287 Gerrig R, Zimbardo P. Psychologie. 16. und 18. Auflage. München: Pearson Studium; 2004/2008.

schrieben wird. Diesen Thesen stellte Hohl eine dritte gegenüber, derzufolge die linke Hemisphäre „die vom verbalen, logisch-rationalen Ich-Bewusstsein verarbeiteten, akzeptierten und mit den verinnerlichten sozialen Normen in Übereinstimmung gebrachten Emotionen“ vermittele, während die rechte Hemisphäre für „die unverarbeiteten, unbewussten und möglicherweise vom Ich-Bewusstsein auch nicht akzeptierten Emotionen“ zuständig sei.[288]

Hierbei bezog sich Hohl auf David Galin, der bereits 1974 die kognitiven Verarbeitungsmechanismen der rechten und linken Hemisphäre mit dem von Freud beschriebenen primär- (dem „Es“ zu eigenen) bzw. sekundärprozesshaften (dem „Ich“ zu eigenen) Denken verglich und in seiner Arbeit die Schlüsse diskutierte, welche aus der Lateralitätsforschung für die Psychotherapie zu ziehen seien.

Galin schloss aus der Ähnlichkeit des rechtshemisphärischen Verarbeitungsmodus mit dem primärprozesshaften Denken, dass rechtshemisphärische Denkinhalte auch beim Gesunden durch hemmende Neurotransmission über das Corpus callosum funktional von der linken Gehirnhälfte abgetrennt werden könnten. Daraus folgerte er:

> „If repression is to some extent subserved by a functional disconnection of right hemisphere mental processes, we might expect that unconscious ideation would be expressed primarily through channels that are not preempted by the dominant verbal left hemisphere.“[289]

Hieraus ergäben sich Forschungsansätze, wie sie von diversen in seiner Arbeit vorgestellten Wissenschaftlern verfolgt worden seien, welche psychosomatische Erkrankungen als mögliche nonverbale Ausdrucksform unterdrückter rechtshemisphärischer Prozesse ansähen und die die therapeutischen Erfolge unilateraler Elektrokonvulsionstherapie in Abhängigkeit zu der behandelten Hemisphäre setzten.

Ein konkretes Therapieverfahren, das in den vergangenen Jahren in der Traumatherapie zunehmend an Bedeutung gewonnen hat, ist das EMDR (Eye Movement Desensitization and Reprocessing). Diese Methode geht zurück auf die amerikanische Psychologin Francine Shapiro (1989), die bemerkte, dass mit beunruhigenden Gedanken einhergehende emotionale Belastung sich bei ihr durch rasche, spontane Augenbewegungen auflöste. Auf dieser Entdeckung basierend entwickelte sie eine Therapiemethode zur Linderung traumatischer Erinnerungen. Shapiro ging davon aus, dass eine Traumatisierung zu einer fehlerhaften Informationsverarbeitung im Gehirn führt und die mit dem Trauma in Verbindung stehenden Affekte, Kognitionen und Verhaltensweisen unverarbeitet und so jederzeit durch äußere oder innere Reize auslösbar bleiben. EMDR fördere die Erschließung und Verarbeitung belastender Erinnerungen und führe zu einer Neubewertung des Erlebten und Umformulierung negativer Kognitionen. Während der Behandlung konzentriert sich der Patient gleichzeitig auf emotional belastende Inhalte und einen äußeren Stimulus. Als solcher werden zumeist vom Therapeuten gelenkte laterale Augenbewegungen eingesetzt, aber auch taktile (Handtippen) oder auditive Reize.

288 Hohl M. Linke Hirnhälfte und Zensur. Bern: Peter Lang; 1995: 69.

289 Galin D. *Implications for Psychiatry of Left and Right Cerebral Specialization.* Arch Gen Psychiatry 1974; 31: 572–583.

Verschiedene Erklärungsmodelle versuchen, die Wirksamkeit der Methode zu begründen. Das Modell der Hemisphärensynchronisation geht von unterschiedlichen Verarbeitungsstrategien und damit verschiedenen gespeicherten Traumaerinnerungen in den Gehirnhälften aus. Durch eine bilaterale Stimulation sei eine Zerlegung der Erinnerungen in emotionale, kognitive und Verhaltenskomponenten und eine anschließende Neubewertung möglich.[290]

Wie bei Friedhelm Lamprecht (2000) zu lesen, gibt es

> „[...] eine ganze Reihe von Befunden, die darauf hinweisen, dass es in PTSD-Patienten[291] zu etwas kommt, das man als funktionelle Kommissurotomie oder als funktionelle Dissoziation beider Hirnhälften bezeichnen könnte, sodass eine Situation entsteht, in der die emotionale Perzeption durch die rechte Hemisphäre verbal nicht erkannt wird und über Sprache kommuniziert werden kann."[292]

Auch Daniel Siegel[293] (2003) erklärte unaufgelöste traumatische Erinnerungen mit einer mangelnden Integration bilateraler Informationsverarbeitung zwischen den Hemisphären. Eine kohärente Beschreibung autobiografischer Erinnerungen basiere auf bilateraler Integration. Dabei fungiere die linke Hemisphäre als Interpret, welcher nach Ursache-Wirkungs-Beziehungen suche, während die rechte Hirnhälfte das autonoetische[294] Bewusstsein und den Abruf autobiografischer Erinnerungen beinhalte sowie das Verstehen des Geistes anderer Menschen ermögliche. Siegel berief sich unter anderem auf Studien, die gezeigt hätten, dass bei missbrauchten oder misshandelten Kindern die Entwicklung bestimmter Regionen des Corpus callosum beeinträchtigt bliebe.

Im Rahmen einer Psychotherapie komme es zu einer Bindungsbeziehung zwischen Therapeut und Patient, mit dem Ziel, dem Geist des Patienten eine autonomere Selbstregulierung zu ermöglichen. Für die Erzeugung einer sicheren Bindung sei eine reziproke, kontingente und kollaborative Kommunikation am wirksamsten, welche das Senden und Empfangen von Signalen zwischen den interagierenden Partnern beinhalte. Die Kommunikationsmuster zwischen den beiden rechten und linken Hirnhälften bestünden jeweils aus nonverbalen und verbalen Komponenten. Die visuellen, taktilen oder auditiven Reize während der EMDR-Behandlung könnten durch Fokussierung der Aufmerksamkeit zu einer beschleunigten Informationsverarbeitung führen und „einen gleichzeitigen autonoetischen Abruf-

290 Vgl. Shapiro F. *Die EMDR-Behandlung: Überblick und Integration.* In: Shapiro F (Hrsg.). EMDR als integrativer psychotherapeutischer Ansatz. Paderborn: Junfermann Verlag; 2003: 49–81. Vgl. Schubbe O (Hrsg.). Traumatherapie mit EMDR. Ein Handbuch für die Ausbildung. Göttingen: Vandenhoeck & Ruprecht; 2004: 88–93.

291 PTSD = Post-traumatic Stress Disorder = Posttraumatische Belastungsstörung = PTBS.

292 Lamprecht F. Praxis der Traumatherapie. Was kann EMDR leisten? Stuttgart: Pfeiffer bei Klett-Cotta; 2000: 40.

293 Vgl. Siegel D. *Die Entwicklung des Geistes und die Auflösung von Traumata: Einige Ideen über Informationsverarbeitung und eine interpersonelle Neurobiologie der Psychotherapie.* In: Shapiro F (Hrsg.). EMDR als integrativer psychotherapeutischer Ansatz. Paderborn: Junfermann Verlag; 2003: 113–154.

294 Autonoetisch = um das Selbst wissend.

(rechts) und Kodierungszustand (links) initiieren“,[295] wodurch die Bereitschaft zur Reorganisation der Erinnerungsverarbeitung überhaupt erst ermöglicht werde.

Fredric Schiffer, Professor für Psychiatrie am McLean Hospital, Belmont/Massachusetts, erklärte 1998 in seinem Buch *Of Two Minds*, er habe schon zu Beginn seiner ärztlichen Karriere den Eindruck gehabt, seine psychiatrischen Patienten verfügten über so etwas wie eine doppelte Persönlichkeit – eine reife, gefestigte und eine irrationalere, impulsive, die einander oftmals im Weg stünden und sich gegenseitig behinderten. Schiffers klinische Erfahrungen weckten sein Interesse für die Split-Brain-Studien, und 1996 führte er selbst mit Joseph Bogen und Eran Zaidel späte Nachfolgetests an zwei Split-Brain-Patienten (A. A. und L. B.) durch, um herauszufinden, wie sich beispielsweise die rechte Hemisphäre verhält, während er sich mit der linken auseinandersetzt. Schiffer vermutete, dass die jeweils nicht aktiv geforderte Gehirnhälfte im Stillen der Konversation folge, und bemühte sich, besonders die Eindrücke und Gefühle der „stummen“ rechten Hemisphäre in Erfahrung zu bringen.

Hierzu entwickelte er einen Test, in dem den Split-Brain-Patienten verbal Fragen gestellt wurden, auf die sie gleichzeitig mit beiden Händen antworten sollten, indem sie hinter einem Vorhang zwei Reihen à fünf Markern berührten, welche die Antworten „gar nicht“, „etwas“, „moderat“, „ziemlich“ und „extrem“ repräsentierten. Der Test zeigte bei A. A. für die rechte (der linken Hirnhälfte) und die linke (der rechten Hirnhälfte zugeordneten) Hand zu 74% identische Ergebnisse, ansonsten Abweichungen von lediglich einem Punkt. Eine Ausnahme jedoch bildeten Fragen zu einer Zeit, in welcher der Proband als Kind von anderen Kindern schikaniert worden war. Während die rechte Hand mit „gar nicht“ oder „etwas“ auf die Frage nach der heutigen emotionalen Belastung antwortete, lagen die Antworten der linken Hand auf dieselben Fragen bei „ziemlich“ oder „extrem“. Schiffer schloss, dass ein Teil von A. A., der bei ihm in der rechten Hemisphäre beheimatet sei, noch immer unter den Kindheitserfahrungen litte.

Die Untersuchung des Gehirns des Probanden L. B. war etwas komplizierter angelegt. Der Untersucher stellte eine Frage wie „Wie sehr fühlen Sie sich [...]?“ Anschließend wurde jeder Hirnhälfte tachistoskopisch ein anderes Wort auf einem Bildschirm präsentiert, beispielsweise „ängstlich“ oder „zuversichtlich“. Auf diese Weise war es möglich, den Hemisphären unterschiedliche Fragen gleichzeitig zu stellen, auf die der Proband wieder mittels der fünf Marker antworten sollte. Das Ergebnis des Tests zeigte, dass die Antworten von L. B.s rechter Hirnhälfte insgesamt positiver ausfielen als die seines linken Gehirns, eine für die Forscher überraschende Erkenntnis, waren bislang doch eher gegenteilige Erkenntnisse publiziert worden. Schiffer verwies auf die Studien von David Bear und Paul Fedio, welche herausgefunden hätten, dass Epilepsiepatienten, deren linke Hälfte krankheitsbedingt aktiver sei, eine negative Haltung sich selbst gegenüber hätten, während eine aktivere rechte Hemisphäre sie ihre positiven Eigenschaften überzeichnen ließe.

295 Siegel (2003): 146.

Schiffer mahnte: „These discoveries point to the danger of making generalizations about the character of one hemisphere or the other.“[296]

Ein dritter Split-Brain-Patient wurde an verschiedenen Tagen gebeten, Personen und Dinge aus seinem Umfeld nach ihrer Bedeutung für ihn zu bewerten, auch hier wurde die Untersuchung mit der rechten sowie der linken Hemisphäre durchgeführt. Schiffer stellte über das Befinden des Probanden fest: „Paul appeared to feel better on days when both hemispheres were in general agreement. He appeared out of sorts on days of general disagreement.“[297]

Im Laufe seiner klinischen Tätigkeit entdeckte Schiffer, dass er die Gefühle seiner Patienten positiv beeinflussen konnte, wenn er sie eine Weile nur mit der rechten oder der linken Gehirnhälfte „sehen“ ließ. Diese Entdeckung fußte auf einem Experiment, das er infolge der Lektüre einer Studie von Werner Wittling, dem Leiter des Zentrums für Neuropsychologische Forschung an der Universität Trier, durchführte. Wittling, so berichtet Schiffer, habe seinen gesunden Probanden Filme gezeigt, die er durch Begrenzung des Gesichtsfelds primär nur jeweils einer Hemisphäre zugänglich machte. Die physiologische Reaktion der Probanden auf die gezeigten Filme (mit entweder romantischem Inhalt oder über Patienten, die eine Elektroschocktherapie erhielten) seien stärker gewesen, wenn die Filme der rechten Hemisphäre dargeboten worden seien.[298]

In Schiffers eigenem Experiment ließ er seine Patienten eine Schutzbrille tragen, deren eine Seite komplett, deren andere auf der nasalen Seite abgeklebt war. Diese Brille reichte er den Patienten in zwei Ausführungen. In einem Fall, konnten sie nur auf der temporalen Seite des rechten Auges sehen, das andere Mal auf der temporalen Seite des linken Auges. Diese Brillen ließ Schiffer seine Patienten abwechselnd für jeweils mindestens eine Minute tragen und fragte sie nach ihrem emotionalen Befinden. Schiffer stellte fest, dass die meisten der Patienten eine Besserung der Symptome (Angststörungen, Depressionen, PTSD, psychosomatische Erkrankungen) und des Befindens erfuhren, wenn sie die eine Brille aufhatten, eine Verschlechterung, wenn sie die andere Brille trugen: „I was finding that about half of my patients were having a response to the goggles, and about half of those had a fairly dramatic response.“[299]

Dabei stellte Schiffer interindividuelle, aber auch krankheitsabhängige Unterschiede bezüglich der belasteteren Hemisphäre fest. Für PTSD-Patienten folgerte er:

> „Of eighteen patients with this diagnosis, ten had considerably more symptoms, looking to the right (left brain), four had more symptoms looking to the left (right brain), and four had equivalent responses on both sides.“[300]

296 Schiffer F. Of two minds. The revolutionary science of dual-brain psychology. New York: The Free Press; 1998: 24.

297 Ebd., 32.

298 Vgl. ebd., 52.

299 Ebd., 56.

300 Ebd., 66.

Damit hätten, so Schiffer, 78% der PTSD-Patienten auf die Brillen reagiert und von diesen wären 71% symptomatisch gewesen, wenn ihre linke Hirnhälfte stimuliert worden sei. Im Gegensatz dazu hätten 71% von einundzwanzig Patienten mit schwerer Depression auf die Brillen reagiert, 73% von diesen hätten ihre Symptome gezeigt, wenn sie nach links gesehen hätten, also ihre rechte Hirnhälfte stimuliert worden sei.

Eine vergleichbare Minderung ihrer Symptomatik erfuhren die Patienten bereits, wenn sie nicht eine Brille trugen, sondern ihr Gesichtsfeld entsprechend durch Abdecken der Augen mit den Händen einschränkten.

Schiffer leitete aus seinen Versuchen mit den abgeklebten Brillen eine für ihn allgemeingültige Hypothese für die Behandlung psychiatrischer und psychosomatischer Patienten ab: In einer Hemisphäre eines psychisch traumatisierten Patienten befinde sich ein bewusster Geist (mind), der die Welt noch so betrachte wie zu einem früheren Zeitpunkt. Dieser Teil der Persönlichkeit könne entweder dominant sein oder aber eher aus dem Verborgenen heraus wirken, sei aber gewiss einer Hemisphäre zuzuordnen. Entscheidend im Verlauf der Therapie sei es, ein Verhältnis zwischen dem gesunden und dem beeinträchtigten Persönlichkeitsanteil herzustellen: „Only after a patient has been able to experience and appreciate the existence of these two minds does the work of therapy really begin.“[301]

Auf die Erkenntnisse aus der Hirnforschung zurückzuführen sind letztlich auch Verhaltenstechnologien aus dem nicht-professionellen Therapiebereich, wie beispielsweise das Neurolinguistische Programmieren (NLP), das sich nicht als Wissenschaft begreift, sondern als Methodensammlung zur Veränderung des menschlichen Verhaltens verstanden werden möchte und im Wesentlichen auf empirischen Erfahrungen fußt. Eine vergleichsweise ausführliche Darstellung der wissenschaftlichen Hintergründe des NLP und ein Bezug zu den Split-Brain-Operationen sowie weiteren Theorien über verschiedene, teils widerstreitende Persönlichkeitsanteile finden sich in *Der Frosch auf der Butter: NLP – Die Grundlagen des Neuro-Linguistischen Programmierens* (2005) des NLP-Seminarleiters Helmut Krusche.[302]

Obwohl in der urspünglichen klinischen Indikation „medikamentenrefkratäre Epilepsie“ therapeutisch vergleichsweise unbedeutend, erlangten die Kommissurotomien der 1960er und 70er Jahre große Aufmerksamkeit. Grund dafür waren die ausführlichen Nachuntersuchungen immer wieder derselben Patienten. Auf dem Umweg über die Hemisphärenforschung und die psychologische Literatur hielten die Erkenntnisse aus den Split-Brain-Studien schließlich Einzug in der psychosomatischen und psychotherapeutischen – und somit klinischen – Medizin. Die wissenschaftlichen Erörterungen haben jedoch weit über die Fachwelt hinaus gewirkt. Diskussionen, die das Selbstverständnis der Menschen zum Thema hatten, und die scheinbaren Antworten, die die Inhalte der Hemisphärenforschung auf die Frage nach der Beschaffenheit des menschlichen Bewusstseins lieferten, stießen auf gro-

301 Ebd., 200–204.

302 Vgl. Krusche H. Der Frosch auf der Butter. NLP: Die Grundlagen des Neuro-Linguistischen Programmierens. Berlin: Ullstein; 2005.

ßes Interesse in der Öffentlichkeit und haben einen nicht unerheblichen Einfluss auf die „Alltagspsychologie“ gewinnen können.

Im letzten Teil dieser Arbeit gilt es aufzuzeigen, auf welchem Weg die Split-Brain-Thematik ins „Bewusstsein“ der Öffentlichkeit gelangt ist und wie die Studienergebnisse und deren populärwissenschaftliche Ableitungen bis heute nachwirken.

4.2 SPLIT-BRAIN IN DEN MEDIEN: POPULÄRWISSENSCHAFTLICHE ANNAHMEN

Das vorliegende Kapitel soll die Berichte über die Versuche mit den Kommissurotomie-Patienten und die sich anschließende wissenschaftliche Diskussion daraufhin untersuchen, wie sie das Verständnis der Laienbevölkerung von der Funktion der Gehirnhälften beeinflussten. Darüber hinaus wird erörtert, welche Faszination allen dichotomen Erklärungen komplexer Phänomene innewohnt und welchen Reiz es ausmacht, aus der scheinbar strengen Lateralisation der Gehirnfunktionen Regeln für das Verhalten einzelner Menschengruppen abzuleiten. Auch auf die Inspiration von Kunst und Kultur durch die Split-Brain-Thematik soll eingegangen werden.

4.2.1 Erwähnung der Kommissurotomien in der deutschen Presse

Um zu ergründen, wieweit die Kommissurotomien nicht nur in den Vereinigten Staaten von Amerika, sondern auch in der Bundesrepublik Deutschland die Aufmerksamkeit der Öffentlichkeit erhielten, wurde das Archiv jeweils einer großen deutschen Zeitung (*Frankfurter Allgemeine Zeitung/FAZ*) und eines Nachrichtenmagazins (*Der Spiegel*) für den Zeitraum von 1962–1989 nach Schlagworten durchsucht, die mit den Operationen in Verbindung gebracht werden könnten: „Balkendurchtrennung“, „Durchtrennung des Balkens“, „Commissurotomie“, „Split-Brain“, „Gehirn-/Hirnchirurgie“, „Neurochirurgie“, „Psychochirurgie“, „Gazzaniga“, „Roger Sperry“, „Philip Vogel“, „Joseph Bogen“. Im Archiv der FAZ fanden sich zudem Hinweise auf Artikel aus einigen anderen deutschen Zeitungen (siehe nachfolgende Tabelle). Texte, die sich mit spezifischen Operationsverfahren zur Alzheimer- oder Parkinsontherapie oder der Versorgung von Unfallopfern beschäftigen, wurden aus der Untersuchung ausgeklammert.

Bei der Durchsicht der übrigen 33 Texte fällt auf, dass sich der Großteil (17) der Artikel über das Gehirn im genannten Zeitraum und in den untersuchten Medien mit der Thematik der Psychochirurgie auseinandersetzt. Der Tenor ist dabei überwiegend kritisch. Die Indikation sei nicht gesichert, oft werde nur normabweichendes Verhalten operiert, welches nicht als grundsätzlich pathologisch einzuordnen sei, der Ausgang der Operationen sei schlecht dokumentiert, das Ergebnis nicht immer reproduzierbar und oft beschönigt.

Zeitung/ Zeitschrift	Datum	Titel des Artikels	Thema	Inhalt
Der Spiegel	1972/06/12	„Schweigen gebrochen“	Split-Brain	Gazzaniga: Zeichensprache für Hirnschlag-Patienten
FAZ	1972/07/19	“Gehirn, Sprache und Bewusstsein”	Split-Brain	Eccles, Bewusstsein, Hirnhälften
FAZ	1973/10/03	„Die Psychochirurgie bleibt umstritten“	Psychochirurgie	
Die Zeit	1973/11/23	„Streit um Operationen im Gehirn“	Psychochirurgie	
Deutsches allgemeines Sonntagsblatt	1974/11/22	„Operationen heilen die Seele“	Psychochirurgie	
Der Spiegel	1975/08/11	„Umschaltung ins Lammfromme“	Psychochirurgie	
Der Spiegel	1975/09/15	„Unklare Diagnose“	Psychochirurgie	
FAZ	1975/11/11	„Welt eins bis drei“	Split-Brain	Eccles’ Theorien zum Bewusstsein
Frankfurter Rundschau	1976/04/28	„Keine Gleichschaltung per Skalpell“	Psychochirurgie	
Der Spiegel	1976/05/24	„Gespräch: ‚Bei Bartsch fehlte der Zielpunkt im Gehirn‘“	Psychochirurgie	
FAZ	1976/06/02	„Eine ‚Renaissance‘ der Psychochirurgie?“	Psychochirurgie	
Der Spiegel	1976/06/07	„Falsches Bild von der Sexualität“	Psychochirurgie	
FAZ	1976/06/23	„Weniger Psychochirurgie in Amerika“	Psychochirurgie	
Die Zeit	1976/12/17	„Mit dem Skalpell an der Seele“	Psychochirurgie	
Die Zeit	1978/04/04	„Psychochirurgie – hirnverbrannt“	Psychochirurgie	
Die Zeit	1978/04/21	„Mit der Sonde an die Seele“	Psychochirurgie	
Der Spiegel	1980/04/28	„Aus der Fassung“	Psychochirurgie	
FAZ	1981/10/10	„Die innere Welt des Gehirns“	Split-Brain	Nobelpreis an Sperry
FAZ	1981/10/10	„Nobelpreis für Medizin vergeben“	Split-Brain	Nobelpreis an Sperry, Hemisphären
FAZ	1981/10/14	„Denken, fühlen, sehen“	Split-Brain	Nobelpreis an Sperry, Hemisphären

Zeitung/ Zeitschrift	Datum	Titel des Artikels	Thema	Inhalt
Der Spiegel	1981/11/16	„Er wird nicht derselbe sein wie vorher“	Psychochirurgie	
Der Spiegel	1983/09/05	„Neuer kleiner Unterschied“	Hemisphären	Corpus callosum und Hemisphären bei Mann und Frau
Der Spiegel	1983/12/26	„Zweifelhafte Sucht-Therapie“	Psychochirurgie	
Die Zeit	1984/04/27	„Aus der Balance geraten“	Hemisphären	Hemisphären-unterschiede
Die Zeit	1984/04/27	„Zwei Geister wohnen, ach! in meinem Kopf“	Split-Brain	Hemisphären-unterschiede – div. Ansichten
FAZ	1985/12/03	„Gibt es eine Physiologie der Moral?“	Sperry	Sperrys „Naturwissenschaft und Wertentscheidung“
Der Spiegel	1986/06/09	„Schnitt in den Geist“	Psychochirurgie	
Süddeutsche Zeitung	1986/07/10	„Die Überlegenheit der linken Hirnhälfte ...“	Split-Brain	Split-Brain, left interpreter
FAZ	1987/03/25	„Wohlgefühle im linken Hirn“	Split-Brain	Hemisphärenunterschiede
Der Spiegel	1987/08/31	„Hirnschäden: Reise ins Labyrinth“	Oliver Sacks	
Der Spiegel	1988/03/07	„Bessere Kreise“	PET	
Publik-Forum	1988/07/22	„Kampf um den Kopf“	Hemisphären	Arbeitsteilung der Hemisphären
Süddeutsche Zeitung	1988/11/22	„Zwei Welten in einem Kopf“	Hemisphären	Vernachlässigung der rechten Hemisphäre

Von den restlichen Artikeln befassen sich 14 im weitesten Sinne mit den Kommissurotomien, davon neun mit den Split-Brain-Operationen selbst, vier mit Roger Sperrys Arbeit, sechs mit der Frage nach den Hemisphärenunterschieden. Während Mitte der 1970er Jahre bereits eingegangen wird auf die Theorien von John Eccles, welche sich unter anderem auf die Kommissurotomien beziehen, werden die unterschiedlichen Funktionen und Eigenschaften der Hemisphären erst im Laufe der 1980er Jahre Thema der öffentlichen Diskussion. Vor der Verleihung des Nobelpreises an Sperry 1981 finden sie in den vorliegenden Quellen keine explizite Erwähnung.

Der Großteil der Artikel befasst sich mit den spezifischen Fähigkeiten der linken bzw. rechten Hemisphäre, teilweise beziehen sie sich dabei auf die Split-Brain-Operationen und beschreiben den grundlegenden Aufbau der neuropsychologischen Nachfolgetests [vgl. Kapitel 3.3.5], die Sperry und Gazzaniga mit den Epilepsiepatienten durchführten (FAZ 19.07.1972). Häufig werden den Gehirnhälften entgegengesetzte Eigenschaften zugewiesen. So liest man, die linke Hemisphäre analysiere und bearbeite logische Probleme und sei der Ort rationalen Überlegens sowie der Sprachverarbeitung. Die rechte Seite dagegen sei für Intuition, Kreativität und musische Fähigkeiten zuständig, aber auch für den Gefühlsbereich und die zwischenmenschlichen Beziehungen (Süddeutsche Zeitung 22.09.1988).

> „Bei rechtsseitiger Gehirnschädigung ist auffallend oft die Gemütsverfassung beeinträchtigt, wohingegen Verletzungen der gegenüberliegenden Hirnhälfte öfter mit Störungen des Intellekts einhergehen.“ (FAZ 25.03.1987)

Der linken Hemisphäre werden der verbale Ausdruck, der wörtliche Sinn des Gesprochenen, das analytische und zielgerichtete Denken und optimistische Gefühle zugesprochen. Die rechte Gehirnhälfte hingegen sei für die Erzeugung und Deutung von Tonfall, Mimik und Körpersprache, den metaphorischen Sinn des Gesprochenen, synthetisches, ganzheitliches Denken, die räumliche Vorstellung, den Humor und aggressive, depressive Gefühle verantwortlich (Publik-Forum 22.07.1988, FAZ 25.03.1987).

Uneinigkeit herrscht darüber, ob Träume als ein links- (FAZ 25.03.1987) oder rechtshemisphärisches (Publik-Forum 22.07.1988) Phänomen anzusehen seien.

Auch wenn die linke Hemisphäre zumeist als dominant betrachtet wird, wird als Sperrys besondere Leistung hervorgehoben, die Spezialisierung und Teilüberlegenheit der rechten Gehirnhälfte dargelegt zu haben (FAZ 10.10.1981 und FAZ 14.10.1981). Je nach Quelle der Autoren wird die Hirnleistung der rechten Hemisphäre mit der eines „sehr klugen Tieres“ verglichen (FAZ 19.07.1972) oder betont, dass eine optimale Arbeit nur zu erzielen sei, wenn beide Hirnhälften „ausreichend koordiniert“ würden (Süddeutsche Zeitung 22.09.1988). Den Artikeln ist aber auch zu entnehmen, dass die „rechte Hirnhälfte regelrecht in Mode“ gewesen sei (Süddeutsche Zeitung 10.07.1986). Der *Erste Kongress über Cerebrale Dominanzen*, der 1988 in München stattfand, habe die „Linkslastigkeit“ unserer Gesellschaft thematisiert und einen Zusammenhang hergestellt zwischen der vornehmlichen „Förderung des linken Gehirns“ in der Erziehung und der Beeinflussbarkeit von Jugendlichen durch Sekten, die ihnen die Geborgenheit versprächen, welche sie durch die einseitige Erziehung nicht erfahren könnten (Süddeutsche Zeitung 22.09.1988).

Nicht immer aber werden die Methoden zur Rehabilitierung der rechten Gehirnhälfte gutgeheißen. Kritik an der Popularisierung des „Superlearning“ äußert das Publik-Forum von 1988. Die Methode, welche durch „ganzheitliches“, auch die rechte Hemisphäre ansprechendes Lernen eine Effizienzsteigerung verspricht, diene möglicherweise allein der Manipulation der Menschen, der Ausbeutung „der rechten Gehirnhälfte zugunsten einer insgesamt eher ‚linkshemisphärischen‘ Zivilisation“ (Publik-Forum 22.07.1988).

In einem Bericht der Süddeutschen Zeitung über die Ausstellung „Symmetrie in Kunst, Natur und Wissenschaft“ 1986 in Darmstadt wird Kritik an der Mystifizierung der rechten Hirnhälfte laut. Auf der Ausstellung habe Gazzaniga die oft beschworene Überlegenheit der rechten Hemisphäre für die räumliche Wahrnehmung und das Gesichter-Erkennen infrage gestellt und sein Modell des „Interpreters“ vorgestellt (Süddeutsche Zeitung 10.07.1986).

Schon 1981 schreibt die FAZ über Sperrys Arbeit: „Oft wurde die von ihm entdeckte Spezialisierung der beiden Hirnhälften in ihrer Bedeutung für die normale Hirnfunktion überschätzt.“ (FAZ 14.10.1981)

Einer entsprechenden Auffassung waren auch einige der Split-Brain-Forscher selbst [siehe Kapitel 4.2.5]. Die von Sperry und seinen Mitarbeitern während der Split-Brain-Tests gewonnenen Einsichten in die Hemisphärendifferenzen führten zu einem deutlich gesteigerten Interesse an der Lateralitätsforschung. Wissenschaftler verschiedener Fachbereiche versuchten, durch eigene Forschungen weitere Erkenntnisse über die funktionalen Unterschiede der Gehirnhälften beizusteuern – mit unterschiedlichen, teilweise divergierenden Ergebnissen. Durch die Verleihung des Nobelpreises an Sperry erlangte die Split-Brain-Thematik internationale Aufmerksamkeit und erfasste bald alle Bereiche kulturellen Lebens: von der bildenden Kunst bis zur Pop-Musik, von der Literatur bis zur Werbung, von der Kindererziehung bis zur Managerschulung, von der Religionswissenschaft bis zur Esoterik. Der Begriff „Split-Brain“,[303] der die Vorstellung von einer Dualität des Gehirns bereits verbal begünstigt, mag Kraft seiner Simplizität wie Anschaulichkeit einen weiteren Beitrag zur Popularisierung der Studienergebnisse geleistet haben.

4.2.2 Zwei Gehirne – zwei Welten

Die Split-Brain-Operationen lösten, wie erwähnt, eine rege Diskussion über die Denkstile der beiden Gehirnhälften aus, und es folgte eine Etikettierung der Hemisphären mit einer wachsenden Anzahl von gegensätzlichen Eigenschaften.

Eine der bekanntesten Gegenüberstellungen stammt von Sally Springer und Georg Deutsch, hier zitiert nach der 4. deutschen Auflage von 1998. Die Autoren wiesen häufig genannte Charakteristika fünf hierarchisch angeordneten Gruppen zu, die absteigend auf experimentellen Befunden basierende Merkmale bis hin zu rein spekulative Zuschreibungen umfassen:[304]

303 Eine Etymologie des Begriffs finden Sie in Abschnitt 4.2.4.3.

304 Vgl. Springer S, Deutsch G. Linkes, rechtes Gehirn. 4. Auflage. Heidelberg, Berlin: Spektrum Akademischer Verlag; 1998: 258.

linke Hemisphäre	rechte Hemisphäre
verbal	nichtverbal, visuell-räumlich
sequenziell, zeitlich, digital	gleichzeitig, räumlich, analog
logisch, analytisch	ganzheitlich, synthetisch
rational	intuitiv
westliches Denken	östliches Denken

In älteren Auflagen (1. 1987, 2. 1993, jeweils deutsche Übersetzung) finden sich noch weitere häufig verbreitete Dichotomien, welche in der vierten Auflage nicht mehr genannt werden. Es scheint, als seien nahezu alle in der Begriffswelt existierenden Gegensatzpaare jeweils auf die Hemisphären verteilt worden:

linke Hemisphäre	rechte Hemisphäre
sprachlich	anschaulich-räumlich
analytisch	ganzheitlich, synthetisch
rational, intellektuell	intuitiv, metaphorisch
abstrakt	konkret
sukzessiv, sequenziell	simultan, parallel
gerichtet, kausal	frei, impulsiv
zeitlich, historisch	zeitlos
objektiv	subjektiv
westliches Denken	östliches Denken
konvergent	divergent
deduktiv	schöpferisch
vertikal	horizontal
diskret	kontinuierlich
realistisch	impulsiv
gerichtet	frei
differenziell	existenziell
ausdrücklich, explizit	stillschweigend, implizit

Vergleichbare Zweiteilungen finden sich in vielen Quellen, die sich auf die Split-Brain-Forschung berufen. Im Folgenden sollen einige exemplarische Thesen zu polaren Hirnfunktionen vorgestellt und eventuelle Kritik an ihnen genannt werden.

4.2.2.1 Ned Herrmanns „Whole-Brain"-Modell

A: Linker Neokortex	*kognitiv pragmatisch*	**D: Rechter Neokortex**
logisch quantitativ kritisch analytisch faktenbasiert		konzeptionell aufbauend metaphorisch integrativ visuell
realistisch *gesunder Menschenverstand*	*ganzhirnig* *kreativ* *natürlich*	*idealistisch* *intuitiv*
B: Linkes limbisches System	*viszeral instinktiv*	**C: Rechtes limbisches System**
sequenziell konservativ kontrolliert strukturell detailliert		emotional humanistisch expressiv sensorisch musikalisch

Ist Kreativität in der rechten Hemisphäre beheimatet? Der Manager William „Ned" Herrmann entwickelte eine Theorie, derzufolge kreatives Denken verschiedene Hirnanteile in Anspruch nimmt. Dieses sogenannte „Ganzhirn-Konzept" basiert sowohl auf der üblichen Links-Rechts-Zweiteilung unter Bezugnahme auf die Split-Brain-Forschung als auch auf dem „Dreieinigkeits-Modell" des Physiologen Paul MacLean.[305] MacLean teilte das Gehirn ein in Hirnstamm und Kleinhirn, die für die Steuerung der Grundfunktionen des Lebens zuständig seien, in das limbische System, das Emotionen und Verhalten miteinander verbinde, sowie in den Neokortex, der den Intellekt beherberge.

Herrmanns Modell umfasst vier Quadranten, welche vier bevorzugten Denktypen entsprächen. Oben links der des Logikers, unten links der des Organisators, unten rechts der des Kommunikators, oben rechts der des Visionärs.

Herrmann ging davon aus, dass jedem Menschen Kreativität innewohnt, die durch Nutzung auch weniger bevorzugter Denkstile zugänglich sei. Weiterhin sei das Einschätzen und Verstehen des eigenen Denkstils und der Denkpräferenzen anderer Menschen von Bedeutung für verbesserte Kommunikation, erleichtertes Lehren und Lernen, Erfolg in Management und Menschenführung sowie für die eigene Entwicklung. Herrmann entwickelte einen Fragebogen zur Einschätzung der Denkpräferenz, das sogenannte „Herrmann Brain Dominance Instrument (HBDI)". Das Profil umfasst Fragen zu Händigkeit, schulischen Leistungen, Arbeitsinhalten, Hobbys und zur Selbsteinschätzung. Noch nach seinem Tod führen zwei von Herr-

305 Vgl. MacLean P. The Tribune Brain in Evolution. New York: Plenum Press; 1990.

manns Töchtern „Herrmann International“, ein Consulting-Unternehmen, das mit Seminaren und Produkten nach Ned Herrmanns Whole-Brain-Modell Unternehmen, Berater, Lehrer und Privatpersonen berät.[306]

1987 kritisierte der Psychologe Terence Hines an Herrmann und anderen, die teure Management-Seminare auf Grundlage der Hemisphärendifferenzen anboten, entgegen deren Behauptung hätten die tatsächlichen Erkenntnisse aus der Hemisphärenforschung keinerlei Relevanz für Theorie oder Praxis des Managements. Neurowissenschaften und Management hätten nicht mehr miteinander zu tun als die Tatsache, dass beide sich mit menschlichem Verhalten auseinandersetzten und dieses Verhalten eine Funktion des Gehirns sei. Bestenfalls führten neurologische Kenntnisse dazu, sich gegen vereinfachende, pseudowissenschaftliche Behauptungen über die Hirnfunktion zu „immunisieren“.[307]

4.2.2.2 Paredes' und Hepburns „Culture-and-Cognition Paradox“

In einem Artikel von 1976 diskutierten Anthony Paredes und Marcus Hepburn eine Lösung für das Problem, das sie als „Culture-and-Cognition Paradox“ bezeichneten: Wie könne man gleichzeitig behaupten, der menschliche Geist funktioniere überall auf die gleiche Weise, grundlegende Funktionsweisen des Gehirns unterschieden sich jedoch je nach kulturellem Hintergrund des Individuums?[308]

Die Lösung sahen die Autoren in den Erkenntnissen aus der Split-Brain-Forschung und bezogen sich dabei u.a. auf die Arbeiten von Michael Cole,[309] der die These vertrat, jeder menschliche Geist sei zu mehr als einer Art des logischen Denkens (logical process) fähig, menschliche Kulturen unterschieden sich jedoch in ihrer Denkweise, je nachdem, welcher Prozess zur Lösung eines bestimmten Problems herangezogen werde.

Die Split-Brain-Studien, so Paredes und Hepburn, böten eine Erklärung für kulturabhängige kognitive Unterschiede, ohne die anthropologische Grundannahme im Prinzip gleicher intellektueller Befähigung aller Menschen anzutasten, indem sie aufgezeigt hätten, dass den beiden Gehirnhälften unterschiedliche Verarbeitungsstrategien innewohnten.

Obwohl verschiedene Denkprozesse in den einzelnen Hemisphären lokalisiert zu sein schienen, seien die Gehirnhälften üblicherweise verbunden und kommunizierten miteinander. Aus diesem Grund müsse sich der Mensch bei der Lösung einer gestellten Aufgabe nicht auf die eine oder andere kognitive Verarbeitungsstrate-

306 Vgl. Herrmann N. Das Ganzhirn-Konzept für Führungskräfte. Welcher Quadrant dominiert Sie und Ihre Organisation? Wien: Ueberreuter; 1997. Vgl. Herrmann International. http://www.hbdi.com [Stand: 06.07.2011].

307 Vgl. Hines T. *Left Brain/Right Brain Mythology and Implications for Management and Training.* Acad Manage Rev 1987; 12: 600–606.

308 Vgl. Paredes JA, Hepburn MJ. *The Split Brain and the Culture-and-Cognition Paradox.* Curr Anthropol 1976; 17: 121–127.

309 Vgl. Cole M, Scribner S. Culture and Thought. A Psychological Introduction. New York: Wiley; 1974.

gie verlassen. Vielmehr begründeten sich diese kognitiven Strategien in verschiedenen Kombinationen mentaler Prozesse, welche jeweils unterschiedliche links- und rechtshemisphärische Funktionen einbezögen.

Die Autoren nahmen an, dass es in unterschiedlichen menschlichen Populationen zwar keine signifikanten Unterschiede hinsichtlich der genetisch determinierten Fähigkeiten der rechten und linken Hemisphären gebe, jedoch seien interindividuelle Unterschiede in der relativen Ausprägung der links- und rechtshemisphärischen Prozesse als eine Ursache dessen anzusehen, was man gemeinhin „Talent“ nenne.

Je mehr Menschen abhängig würden von künstlichen Messinstrumenten (z.B. Uhren, Kalendern, Karten, Linealen, Kompassen …), desto weniger hätten sie sich auf rechtshemisphärische Fähigkeiten zu verlassen, was letztlich zu einer Verringerung dieser Funktionen führen könne. Eine Gesellschaft, in der sich das Individuum nicht selbst um die Lösung physischer Probleme des Überlebens zu sorgen habe und in der eine hohe Spezialisierung und Aufteilung der Arbeit gängig sei, fördere umgekehrt die Nutzung der und den Nutzen durch die linkshemisphärischen Fähigkeiten.

Auch wenn Paredes und Hepburn einräumten, ihre Annahmen seien äußerst spekulativ, sahen sie in den Lateralitätsstudien doch eine profunde Wissensquelle für die Entwicklung einer wissenschaftlichen Erklärung für kulturbezogene Kognitionsunterschiede.

> „Without the biological grounding provided by something like the split-brain research, the search for the key to the resolution of the culture-and-cognition paradox would be forever lost in a morass of logical constructs of ‚the mind‘. The evidence from split-brain research is sufficient at least to suggest the possibility that there are discrete modes of thought which have at best only indirect and week connections with language. Furthermore, there is some indication that right-hemisphere functions may be relatively atemporal and non-sequential.“[310]

Mit dieser These stießen Paredes und Hepburn keineswegs nur auf Zustimmung. Este Armstrong merkte an, dass eine strukturelle Änderung im Gehirn erkennbar sein müsse, wenn der bevorzugte Gebrauch eines kognitiven Musters zur Dominanz der einen oder anderen Hemisphäre führe.[311] James Chisholm warf die Frage nach dem Selektionsvorteil auf, welchen beispielsweise die bei Paredes und Hepburn genannten rechts- bzw. linkshemisphärisch geprägten Navigationsmethoden verschiedener Kulturen gegenüber den jeweils anderen hätten.[312]

Weitere Kritikpunkte an Paredes' und Hepburns Thesen waren die Übertragung der an den Split-Brain-Patienten gewonnenen Erkenntnisse auf das gesunde menschliche Gehirn mit intaktem Corpus callosum, die Übertragung unterschiedlich ausgeprägter links- und rechtshemisphärischer Fähigkeiten bei einem Individuum auf eine Gruppe von Individuen sowie die oft geringe Anzahl von Versuchspersonen bei Studien zu den Hemisphärenunterschieden.

310 Paredes/Hepburn (1976): 127.

311 Vgl. Armstrong E, Chisholm S, Göhring H, Harnad SR, Steklis HD, Rohrl VJ, Tunnell GG, Wallace JM, Paredes JA, Hepburn MJ. *On Split-Brain Research and the Culture-and-Cognition Paradox.* Curr Anthropol 1976; 17: 318–319.

312 Vgl. Armstrong et al. (1976): 318–320.

Heinz Göhring kritisierte in derselben Ausgabe von Current Anthropology, in der diese Diskussion geführt wurde, die Neubewertung der Fähigkeiten der rechten Hemisphäre habe mitunter zu extremem Anti-Intellektualismus geführt, wobei das Mystische der rechten Hemisphäre zugeschrieben wurde.[313]

Stevan Harnad und Horst Steklis wiederum bemängelten die generelle Tendenz, alle möglichen Phänomene den allgegenwärtigen polaren Dichotomien zuzuschreiben, so auch die Erkenntnisse aus der Split-Brain-Forschung. Weit davon entfernt, irgendwelche Paradoxa – seien sie kultureller, kognitiver oder anderer Natur – zu lösen, sei der Artikel von Paredes und Hepburn eine Allegorie dafür, wie der Hang zum Mythischen stets über den Wunsch nach wissenschaftlichen Erklärungen obsiege:

> „What we deplore is that it is not the findings themselves (often much more modest than they are made out to be by their second-order exponents) which receive most of the attention, but a mythology built upon them – a mythology which bears about as much relation to the known facts about hemisphere functioning as astrology does to astronomy. [...] In short, it seems to us that the ‚culture-and-cognition paradox', such as it is, has survived the split-brain onslaught perfectly intact."[314]

4.2.2.3 Warum Männer nicht zuhören und Frauen schlecht einparken

Die Überschrift entspricht der deutschen Übersetzung des Beziehungsratgebers *Why Men Don't Listen and Women Can't Read Maps* von Allan und Barbara Pease, der versucht, die als generisch postulierten stereotypen Unterschiede zwischen Frauen und Männern mit den Erkenntnissen aus der Hirnforschung zu erklären. Auch die auf die Split-Brain-Operationen zurückgehende Hemisphärenforschung wird für die Erklärungsversuche herangezogen. Die Auswahl der Quellen erfolgt dabei jedoch recht einseitig. Soweit aus den Inhalten und dem Literaturverzeichnis ersichtlich, wird von den bekanntesten Lateralitätsforschern allein Doreen Kimura zitiert, welche 1970 erstmals die „Dichotic Listening Tests" einführte (während derer beiden Ohren zugleich jeweils unterschiedliche Sätze oder Melodien vorgespielt werden), und die sich eingehend mit der Beziehung von Geschlecht und Wahrnehmung (sex and cognition) beschäftigte.

Sperry selbst wird nicht zitiert, auch wenn darauf hingewiesen wird, er habe „1962" den Nobelpreis für seine Entdeckung erhalten, „dass jede der beiden Hemisphären der Großhirnrinde für unterschiedliche intellektuelle Funktionen zuständig" sei. (Korrekt ist, dass Sperry 1981 am Nobelpreis für Physiologie und Medizin teilhatte). Nachfolgend werden populäre Annahmen als gesetzt verkauft und Erkenntnisse über die Hemisphären ohne Angabe von Quellen verkürzt dargestellt:

> „Wir wissen, dass die rechte Gehirnhälfte, also die kreative Seite, die linke Körperhälfte steuert, während die linke Gehirnhälfte für Logik, Vernunft, Sprache und die rechte Körperhälfte

313 Vgl. ebd., 320.
314 Ebd., 320–322.

zuständig ist. Die linke Hälfte ist das Zentrum für Sprache und Wortschatz – besonders bei Männern –, und die rechte Gehirnhälfte speichert und steuert visuelle Informationen."[315]

Linkshänder, so heißt es, seien stärker auf die kreative rechte Hirnhälfte ausgerichtet, weshalb es mehr linkshändige künstlerische Genies gäbe. Zudem gäbe es mehr linkshändige Frauen als Männer. Tatsächlich ergeben einige größer angelegte Studien den genau gegenteiligen Befund (vgl. Abschnitt 4.2.3.3 und McManus 2002).

Auch bei Pease und Pease fehlt die tabellarische Gegenüberstellung der „heute allgemein akzeptierten Lage der Gehirnfunktionen" nicht. Sie liest sich wie folgt:

linke Gehirnhälfte	**rechte Gehirnhälfte**
Rechte Körperseite	Linke Körperseite
Mathematik	Kreativität
Verbale Äußerungen	Künstlerische Anlagen
Logik	Visuelle Wahrnehmungen
Fakten	Intuition
Deduktionen	Ideen
Analysen	Vorstellungsvermögen
Praktisches	Holistisches Denken
Liedtexte	Liedmelodien
Geradliniges Denken	Wahrnehmung des „Großen Ganzen"
Ordnung	Räumliche Wahrnehmung
Detailwahrnehmung	Gleichzeitige Bearbeitung mehrerer Vorgänge

Eine generelle Multitasking- und bessere Sprachfähigkeit der Frau wird mit einer besseren Verbindung zwischen den Hemisphären begründet. Diese zeige sich unter anderem in einem dickeren Corpus callosum. Pease und Pease beziehen sich dabei auf die Arbeiten des Neurologen Roger Gorski (der im Literaturverzeichnis allerdings nicht auftaucht), welcher festgestellt habe, dass das Corpus callosum bei Frauen dicker sei als bei Männern. Das relativ dünnere Corpus callosum bei Männern führe dazu, dass diese einen schlechteren Zugang zu ihren nur rechtshirnig lokalisierten Gefühlen hätten und die Gefühle nicht gleichzeitig mit anderen Gehirnfunktionen in Aktion treten könnten (sic!). Wie im Kapitel 4.1.2 ausgeführt, herrscht in der Fachwelt jedoch bis heute keine Einigkeit über den Zusammenhang von Balken-Morphologie und Geschlecht oder Händigkeit.

Eine Überlegenheit der Männer für räumlich-visuelle Aufgaben erklären Pease und Pease mit dem Mythos des Höhlenmenschen: Das räumliche Vorstellungsvermögen bei Mädchen und Frauen sei nicht besonders stark ausgeprägt, da es niemals zu ihrem Aufgabengebiet gehört habe, Tiere zu jagen und den Weg nach Hause zu finden. Aus demselben Grund seien sie heute nicht in der Lage, Stadtpläne zu lesen.

Die Lektüre des Buches verleitet zu dem Schluss, die Evolution des Menschen habe erst zur Zeit der Jäger und Sammler begonnen und sei seither nicht fortgeschritten, erst die kulturelle Veränderung in der westlichen Welt nach den 1960er

315 Pease A, Pease B. Warum Männer nicht zuhören und Frauen schlecht einparken. Ganz natürliche Erklärungen für eigentlich unerklärliche Schwächen. 18. Auflage. München: Ullstein; 2002: 85 ff.

Jahren habe erstmals zu einer Aufweichung der „seit Jahrmillionen“ (sic!) gleichen Rollenbilder und nachfolgend zu Identitätskrisen und Unzufriedenheit bei den Geschlechtern geführt.

Tatsächlich, so legen Gazzaniga et al. in *Cognitive Neuroscience* (2002) dar, finden sich Unterschiede bezüglich der räumlichen Fähigkeiten bei den Geschlechtern verschiedener Spezies mit einer tendenziell stärkeren Ausprägung der Fähigkeiten bei männlichen Individuen. Diese Unterschiede hingen jedoch in der Regel weniger mit Nahrungsbeschaffung oder einer postulierten Aufgabenteilung zusammen, vielmehr unterlägen sie im Wesentlichen der sexuellen Selektion. Studien hätten gezeigt, dass polygame Spezies einen tendenziell größeren Geschlechts-Dimorphismus bezüglich der räumlich-visuellen Fähigkeiten aufwiesen als monogame, vermutlich, weil die Reviergrenzen der (häufiger polygamen) Männchen hier weitaus größer seien.[316] Es ist anzunehmen, dass derartige Geschlechtsunterschiede beim Menschen phylogenetisch zu erklären sind.

Der populärwissenschaftlichen Diskussion über die Lateralität der Fähigkeiten der Hemisphären fügen Pease und Pease eine weitere Dichotomie hinzu: Die Gehirnfunktionen der Männer seien lateralisiert, die der Frauen bihemisphärisch lokalisiert und besser verknüpft.

Seit den ersten Split-Brain-Untersuchungen Sperrys und seiner Mitarbeiter widmete sich eine zunehmende Zahl von Wissenschaftlern der Lateralitätsforschung, die populären Behauptungen wie den oben genannten einen fruchtbaren Boden bereitete. Die immer wiederkehrende Frage nach genetisch, anatomisch, physiologisch oder hormonell bedingten Verhaltensunterschieden der Geschlechter wurde auch in der Hemisphärenforschung nicht ausgespart.

Zahlreiche Studien beschäftigten sich mit dem Einfluss der Geschlechtshormone auf die Gehirnfunktionen und auch die Lateralität derselben. Gabriele Heister et al.[317] gingen der Frage nach, wieweit es eine fluktuierende Asymmetrie der Hirnfunktionen gebe, abhängig von der veränderten Hormonkonzentration innerhalb des weiblichen Menstruationszyklus. Sie stellten fest, dass die größte Asymmetrie, ein „relativ männliches Asymmetrie-Muster“, während der Menstruation gefunden werden konnte, wenn die weiblichen Geschlechtshormone in sehr niedriger Konzentration vorhanden sind.

> „This study investigated whether for females, who are said to be less strongly lateralized for cognitive functions than men, hemispheric superiority might depend on the phase of the menstrual cycle. The results show that while asymmetry in lexical decisions did not change throughout the menstrual cycle, asymmetry in face perception decreased linearly from a large right hemisphere superiority during menstruation to a small left hemisphere superiority during the premenstrual phase.“[318]

316 Vgl. Gazzaniga/Ivry/Mangun (2002): 600–604. Vgl. Bischof N. *Der biologische Sinn der Zweigeschlechtlichkeit.* In: Sullerot E (Hrsg.). Die Wirklichkeit der Frau. München: Verlag Steinhausen; 1979: 38–60. Vgl. Short RV. *Die Evolution der menschlichen Fortpflanzung.* In: Sullerot E (Hrsg.). Die Wirklichkeit der Frau. München: Verlag Steinhausen; 1979: 222–252.

317 Vgl. Heister G, Landis T, Regard M, Schroeder-Heister P. *Shift of functional cerebral asymmetry during the menstrual cycle.* Neuropsychologia 1989; 27: 871–880.

318 Ebd.

Für diese letzte Beobachtung machten die Autoren hauptsächlich das Progesteron verantwortlich, dessen Konzentration in der zweiten Hälfte des Zyklus, in der Lutealphase, um mehr als das Hundertfache gegenüber der follikulären Phase ansteigt (>12 ng/ml Serum gegenüber <0,1 ng/ml). Das Ergebnis ihrer Studie deute nicht nur auf einen hemisphärenspezifischen Einfluss der Sexualhormone hin, sondern auch auf die Möglichkeit natürlicher Fluktuationen bezüglich einer Hemisphären-Überlegenheit für bestimmte Aufgaben und unterstütze eher ein dynamisches denn ein statisches Konzept zerebraler Dominanz.

In einer Arbeit von Christine Mohr et al. aus dem Jahr 2005 wird der historische Zusammenhang, der in der hier vorliegenden Arbeit von besonderem Interesse ist, ausdrücklich bestätigt. Mohr und Mitarbeiter untersuchten mittels Elektroenzephalografie (EEG) und Magnetenzephalografie (MEG) die „Functional Brain States at stimulus arrival (FBS)“, also die punktuell gemessene neuronale zerebrale Aktivität, die sich beispielsweise in bestimmten Konstellationen über die Kopfhaut abgeleiteter EEG-Potenziale zeigte. Sie analysierten die so erstellten „FBS maps“ und stellten bei Männern, aber nicht bei Frauen, eine vom jeweiligen funktionellen Aktivitätszustand des Gehirns abhängige Hemisphärenspezialisierung fest. Mohr et al. leiten ihre Arbeit mit einem wenige Zeilen umfassenden historischen Abriss der Lateralisationsthematik ein, der mit Broca und Wernicke beginnt und zunächst auch ein abnehmendes Interesse an dem Thema in den 1930er Jahren erkennen lässt. Sie fahren fort:

> „However, only with the ‚re-discovery‘ oft the classical disconnection syndroms in patients (Geschwind, 1965) and experimental discoveries on hemispheric specialization obtained from split-brain patients (Sperry et al., 1969) did disconnection approach become the cornerstone of current ideas about hemispheric functional specialization. This left brain/right brain dichotomy has consequently entered common knowledge well beyond the scientific community (Springer and Deutsch, 1981).“[319]

Die spezifischen Stimuli, mit denen man die rechte bzw. die linke Hemisphäre zu erreichen versuchte, wurden sowohl bei Mohr et al. als auch bei Heister und Mitarbeitern plakativ gewählt. So heißt es bei Mohr: „[The] participants […] performed lateralized lexical decisions (left hemispere processing) on neutral and emotional (right hemisphere processing) words.“[320]

Bei Heister wird die Gesichterwahrnehmung der rechten, „lexikalische Entscheidungen“ hingegen werden der linken Hemisphäre zugeordnet.[321]

Teri Bellis und Laura Wilber schlossen 2001 einen weiteren Faktor in ihre Studien ein: Das Alter der Probanden. Sie konnten zeigen, dass bei verschiedenen Tests zur interhemisphärischen Integrität (Dichotisches Hören, Einordnen nichtverbaler auditiver Stimuli, visuomotorische interhemisphärische Übertragungszeit) das Alter eine große Rolle spielt und es zu einer Abnahme der interhemisphärischen Integrität zwischen dem 40. und 55. Lebensjahr kommt, danach jedoch keine

319 Mohr C, Michel CM, Lantz G, Ortigue S, Viaud-Delmon I, Landis T. *Brain-State dependent Functional Hemispheric Specilization in Men but not in Women.* Cereb Cort 2005; 15: 1451–1458.

320 Vgl. ebd.

321 Vgl. Heister et al. (1989).

weitere Abnahme festgestellt werden kann. Dabei unterscheidet sich die Abnahme der Fähigkeiten bei Männern und Frauen auch in Bezug auf das Lebensalter. Während bei Männern die binauralen Verarbeitungsschwierigkeiten bereits mit 35–40 Jahren einsetzten, begannen diese bei Frauen erst postmenopausal mit etwa 55–60 Jahren. Geschlechtsunterschiede im Bezug auf die visuomotorische interhemisphärische Übertragungszeit konnten nicht festgestellt werden.[322]

Auch Sperry sah 1984 geschlechtsbezogene Unterschiede in der Lateralität der Hemisphären: Statistisch gesehen gebe es Hinweise, dass die Hemisphären bei Frauen früher reiften und weniger stark lateralisiert seien. Dies sei zumindest teilweise mitverantwortlich für die geschlechtsabhängigen Unterschiede in Tests zur räumlichen Wahrnehmung, bei denen oft Männer besser abschnitten, bzw. in solchen zu sprachlichen Fähigkeiten, bei denen oftmals Frauen eine Überlegenheit zeigten.

Sperry warnte jedoch im selben Artikel, dass weit mehr als nur der genetische Faktor für diese Unterschiede verantwortlich sei und man die Individualität der Gehirnorganisation nicht unterschätzen solle:

> „The more we learn, the more complex becomes the picture for predictions regarding any one individual and the more it seems to reinforce the conclusion that the kind of unique individuality we each carry around in our inherent brain wiring makes that of fingerprints or facial features appear gross and simple by comparison.“[323]

Zu einer ähnlichen Auffassung kamen auch Springer und Deutsch nach Durchsicht etlicher Studien: Männer hätten ein lateralisierteres Gehirn als Frauen. Springer und Deutsch betonten jedoch, dass die Geschlechtsunterschiede mehr von theoretischer denn praktischer Bedeutung seien und die wissenschaftlichen Daten nur zu leicht für politische Zwecke missbraucht werden könnten. Die tatsächlich feststellbaren Geschlechtsunterschiede höherer geistiger Fähigkeiten lägen gewöhnlich im Bereich eines Viertels der jeweiligen Standardabweichung, es gebe also einen sehr großen Überlappungsbereich zwischen Männern und Frauen, innerhalb dessen sich die Ausprägung der Fähigkeiten bei den Geschlechtern umkehren könne.[324]

4.2.3 Exkurs: Kulturelle und biologische Aspekte dichotomer Attributionen

Insbesondere in den späten 1970er und frühen 80er Jahren fanden die populärwissenschaftlichen „Split-Brain“-Theorien weite Verbreitung, deren Vertreter die Menschen in „Linkshirner“ und „Rechtshirner“ einteilten sowie eine Vernachlässigung der Fähigkeiten der rechten Gehirnhälfte in der westlichen Welt beklagten. Auf mögliche Gründe, warum diese Theorien gerade in jener Zeit großen Anklang

322 Vgl. Bellis TJ, Wilber LA. *Effects of Aging and Gender on Interhemispheric Function.* J Speech, Lang Hear Res 2001; 44: 246–263.

323 Sperry R. *Consciousness, personal identity and the divided brain.* Neuropsychologia 1984; 22: 661–673.

324 Vgl. Springer S, Deutsch G. Linkes, rechtes Gehirn. 4. Auflage. Heidelberg, Berlin: Spektrum Akademischer Verlag; 1998: 120–134.

fanden, wird später [in Abschnitt 4.2.4.1] noch eingegangen. Zunächst soll in einem kurzen Exkurs ein Überblick über mögliche Ursachen der Faszination der Dichotomien gegeben werden. Insbesondere die Links-Rechts-Dichotomie, die wir in allen Kulturen finden und die ja auch im Fall der Split-Brain-Theorien zum Tragen kommt, soll hier erwähnt werden. Die in diesem Kapitel zusammengetragenen Hypothesen und Erkenntnisse über Gründe und Ausprägung dichotomer Einteilungen können aufgrund der hohen Komplexität dieses Themas naturgemäß keinen Anspruch auf Vollständigkeit erheben. Ein kurzer Anriss dieser Thematik erscheint aus mehreren Gründen dennoch sinnvoll: Zum einen kommen moderne Untersucher der Links-Rechts-Thematik kaum darum herum, sich auch mit den Annahmen der Hemisphärenforschung auseinanderzusetzen, die letztlich auf die Split-Brain-Versuche zurückzuführen sind. Zum anderen beeinflussten frühere Texte zur Links-Rechts-Dichotomie die Ansichten der Split-Brain-Forscher selbst.[325] Und nicht zuletzt ermöglicht uns das Bewusstmachen unserer Neigung zum Polarisieren, die populärwissenschaftliche Ausweidung der Split-Brain-Thematik nicht einfach nachzuvollziehen, sondern aus einer kritischen Distanz zu betrachten.

4.2.3.1 Die Zwei als Zahl sich ergänzender Prinzipien

Die Neigung des Menschen, die Welt in Paare zweier als gegensätzlich angesehener Aspekte wie links und rechts, gut und böse, westlich und östlich, männlich und weiblich einzuteilen, ist keine moderne Erscheinung, sie war zu allen Zeiten und ist in allen Kulturen zu beobachten. Auch wenn Einteilungen in drei (Vergangenheit, Gegenwart, Zukunft; Geburt, Leben, Tod; Himmel, Erde, Meer) oder vier (Himmelsrichtungen; Jahreszeiten; Elemente) komplementäre Aspekte in vielen Kulturen vorhanden sind, kommt der Zahl zwei eine besondere Bedeutung zu, die oftmals bereits in den Schöpfungsmythen deutlich wird: Aus einem ursprünglich ungeteilten Urzustand entstanden durch Teilung zwei einander ergänzende oder gegensätzliche Prinzipien. Die Zwei steht in der Mythologie für Leben und die Bewegung zwischen zwei gegensätzlichen Polen. Aus der Teilung des Einen, des Nichtseins oder der göttlichen Vollkommenheit entsteht das Sein, das als unvollkommen und ergänzungswürdig betrachtet wird.[326]

Ein Beispiel: In der mesoamerikanischen Mythologie der Azteken war Ometeoth der Schöpfergott, der sich selbst erdachte und sich hierauf in einen männlichen (Ometecuhtli) und in einen weiblichen (Omecihuatl) Aspekt teilte. Aus diesem Ur-Paar gingen die Tetzcatlipocas hervor, vier Gottheiten, die mit den vier Himmelsrichtungen assoziiert wurden.[327]

Ein anderes Beispiel: In der Finsternis eines Ur-Eis, in dem die Lebenskräfte des Universums noch ungetrennt vorlagen, entstand nach der chinesischen Mytho-

325 Als Beispiel sei hier Joseph Bogen genannt, der sich auf die Studien zur Seitendifferenz des französischen Anthropologen Robert Hertz bezog [vgl. die Abschnitte 4.2.3.3 und 4.2.4.1].

326 Vgl. Bellinger G. Polarität des Seins und Geschehens. In: Bellinger G [Hrsg]. Knaurs Lexikon der Mythologie. München: Knaur; 1999: 404–405.

327 Vgl. Willis R (Hrsg.). Mythen der Welt. München: Orbis Verlag; 1998: 239

logie Pan Gu, dessen Gestalt der eines Menschen glich. Er reifte achtzehntausend Jahre in dem Ei heran, ehe dieses sich öffnete und alle leichten, hellen Bestandteile (*Yang*: Licht, Sonne) der Urkräfte nach oben stiegen und den Himmel bildeten, während alle schweren, dunklen (*Yin*: Finsternis, Schatten) niedersanken und die Erde formten. Pan Gu schwebte zwischen Himmel und Erde, und indem er erneut achtzehntausend Jahre weiterwuchs, verhinderte er, dass Himmel und Erde sich wieder vereinten. Als Pan Gu starb, wurden aus seinem Atem Wind und Wolken, aus seinem linken Auge entstand die Sonne, aus seinem rechten der Mond, aus seinen anderen Körperteilen entstanden Sterne, Berge, Flüsse. Später wurden Yin und Yang weitere Eigenschaften zugeschrieben: Weiblichkeit, Passivität, Kälte, Feuchtigkeit bzw. Männlichkeit, Aktivität, Hitze, Trockenheit, Härte.[328]

Wie aber kommt es zur Verknüpfung verschiedener Polaritäten zu zwei übergeordneten Prinzipien wie dem Yin und Yang in China oder ähnlichen Assoziationsreihen in den unterschiedlichen Kulturen? Und gibt es Dichotomien, die dem mythischen Denken aller Kulturen zugrunde liegen, oder erfolgt die Einteilung der Begrifflichkeiten willkürlich?

4.2.3.2 Frau und Mann als Ausgang vieler Assoziationsketten

Eine in allen Kulturen vorkommende Gegenüberstellung ist die von Frau und Mann sowie die den Geschlechtern zugeschriebener Eigenschaften, welche als weiblich und männlich bezeichnet werden. Die Ursprünge der Attributionen bleiben spekulativ, es ist jedoch anzunehmen, dass diese sich aus der Beobachtung phänotypischer und ethologischer Merkmale und deren religiöser Deutung entwickelten.

Eine Darlegung, wie es überhaupt zur Ausbildung zweier Geschlechter kam, ginge über den Rahmen dieser Arbeit hinaus. Hier sei exemplarisch auf Richard Dawkins verwiesen, der als Begründer der Theorie gilt, dass Genselektion die Grundlage der Evolution darstellt und der in seinem Buch „Das egoistische Gen“ (The Selfish Gene, 1976) zunächst die These vertrat, die im Vergleich zur Samenzelle größere Eizelle sei ursächlich für eine größere Investition weiblicher Organismen in die Nachkommenschaft und die unterschiedliche Gametengröße könne so geschlechtsspezifisches Verhalten zu erklären helfen.

Später relativierte er seine Aussage und erklärte die Größe der Gameten als lediglich symptomatisch (nicht aber ursächlich) für zwei divergierende und sich ergänzende „Überlebensstrategien“. Die „weibliche“ Strategie sei eine vermehrte Investition in die Nachkommenschaft (größere parentale Investition), welche sich unter anderem in einem nährstoffreicheren Gameten zeige, während die „männliche“ Strategie der Kampf gegen Rivalen des gleichen Geschlechts sei, welche sich z.B. in der Schnelligkeit der kleineren Gameten aber auch in phänotypischen Merkmalen äußere.

In Dawkins Sinne ist das Wort „Strategie“ hier ausdrücklich nicht als ein bewusster Plan oder auch nur als ein unbewusstes, instinkthaftes Handeln des Gesam-

328 Vgl. ebd., 90.

torganismus zu verstehen, sondern als „Eigenschaft“ der jeweiligen Gene (genauer: Allele), welche sich im Nachhinein als überlebensfähig herausgestellt haben. Durch geschlechtliche Selektion, so Dawkins, sei der anfänglich minimale Unterschied der Allele (zur Verdeutlichung: Strategien) größer und größer geworden, bis die heute als weiblich und männlich bezeichneten Geschlechter entstanden seien.[329]

Welche unterschiedlichen Aufgaben die Geschlechter zu Beginn der Menschwerdung innerhalb der sozialen Gruppe übernahmen, ist kaum eruierbar, anhand der Skelettfunde hat sich jedoch gezeigt, dass der Geschlechtsdimorphismus mit Zunahme der Gehirngröße des Menschen abnahm, möglicherweise aufgrund längerer Aufzuchtszeiten der unreifen Neugeborenen und einer damit einhergehenden intensiveren Paarbindung, welche Rivalitäten zwischen den Männchen seltener werden ließ.[330]

Bis heute hat sich ein tendenzieller Größenunterschied zwischen den Geschlechtern bewahrt, der in der Frühzeit der Menschheit neben der längeren Trag- und Stillzeit eine weitere Ursache für eine zunehmend geschlechtsbezogene Arbeitsteilung gewesen sein mag. Die Beobachtung und nachfolgende religiöse Deutung der Geschlechtsunterschiede und der den Geschlechtern zugeordneten Arbeiten kann als ursächlich für die Entstehung vieler Dichotomien angenommen werden, wobei religiöse und kulturelle Aspekte einerseits und das Verhalten auf der anderen Seite sich gegenseitig beeinflussten.

In den heute noch existenten einfachen Wirtschaftsformen der Naturvölker zeigt sich eine ausgeprägte Arbeitsteilung. Während bei den Wildbeutern[331] die Frau den Großteil der Nahrungsbeschaffung durch Sammeln pflanzlicher Nahrung und Erlegen von Kleintieren übernimmt, ist der Mann für die Jagd zuständig. Reine Jägerkulturen, in denen die Jagdbeute den überwiegenden Teil der Nahrung ausmacht, gibt es kaum. Obwohl die Frau in den Wildbeuterkulturen Haupternährerin ist, wird die Jagd valorisiert, entsprechend ist der soziale Status der Frau meist geringer. Eine bessere Stellung erfährt sie im Allgemeinen dort, wo der Anteil der Nahrungsversorgung durch den Mann weiter abnimmt, wie in den meist tropischen Pflanzerkulturen, bei denen die Frau die Knollenpflanzen pflanzt, erntet und verarbeitet. Es wird vermutet, dass die Frauen zuerst sesshaft wurden und mit dem Anbau von Pflanzen begannen, während die Männer erst mit zunehmender Entwicklung von der Jagd- zur Ackerbaugesellschaft einen festen Wohnsitz hatten.

In Pflanzerkulturen hat die Mythologie eine stark weibliche Note: Die weibliche Erde wird als Gegenstück des männlichen Himmels gesehen, dessen Samen – der Regen – die Erde befruchtet, der Mondzyklus wird mit dem weiblichen Fruchtbarkeitszyklus gleichgesetzt, und so, wie die Frau bei ihrer Arbeit mit einem Pflanz-

329 Vgl. Dawkins R. Das egoistische Gen. Ergänzte und überarbeitete Neuauflage. Heidelberg, Berlin, Oxford: Spektrum Akademischer Verlag; 1994: 231–269, 475–499.

330 Vgl. Baur M, Ziegler G. Die Odyssee des Menschen. Es begann in Afrika. München: Ullstein; 2001: 87–88. Vgl. Bischof N et al. *Über die evolutionistische Anthropologie.* In: Sullerot E (Hrsg.). Die Wirklichkeit der Frau. München: Verlag Steinhausen; 1979: 454–467.

331 Als Wildbeuter bezeichnet man in der Anthropologie nicht sesshafte Kulturen, die von Jagd, Fischfang und Sammelwirtschaft leben.

stock ein Loch in den Boden gräbt und den Setzling hineingibt, gelangt das Kind in ihren Körper, in dem es heranwächst.[332]

Man braucht nicht viel Phantasie, um hieraus eine Assoziationskette wie Frau – (Leben) – Mond(zyklus) – Nacht – Kälte – (Tod) zu bilden und eine komplementäre, welche dann beim Mann ihren Ausgang nimmt. Allerdings unterscheiden sich die Dichotomien von Kultur zu Kultur mitunter erheblich.

Der Religionsethnologe Joseph Franz Thiel beschrieb 1992 einige in den Pflanzerkulturen häufige Gegenüberstellungen:

> „[Der Frau] werden Kultur, Feuer, Dorf, Feld (Pflanzung), rote Farbe (Blut, Leben), gekochte Speisen etc. zugeschrieben. In Pflanzerkulturen ist die Frau das Kulturelement. Der Mann ist der Unkultivierte: Er ist der Jäger, der draußen in Wald und Savanne lebt, der Tiere und Menschen im Krieg und auf der Kopfjagd tötet; er lebt im Bereich des Wassers und isst oft rohe Speisen.“[333]

Thiel betonte, dass die Frau trotz ihrer sozial oft benachteiligten Position in der afrikanischen Mythologie zwar als vom Mann verschieden, aber nicht als antagonistisch, sondern als ergänzend angesehen wird. Alles „Große und Vollendete“ sei männlich und weiblich zugleich.[334] Weiblichkeit und Männlichkeit sind somit als komplementäre Prinzipien anzusehen.

Die Gegenüberstellung dieser Prinzipien ist in der Mythologie ein fester Bestandteil vieler Assoziationsreihen. Im Rahmen der Lateralitätsforschung erfolgten geschlechtsspezifische Zuweisungen eher selten, wenngleich die Dichotomie „weiblich – männlich“ sich in den Populärwissenschaften [vgl. Abschnitt 4.2.2.3] unverminderter Beliebtheit erfreut.

4.2.3.3 Links und rechts in Bezug auf die Entstehung der Händigkeit

Im Kontext dieser Arbeit erscheint eine weitere Zweiteilung von besonderem Interesse: Die von links und rechts. Betrachtet man die Herkunft der Wörter „rechts“ und „links“, wird aus der Etymologie bereits die sich oftmals in Redewendungen („Jemandes rechte Hand sein“, „Mit dem linken Fuß zuerst aufstehen“) niederschlagende Wertigkeit deutlich:

„Rechts“ ist der Genitiv Singular des Adjektivs „recht“ zu der indogermanischen Silbe „rêg-“: „aufrichten, recken, gerade richten“ und lateinisch „rectus“: „gerade, richtig, sittlich gut“. Links stammt von dem seit dem Mittelhochdeutschen bezeugten Adjektiv „linc“, „link“ ab, was „lahm“ bedeutete und möglicherweise auf eine indogermanische Bezeichnung für „schlapp, matt“ zurückzuführen ist.[335]

Nicht nur im europäischen Kulturraum, sondern weltweit findet sich eine Asymmetrie in der Bewertung der Seiten links und rechts mit einer insgesamt häufigeren Bevorzugung der rechten und Benachteiligung der linken Seite. Häufig

332 Vgl. Thiel JF. Grundbegriffe der Ethnologie. Berlin: Dietrich Reimer Verlag; 1992: 44–64.
333 Ebd., 62–63.
334 Vgl. ebd., 113.
335 Vgl. Duden Band 7 (2001): 487, 656.

werden links und rechts in die von Männlichkeit und Weiblichkeit ausgehenden Assoziationsketten einbezogen, wobei links meist für die weibliche, inferiore oder schwache Seite steht, rechts für die starke, männliche, welche als überlegen angesehen wird. Diese Wertigkeit findet sich in einigen afrikanischen Sprachen wieder, wo die rechte Hand als „männliche Hand", die linke als „weibliche Hand" bezeichnet wird. Oftmals sind links und rechts auch mit Tod und Leben assoziiert. Bei den Toradja auf der indonesischen Insel Sulawesi (früher: Celebes) herrscht die Vorstellung vor, die Toten würden den Lebenden alles entgegengesetzt tun, wo also die Lebenden vornehmlich die rechte Hand benutzten, gebräuchten die Toten die linke.[336]

Nicht immer ist es die linke Seite, die negativ bewertet oder als unterlegen angesehen wird. Jedoch sei auffällig, so die Wissenschaftsphilosophin Vilma Fritsch (1964),

> „[...] dass die positive Bewertung der Linken nie einen so absoluten Charakter hat wie die positive Bewertung der Rechten in Gesellschaften, die rechts über links stellen. Wer die linke Hand statt der rechten ehrt, kehrt das Schema nicht einfach um; er wählt nicht links statt rechts, sondern immer mehr oder weniger links *und* rechts."[337]

Ein früher, viel zitierter Artikel zum Thema Händigkeit und Rechtsseitendominanz menschlicher Kulturen ist der des französischen Anthropologen Robert Hertz. In *La Prééminence de la main droite: étude sur la polarité religieuse* (1909)[338] setzte sich der Schüler des Soziologen Émile Durkheim mit der Frage auseinander, welche organischen Ursachen und religiösen Deutungen der Seitendifferenz zugrunde liegen. Er kam zu dem Schluss, dass eine minimale körperliche Asymmetrie zu einer Bevorzugung der rechten Hand führte, welche durch religiöse Polarität und soziale Zwänge weiter gefördert worden sei.

Rodney Needham, ein britischer Anthropologe, der sich intensiv mit Hertz' Werken beschäftigte und sie in die englische Sprache übersetzte, kommentierte 1973 dessen Schlussfolgerung:

> „Hertz has written that dualism is of the essence of primitive thought, and I should go further to say that the symbolic opposition of right and left, and a dualistic categorization of phenomena of which this opposition is paradigmatic, are so common as to seem natural proclivities of the human mind."[339]

Christopher McManus, Professor für Psychologie am University College London, kritisierte, eine solche Dualität, wie sie von Hertz beobachtet worden sei und zu der wir alle tendierten, habe in der Natur keine Entsprechung:

336 Vgl. Needham R (Hrsg.): Right & Left. Essays on Dual Symbolic Classification. Chicago, London: The University of Chicago Press; 1973: 427 ff., 74 ff.

337 Fritsch V. Links und Rechts in Wissenschaft und Leben. Stuttgart: W. Kohlhammer Verlag; 1964: 39.

338 Vgl. Hertz R. *La prééminence de la main droite: étude sur la polarité religieuse.* Revue Philosophique 1909; 68: 553–580.

339 Needham R. *The Left Hand of the Mugwe.* In: Needham R (Hrsg.). Right & Left. Essays on Dual Symbolic Classification. Chicago, London: The University of Chicago Press; 1973: 109–127.

> „Even though we all tend to classify the world in this way, there are rarely actually two such distinctive and separable groups, but instead a continuum representing all possible intermediate values.“[340]

Die Neigung zur Polarisierung vereinfache es, komplexe Sachverhalte in kurzer Zeit zu erfassen, und in jeder Wissenschaft, die von Menschen ausgeübt werde, werde man einen entsprechenden Symbolismus vorfinden.

McManus befasste sich eingehend mit der Frage nach den Ursprüngen der Dichotomie im Bezug auf die linke und die rechte Seite und diskutierte in seinem Buch *Right Hand, Left Hand: The Origins of Asymmetry in Brains, Bodies, Atoms and Culture* (2002) biologische und soziale Ursachen der Seitenungleichheit. So fänden sich in allen Lebewesen allein linksdrehende Aminosäuren, und bei Vertebraten (Wirbeltieren) seien die inneren Organe (aufgrund des Blutflusses, der Größe der Tiere und der Beschaffenheit ihres Endoskeletts) asymmetrisch angeordnet. McManus ging auf Versuche mit Laborratten ein, die nach Verabreichung von Amphetaminen die Tendenz zeigten, im Kreis zu laufen, einige von ihnen im Uhrzeigersinn, andere gegen den Uhrzeigersinn. Eine pharmakologische Analyse zeigte, dass die Amphetamine die Dopaminkonzentration im Gehirn der Ratten beeinflusste und dass die links- und rechtsherum laufenden Ratten eine unterschiedlich hohe Dopaminkonzentration auf der rechten bzw. linken Seite des Hirnstamms aufwiesen.

Auch Menschen zeigen eine Rotationstendenz, wenn sie aufgefordert werden, mit geschlossenen Augen auf der Stelle zu treten (wie beim Unterberger-Tretversuch) oder ohne äußere Orientierungsmöglichkeiten (zum Beispiel im Nebel) geradeaus zu gehen. Bei Rechtshändern liegt üblicherweise eine Rechtswendigkeit vor. McManus stellte die These auf, bei der Händigkeit des Menschen könne es sich ebenfalls um die Folge einer Drehtendenz handeln, räumte jedoch ein, es sei bislang nicht zu klären, inwiefern.

Betrachtet man die Verteilung der Rechts- und Linkshändigkeit auf der Erde, stellt man fest, dass es regionale Unterschiede gibt, die Häufigkeit des Auftretens von Linkshändern aber auch in der Zeit variiert. McManus erklärte in einem Gedankenexperiment mögliche Ursachen dieses Phänomens. Angenommen, es gäbe zwei Gene (genauer: Allele), welche die Händigkeit des Menschen beeinflussten. C (für *chance*), welches bei doppeltem Vorkommen eine 50%ige Wahrscheinlichkeit des Auftretens der Linkshändigkeit liefere, D (für *dextral*), welches bei doppeltem Vorkommen für Rechtshändigkeit sorge, und die Gene C und D seien kodominant. So bestünde für Träger der CC-Kombination eine 50%ige Chance, linkshändig zu sein, für DC-Träger eine 25%ige.

Eine unterschiedliche Anzahl von Linkshändern in einem Land ergebe sich aus dem Zusammenspiel einerseits der Genhäufigkeit von C, andererseits eines erhöhten sozialen Drucks auf Linkshänder, entweder durch direkte Repressionen oder aber durch erschwerte Lebensbedingungen für Linkshänder in einer rechtshändigen Gesellschaft. Während in einem Land, in welchem Linkshänder keine sozialen

340 McManus C. Right Hand, Left Hand. The Origins of Asymmetry in Brains, Bodies, Atoms and Culture. London: Weidenfeld & Nicolson; 2002: 36.

Einschränkungen hinnehmen müssten, sich ihre Zahl bei einem bestimmten Wert einpendele, nehme in einem Land mit hohem sozialen Druck die Zahl der Linkshänder ab, da ein Teil von ihnen dem Zwang folge, als Rechtshänder zu leben. In Ländern, in welchen Linkshänder zwar nicht unterdrückt würden, aber der Genpool weniger C-Gene aufweise, sei eine stärkere familiäre Vererbung der Linkshändigkeit zu beobachten. Somit sei diese als Kriterium zur Unterscheidung repressions- und genetisch bedingter Variation der Linkshändigkeit heranzuziehen.

Die Zahl der Linkshänder beträgt weltweit etwa 5–10%. Dabei zeigt sich, dass Linkshändigkeit bei Männern etwas häufiger vorkommt als bei Frauen und dass absolute Rechtsseitigkeit häufiger ist als absolute Linksseitigkeit, gerade, wenn neben der Händigkeit auch Füßigkeit, Äugigkeit und Gehörspräferenz berücksichtigt werden. Im Lauf der letzten hundert Jahre ist die Linkshändigkeit in den Industrienationen von etwa 3–4 auf 10–13% angestiegen. Eine groß angelegte Studie zeigte, dass dieser Anstieg offenbar auf eine tatsächliche Zunahme der angenommenen Genhäufigkeit („C-Gene“) zurückzuführen ist und Linkshänder zu Beginn des 20. Jahrhunderts (aufgrund direkten, mehr aber noch indirekten sozialen Drucks) weniger Kinder bekamen als heute, da die Toleranz gegenüber Linkshändigkeit größer geworden ist.[341]

Paul Broca [vgl. Kapitel 2.2.2] erklärte, wir seien rechtshändig, da wir linkshirnig seien. Die Korrelation von Händigkeit und Hemisphärenspezialisierung wurde in der Wissenschaft – besonders bezüglich der Frage, was Ursache und was Effekt sei – kontrovers diskutiert und ist bis heute nicht eindeutig geklärt.

Der US-amerikanische Neurologe Frank Wilson sah in seinem Werk über die Evolution der Hand (1998, deutsch 2000)[342] die Händigkeit als Ergebnis kumulativer Evolutionseffekte von Umweltansprüchen und -chancen an, welche sich für eine neue Kategorie von Bewegungen der oberen Gliedmaßen in der Hominidenlinie ergaben. So könnte die Beherrschung bestimmter Bewegungsmuster beim Anfertigen von Werkzeug oder beim Werfen von Vorteil gewesen sein, die verbesserte Kontrolle einzelner Fertigkeiten könne der entsprechenden Extremität das Erlernen vergleichbarer Fertigkeiten erleichtert haben, und das Gehirn könne gelernt haben, bestimmte Bewegungsroutinen abzurufen. Sobald eine Fähigkeit ihren Überlebenswert über eine hinreichende Anzahl von Generationen unter Beweis gestellt hätte, könne die Sonderstellung der Individuen im Besitz dieser Fähigkeit zu einer verstärkten Verbreitung des Gens in der Gesamtpopulation geführt haben. Die verschiedenen Fähigkeiten der linken und der rechten Hand seien auf sich zeitlich und räumlich unterscheidende Bewegungsmuster zurückzuführen. Die Bewegungen der dominanten Hand seien mikro-, die der nicht dominanten Hand makrometisch, analog zu den Erkenntnissen aus der Hemisphärenforschung, derzufolge die Gehirnhälften verschieden begabt in der Verarbeitung von Reizen unterschiedlicher Frequenzen sind (vgl. Abschnitt 3.3.6.5). Im Laufe der Zeit sei es zu einer Koevo-

341 Vgl. ebd., 202–210.

342 Vgl. Wilson F. The Hand. How Its Use Shapes the Brain, Language, and Human Culture. New York: Patheon Books; 1998.

lution von Hand und Gehirn gekommen mit komplementären Funktionsweisen der rechten und linken Hände bzw. Hirnhälften.[343]

Eine andere These vertrat der neuseeländische Psychologe Michael Corballis (1993):[344] In der linken Hemisphäre habe sich eine Vorrichtung zur Erzeugung komplexer Sprachmuster aus einer kleinen Anzahl primitiver Elemente entwickelt. Corballis bezeichnete diese Vorrichtung als „Generative Assembling Device" (GAD, in etwa: Generative Verknüpfungs-Einheit) und ging davon aus, dass ihre Verarbeitungsfähigkeiten auch für sprachunabhängige Funktionen der linken Hemisphäre, wie z.B. die Kontrolle der rechten Hand, zur Verfügung stehen. Die generativen Aspekte des Kommunikationssystems hätten sich besonders bei der Herstellung von Werkzeug als nützlich erwiesen, indem sie dem Menschen ermöglicht hätten, nicht nur Werkzeuge zu erfinden, sondern auch verschiedene Werkzeugteile zu neuen Werkzeugen zusammenzufügen oder Werkzeuge in einem neuen Kontext zu gebrauchen.

Michael Gazzaniga et al. (2002) hielten aber auch die umgekehrte Variante für möglich, derzufolge eine Spezialisierung der linken Hemisphäre für bestimmte Aspekte der Motorik zu einer Förderung der Sprachentwicklung geführt haben könnte. Als unsere Vorfahren komplexere Werkzeuge zu gebrauchen begannen, spekulierten sie, sei ein Kommunikationssystem notwendig geworden, dieses Wissen zu verbreiten. Der vergleichenden Sprachwissenschaft entnehme man, dass die meisten Sätze Handlungen mitteilten; auch lernten Kinder zuerst Verben und dann andere Wortarten wie Adjektive.

Aus diesen Umständen meinten Gazzaniga et al. die These ableiten zu können, dass eine Bevorzugung der rechten Hand für motorische Handlungen und die Notwendigkeit, diese Handlungen verbal auszudrücken zu einem Selektionsdruck geführt habe, der die linke Hemisphäre bei der Sprachentwicklung begünstigte. Zuletzt sei allerdings auch denkbar, dass Händigkeit und Sprachlateralität sich unabhängig voneinander entwickelt hätten. Immerhin gebe es keinen unbedingten Zusammenhang zwischen diesen Aspekten der Hemisphärenlateralität, einige Rechtshänder besäßen eine beidseitige Sprachlokalisation und bei mehr als der Hälfte der Linkshänder sei die linke Hemisphäre sprachdominant.[345]

4.2.3.4 Reduzierte Detailtreue durch Kontrastbildung

Bislang wurde aufgezeigt, dass es im Verlauf der Evolutionsgeschichte zur Ausbildung unterschiedlicher Geschlechter und zu Seitendifferenzen, den menschlichen Körper betreffend, kam und dass die Deutung dieser wahrnehmbaren Unterschiede sowie anderer „komplementärer" Aspekte des menschlichen Erlebens (Leben und Tod, Himmel und Erde) in allen menschlichen Religionen und Kulturen eine große

343 Vgl. Wilson F. Die Hand: Geniestreich der Evolution. Ihr Einfluß auf Gehirn, Sprache und Kultur des Menschen. Stuttgart: Klett-Cotta; 2000: 168 ff., 175 ff., 186.

344 Vgl. Corballis M. The Lopsided Ape. Evolution of the Generative Mind. New York: Oxford University Press; 1993.

345 Vgl. Gazzaniga/Ivry/Mangun (2002): 438–443.

Rolle spielt. Doch warum werden gerade zwei einander ergänzende Aspekte wahrgenommen? Hatte Rodney Neeham recht mit seiner Aussage, eine dualistische Einteilung scheinbar gegensätzlicher Phänomene entspreche einer natürlichen Neigung des menschlichen Geistes?

Dieser Frage ging auch der Neurologe und Professor für Psychologie Marcel Kinsbourne (1982) nach:

> „If the brain is incapable of nominating a particular one of the many dichotomies as fundamental, can it at least suggest to us why humans so avidly reduce experience to opponent possibilities?"[346]

Die Hemisphären als solche, so Kinsbourne, könnten dies nicht, wohl aber die Gehirnorganisation. Die Hirnaktivität, welche durch äußere Veränderungen ausgelöst werde, sei keine exakte Repräsentation des wahrnehmbaren Aspekts einer solchen Veränderung. Vielmehr karikiere sie die Veränderung, indem sie einige Aspekte überbetone und entsprechend andere vernachlässige. Das Gehirn überrepräsentiere Diskontinuitäten in Raum und Zeit (Grenzen und Bewegung). Diese Gewichtung werde hervorgerufen durch das Phänomen der lateralen Hemmung zwischen benachbarten neuronalen Strukturen. Auf diese Weise verzerre die Wahrnehmungserfahrung die physische Realität durch das Aufstellen von Extremen oder polaren Gegensätzen, die einen Kontrast bildeten. Ein ähnlicher Mechanismus wirke bei der reziproken Hemmung, bei der über Kollaterale des afferenten Neurons und ein Interneuron der Antagonist gehemmt wird.

Kinsbourne erläutert die Vorteile eines solchen Systems: „This arrangement is adaptive in that it permits unequivocal decisions to be formulated even if there are only minimal differences in the objective pros and cons."[347]

Dies sei notwendig, um Organismen, welche eine große Aufnahmekapazität, jedoch nur eine begrenzte Reaktionsmöglichkeit hätten, zu erlauben, Prioritäten zu setzen und zunächst auf das am dringlichsten erscheinende Ereignis zu reagieren. Bei der Erstbetrachtung eines komplexen Musters, richte sich die Aufmerksamkeit sequenziell auf verschiedene Aspekte, ehe die Analyse zu einem hinreichend zufriedenstellenden Ergebnis führe und eine vereinfachende Formulierung für das Gesamtbild gefunden werden könne.

> „Necessarily, whatever attribute at any time is the focus of attention is temporarily overstated with respect to its power to characterize the whole. [...] These analytic processes are left hemispheric. They involve naturally, even inevitably, a shifting emphasis and overstated antithesis between ostensibly ‚rival' accounts of the situation, pending a final resolution of what turn out to be different perspectives rather than incompatible characterizations."[348]

Die Analyse kann nach Kinsbourne wenige Minuten oder aber den Großteil des Lebens eines Wissenschaftlers dauern, je nach Komplexität des Problems. Mitunter kann, davon geht Kinsbourne aus, die Lösung eines Problems gar Generationen oder ganze historische Epochen umfassen, wobei jedes Individuum seinen eigenen

346 Kinsbourne M. Hemispheric *Specialization and the Growth of Human Understanding.* Am Psychol 1982; 37: 417.

347 Ebd., 418.

348 Ebd.

Blick auf die Angelegenheit wirft und zu einem Urteil gelangt, welches einen Teil der Wahrheit erfasst, jedoch überbewertet. Der Blick eines anderen Individuums erfasst andere Aspekte, die ebenfalls übertrieben werden und die denen anderer Betrachter scheinbar widersprechen können.

> „Only when the problem approaches overall resolution does it become apparent that what had been previously regarded as contradictory was so only with respect to emphasis, not with respect to content.“[349]

Warum halten sich manche Dichotomien so lange, auch wenn bekannt ist, dass sie eine in wissenschaftlichem Sinne unzulängliche Vereinfachung der Wirklichkeit darstellen? Der bereits zitierte Richard Dawkins lieferte mit seiner „Mem-Theorie“ (1976) eine spekulative Erklärung. Dawkins stellte die Hypothese auf, es gebe neben biologischen Replikatoren, den Genen, auch kulturelle Replikatoren, Meme: Ideen, die sich durch ebensolche Langlebigkeit, Fruchtbarkeit und Wiedergabetreue auszeichneten wie Gene, von diesen aber unabhängig seien und nicht einmal immer aufgrund eines Nutzens für ein Individuum und dessen Gene überlebten, sondern aufgrund ihres Durchsetzungsvermögens – unter anderem ihrer Einprägsamkeit – in einer für sie günstigen Umwelt.

In einer Rede zu der 30-jährigen Jubiläumsausgabe seines Buches *The Selfish Gene* kommentierte Dawkins seine Theorie:

> „[...] memes. This is not something that I've ever wanted to push as a theory of human culture, but I originally proposed it as a kind of – almost an anti-gene point, to make the point that Darwinism requires accurate replicators with phenotypic power, but they don't necessarily have to be genes. What if they were computer viruses? They hadn't been invented when I wrote *The Selfish Gene* so I went straight for memes, units of cultural inheritance.“[350]

Eine andere Erklärung für die Replikation bereits verbreiteter Polaritäten oder Ansichten mag der Mechanismus der Gruppenkonformität sein: Menschen tendieren zur Übernahme bestehender Meinungen oder Verhaltensweisen, wenn das Verhalten oder die Meinung möglichst einheitlich innerhalb der Bezugsgruppe gezeigt bzw. vertreten wird, unabhängig davon, ob diese ursprünglich der eigenen Einstellung entsprechen oder nicht.

Wir seien ständig auf der Suche nach einer Reduktion der Komplexität unserer Wahrnehmung, erklärte Robert Ornstein 1989. Die Tendenz zur übermäßigen Vereinfachung, die es uns ermögliche, schnell zu reagieren, gehe jedoch auf Kosten der Genauigkeit. Wenn es um die Wahrnehmung von Personen gehe, erweise sich die Simplifizierungsstrategie als gefährlich und mit weit unangenehmeren Konsequenzen behaftet als bei der Bewertung von Objekten. Der Mensch sei – auch bezogen auf sein Verhalten und seine Geistesstruktur – weder unveränderlich noch simpel, sondern komplex, widersprüchlich und in ständiger Veränderung begriffen, weshalb eine einmalige Etikettierung ihm nicht gerecht werden könne.[351]

349 Ebd.

350 Dawkins R. The Selfish Gene: Thirty years on. Rede zum Erscheinen der 30-jährigen Jubiläumsausgabe des Buches, gehalten am 16. März 2006 in The Old Theatre, London. http://www.edge.org/3rd_culture/selfish06/selfish06_index.html [Stand: 06.07.2011].

351 Vgl. Ornstein R. Multimind. Ein neues Modell des menschlichen Geistes. Paderborn: Junfer-

Nach dieser kurzen Übersicht über verschiedene Theorien zur Entstehung insbesondere der Links-Rechts-Polarität, stellt sich die Frage, welchen Beitrag die Erkenntnisse aus der Split-Brain-Forschung nicht nur zur Verbreitung dieser Dichotomien leisteten [vgl. Kapitel 4.2.5], sondern möglicherweise auch zum Verständnis von ihrer Entstehung.

4.2.3.5 Die Rolle des linkshemisphärischen Interpreten

Die Ergebnisse der Split-Brain-Studien selbst deuten darauf hin, dass die Etikettierung von Personen oder Objekten, die Deutung von Ereignissen und die Entwicklung von Assoziationsketten wie den weiter oben beschriebenen als linkshemisphärische Prozesse zu betrachten sind. Für Michael Gazzaniga (1992, 2005) steht fest, dass die früher angenommene Vorstellung eines doppelten Bewusstseins fehlerhaft ist. Während viele grundlegende Funktionen des Gehirns bilateral vertreten seien, träfe dies auf diejenigen dem *menschlichen* Denken zugrunde liegenden nicht zu. Es sei eine Eigenschaft des „Interpreten" [vgl. Abschnitt 3.3.6.6] in der linken Gehirnhälfte, mit den beständig, gleichzeitig und meist unbewusst ablaufenden Hirnprozessen Schritt zu halten und sie in einen Gesamtzusammenhang zu stellen.

Tests hätten gezeigt, dass es die Sprache sei, durch die der Interpret seine Handlung ausdrücke und Split-Brain-Patienten ohne rechtshemisphärische Sprache eine deutliche Beschränktheit einiger ihrer höheren kognitiven Funktionen aufwiesen. Selbst jene wenigen Patienten, die über gewisse Sprachfähigkeiten der rechten Hemisphäre verfügten, seien kaum in der Lage gewesen, logische Schlussfolgerungen zu ziehen. Zeigte man „den rechten Gehirnhälften" dieser Split-Brain-Patienten beispielsweise die Bilder eines Holzstapels und eines brennenden Streichholzes oder die Wörter „Finger" und „Nadel", waren sie nicht in der Lage, ein passendes Bild (brennender Holzstapel) oder Wort („bluten") herauszusuchen, das die beiden gezeigten Bilder oder Wörter logisch verknüpfte. Wurden die Bilder der linken Hemisphäre zugänglich gemacht, hatten die Patienten mit entsprechenden Assoziationen keine Probleme.

Aber auch nichtsprachliche Aufgaben wie das Zeichnen kurz gezeigter unvollständiger Bilder offenbarten Unterschiede in der „Denkweise" der Hemisphären, so Gazzaniga. Während die Patienten mit der linken Hand tatsächlich nur halbe Häuser oder Personen zeichneten – so wie sie ihrer rechten Hemisphäre präsentiert worden waren – vervollständigten sie mit der rechten Hand (linken Hemisphäre) die Bilder, in der Annahme, die nicht wahrgenommene Hälfte sei der nicht zugänglichen Gesichtsfeldhälfte präsentiert worden.

In einem weiteren Versuch zeigten Gazzaniga und Elizabeth Phelps (z.B. 1992)[352] Split-Brain-Patienten Bildergeschichten und ließen „die Hemisphären" zwei Stunden später separat Bilder auswählen, die in der Geschichte vorgekommen

mann-Verlag; 1989: 110 ff., 170 ff.

352 Vgl. Phelps EA, Gazzaniga MS. *Hemispheric differences in mnemonic processing. The effects of left hemisphere interpretation.* Neuropsychologia 1992; 30: 293–297.

waren, zu der Geschichte passten oder aber gar nichts mit ihr zu tun hatten. Auch hier hielt sich, laut der Autoren, die rechte Hemisphäre strikt an das Gesehene, während die linke auch solche Bilder in Betracht zog, die mögliche (aber nicht tatsächliche) Ereignisse der Geschichte zeigten.

Studien zum Interpreten, so Gazzaniga, ließen vermuten, dass Menschen einen Großteil ihrer Schlussfolgerungen aus persönlichen oder Umweltereignissen auf Grundlage ihres aktuellen Bewusstseinszustands ziehen. Bei der Beurteilung von Lebensereignissen verließen wir uns im Wesentlichen auf unmittelbar abrufbare Informationen, sodass bereits unscheinbare Veränderungen der verfügbaren Informationen zu einer gänzlich anderen Beurteilung einer Situation führen könnten: „[...] beliefs seem to be built up from people's immediate experience.“[353]

Aus den Versuchen werde deutlich, erklärte Gazzaniga, dass frühe Informationen eine überproportional große Rolle bei der Entwicklung von Überzeugungen spielen. Ein weiteres wichtiges Kriterium für die Zuschreibung von Kausalitäten sei die Ähnlichkeit von vermuteter Ursache und beobachtetem Effekt: Je mehr etwas der Wirkung ähnele, desto eher werde es als dessen Ursache in Betracht gezogen. Erstaunlich sei auch die Fähigkeit des Menschen, trotz einander widersprechender Daten an den eigenen Überzeugungen festzuhalten. Eher zweifelten wir die Methodik einer Studie mit unseren Ansichten widersprechenden Ergebnissen an als unseren Glauben selbst.[354]

2005 schrieb Gazzaniga:

> „The interpreter seeks patterns, order, and causal relationships. Nowhere does this operate more than on the cultural phenomenon of religious belief. [...] One has to begin to think, it seems to me, that religions, while possibly originating from a common moral core we all possess, are interpretations built on surrounding cultural realities.“[355]

Was passiert, wenn wir Gazzanigas „Interpreter“-Modell auf die Frage nach den Ursprüngen unserer Polarisierungs-Neigung anwenden? In einem solchen Gedankenspiel erscheinen die in diesem Kapitel dargestellten kulturellen Phänomene in einem neuen Licht. Das von Gazzaniga beschriebene „Interpreten-Modul“ (wie auch immer man sich diese der linken Hemisphäre zugeschriebene Eigenschaft konkret vorzustellen hat), so kann man folgern, deutet die Wahrnehmungen eines Menschen und fügt sie einem konsistenten Erzählstrom hinzu. Unbekanntem wird eine Bedeutung zugewiesen, Unerklärlichem eine Ursache, die kongruent ist mit dem persönlichen Erleben des Betrachters. Auf diese Weise könnten die beschriebenen Assoziationsreihen entstehen, die jeweils in ihrem kulturellen Kontext zu betrachten sind. Auch das Festhalten an einmal gewonnenen Erkenntnissen gehöre, so Gazzaniga, zu den Eigenschaften des „Interpreten“, der stets auf das bereits vorhandene Wissen zurückgreife und Ereignisse in die gegenwärtige Lebensgeschichte einfüge, statt diese umzuschreiben, wenn die neue Information nicht mit ihr in Einklang zu bringen sei.

353 Gazzaniga M. Nature's mind. New York: Basic Books; 1992: 135.
354 Vgl. ebd., 112–137.
355 Gazzaniga (2005): 151–152.

Dieses in der Wissenschaft vielbeachtete Phänomen wird als „Confirmation Bias" bezeichnet, zu Deutsch: Bestätigungstendenz – also die Neigung, Beweise zu suchen, welche die eigenen Ansichten bestätigen. Sie erleichtert es den Menschen, Routinen zu entwickeln, um rasche Entscheidungen treffen zu können, verhindert andererseits aber eine unvoreingenommene Bewertung von der eigenen Meinung abweichender Ansichten und neuer Erkenntnisse.[356]

Wie Kinsbourne ausführte, ist eine kontrastreiche Wahrnehmung für eine rasche Informationsverarbeitung sehr nützlich – und eine Einteilung in zwei konträre Aspekte stellt den schärfsten Kontrast dar. Legen wir die von Gazzaniga beschriebenen Eigenschaften des „Interpreten" zugrunde, so werden einmal etablierte Dichotomien, die hilfreiche Erklärungsmodelle für kulturelle Phänomene im Umfeld einer Person sind, von dieser kaum durch detailliertere Theorien ersetzt, selbst wenn diese ein exakteres Abbild der Umwelt darstellen, vielmehr versucht der „Interpret in der linken Gehirnhälfte", auch zukünftige Wahrnehmungen mit den beiden gegensätzlichen Kategorien in Einklang zu bringen und so seinem bestehenden Weltbild treu zu bleiben. Je früher im Leben ein Mensch mit einer entsprechenden Zweiteilung konfrontiert wird, (d.h., bevor er mit detaillierteren Erklärungsmodellen vertraut ist), und je häufiger sich scheinbare oder tatsächliche Belege für die „Richtigkeit" dieser Dichotomie finden, desto fester, so ist anzunehmen, etabliert diese sich in der Weltanschauung des Einzelnen – und umso wichtiger wird sie damit möglicherweise in der kulturellen Tradition seines Umfelds.

4.2.4 Die Vermarktung der rechten Gehirnhälfte

4.2.4.1 Die Split-Brain-Thematik im „New Age des Wassermanns"

Wie im vorangegangenen Kapitel dargelegt, war die Neigung zur Entwicklung von Polaritäten, wie sie nachfolgend auf die Split-Brain-Forschung und hier besonders in den Populärwissenschaften erfolgte, keineswegs neu, nicht einmal, wie eingangs in Kapitel 2.2.3 beschrieben, ihre Zuordnung zu den Hemisphären, wenngleich ein wesentlicher Unterschied zu den Dichotomien des ausgehenden 19. Jahrhunderts darin bestand, dass die Fähigkeiten der rechten Hemisphäre nun nicht mehr zwingend als minderwertig erachtet wurden, im Gegenteil: Nicht selten wurde die lange vernachlässigt geglaubte rechte Hemisphäre ins Licht der Öffentlichkeit gezogen, man pries ihre besonderen Fähigkeiten. Es scheint, als hätte man sich die Worte zu Herzen genommen, mit welchen Robert Hertz seinen weiter oben zitierten Artikel schloss:

> „If the constraint of a mystical ideal has for centuries been able to make man into a unilateral being, physiologically mutilated, a liberated and foresighted society will strive to develop the

356 Lewicka M. *Confirmation Bias. Cognitive Errors or Adaption Strategy of Action Control.* In: Kofta M. Personal Control in Action. New York: Plenum Press; 1998: 233–258.

energies dormant in our left side and in our right cerebral hemisphere, and to assure by an appropriate training a more harmonious development of the organism.“[357]

Beginnend in den 1960er Jahren und mit einem Gipfel in den 1980er Jahren war ein zunehmendes Interesse an einfachen Welterklärungen und eine Hinwendung zu spirituellen und esoterischen Überzeugungen feststellbar. Kritiker bemängeln nicht nur eine wissenschaftsfeindliche, anti-rationale Einstellung der Anhänger der sogenannten „New-Age-Bewegung“,[358] sondern auch eine Ausbeutung und Missdeutung nicht-westlicher Traditionen und Glaubensinhalte.[359] Als einer der prominentesten Vertreter dieser Bewegung, auch wenn er sich später von der „New-Age“-Szene distanzierte, galt der in Österreich geborene Physiker und Systemtheoretiker Fritjof Capra. Er beklagte in seinem Buch *The Turning Point* (1982, deutsch: Wendezeit 1983) das „höchst alarmierende Stadium“, in dem sich die Welt aufgrund einer „einseitigen Evolution“ befinde. Die „Überbetonung der wissenschaftlichen Methode und des rationalen, analytischen Denkens“ habe „zu Verhaltensweisen geführt, die zutiefst anti-ökologisch“ seien. Dies sei ein Ergebnis davon, so Capra,

„[...] dass wir unser Yang, anders gesagt unsere maskuline Seite – rationales Wissen, Analyse, Expansion –, überbetont haben, und unser Yin, also unsere weibliche Seite – intuitive Weisheit, Synthese und ökologisches Bewusstsein –, vernachlässigen.“[360]

1988, bereits gegen Ende des „New-Age-Jahrzehnts“ in Deutschland, veranstaltete der deutsche Arzt und Hyponosetherapeut Claus Bick, Vorsitzender der neu gegründeten „Internationalen Gesellschaft für Cerebrale Dominanzen e.V.“ in München den *Ersten Kongress über Cerebrale Dominanzen* [siehe auch Kapitel 1.1 und 4.2.1]. Zu den geladenen Referenten gehörten Wissenschaftler aus Frankreich, Großbritannien, Israel, Italien, Japan, den USA und einer ganzen Reihe weiterer Länder, unter ihnen bekannte Neurowissenschaftler und Verhaltensforscher wie Karl Pribram, Hans Zeier und auch Michael Gazzaniga, der jedoch letztlich absagte. Einen Monat vor Beginn der Konferenz schrieb Bick einen offenen Brief an die geladenen Wissenschaftler, der, wie Anne Harrington und Godehard Oepen aus eigener Erfahrung berichteten, deutlich machte, dass Bick versuchte, ihre Unterstützung für seinen „fight against an alleged tyrannizing of Western society by so-called left-hemispheric ways of thinking“ zu gewinnen.[361] Nicht wenige Wissenschaftler sagten nach diesem Brief ihre Teilnahme an dem Kongress kurzfristig ab.

357 Hertz R. *The Pre-eminence of the Right Hand: A Study in Religious Polarity.* In: Needham R (Hrsg.). Right & Left. Essays on Dual Symbolic Classification. Chicago, London: The University of Chicago Press; 1973: 3–31.

358 Der Begriff „New Age“ stammte ursprünglich aus der Astrologie, in der der Beginn des „Wassermannzeitalters“ als Beginn einer Epoche der Spiritualität, Humanität und Toleranz gesehen wurde.

359 Vgl. Declaration of War Against Exploiters of Lakota Spirituality. http://puffin.creighton.edu/lakota/war.html [Stand: 06.07.2011].

360 Capra F. Wendezeit. Bausteine für ein neues Weltbild. Bern, München: Scherz Verlag; 1983: 40.

361 Harrington A, Oepen G. *„Whole Brain“ Politics and Brain Laterality Research.* Eur Arch Psychiatr Neurol Sci 1989; 239: 141–143.

„The left hemisphere represented dry linguistic, logical analytical and computer-like rationality", gaben Harrington und Oepen Bicks in dem Brief deutlich werdende Weltsicht mit eigenen Worten wieder.

> „Dr. Bick, speaking for the International Society for Cerebral Dominances opposed this side of the brain to the allegedly intuitive, mystical holistic, emotional, creative and synthetic capacities of the right hemisphere, which was represented as a victim of heartless discrimination in our social and educational system. It was time, according to Dr. Bick, to join forces and put an end to this oppression and injustice."[362]

Harrington und Oepen kritisierten, die „Ganzhirn-Bewegung" („whole-brain" movement) nehme ihren Ursprung nicht nur in Ignoranz und unreflektiertem, wenn auch, wie in Bicks Fall, wohlgemeintem, Emotivismus[363], sondern auch in dem Wunsch, die Welt zu manipulieren und zu verführen. Es gut zu meinen, sei eben nicht immer genug, man müsse auch das Risiko bedenken, dass andere nur zu bereitwillig versuchen könnten, das politische und wirtschaftliche Potenzial eines solch unüberlegten ideologischen Vorstoßes auszubeuten.

Wieweit insbesondere die wirtschaftliche „Ausbeutung" der Erkenntnisse aus der Hemisphärenforschung ging, soll in den folgenden Abschnitten aufgezeigt werden.

4.2.4.2 Split-Brain und Kommerz

1979 veröffentlichte die kalifornische Kunst-Professorin Betty Edwards das Zeichenlehrbuch *Drawing on the Right Side of the Brain. A Course in Enhancing Creativity and Artistic Confidence.* Zeichnen lernen könne jeder, versprach sie, wenn er sich nur eine neue Art des Sehens aneigne, vom analytischen Links-Modus in den räumlich-ganzheitlichen Rechts-Modus wechsle. Zur Veranschaulichung, schrieb Edwards, solle man sich die Modi wie die Buchstaben L und R vorstellen (welche demonstrativ in unterschiedlichen Schriftarten dargestellt wurden):

> „Der L-Modus ist der ‚rechtshändige' Modus der linken Hemisphäre. Das L ist fest und aufrecht stehend, leicht erfassbar, gerade, korrekt, kantig, phantasielos, kraftvoll. Der R-Modus ist der ‚linkshändige' Modus der rechten Hemisphäre. Das R ist schräg gestellt, geschwungen, biegsam, in seinen überraschenden Kurven und Bögen verspielter, komplexer, phantasievoller."[364]

Edwards stellte Übungen vor, die „kreative Mathematiker, Wissenschaftler und Denker" in die Lage versetzen sollten, über das Corpus callosum Zugang zum R-Modus zu erhalten, um zu neuen Ideen zu gelangen, und Künstler und musisch

362 Ebd., 141.

363 Anhänger der Lehre des Emotivismus vertreten die Ansicht, moralische Wertvorstellungen seien als Ausdruck unseres jeweiligen emotionalen Zustands zu verstehen und dienten dazu, andere in unserem Sinne zu beeinflussen.

364 Edwards B. Garantiert zeichnen lernen. Das Geheimnis der rechten Hirn-Hemisphäre und die Befreiung unserer schöpferischen Gestaltungskräfte. Reinbek: Rowohlt; 1982: 53 ff.

begabte Menschen, in den L-Modus zu wechseln, um künstlerische Probleme zu analysieren. Das Buch wurde ein Bestseller und mehrfach neu aufgelegt.

Gabriele Rico führte 1983 angehende Schriftsteller mit *Writing the Natural Way. Using Right-Brain Techniques to Release Your Expressive Powers* an das „ganzheitliche“ Schreiben heran: Zu Beginn des Schreibprozesses habe man sich an die

> „[...] fragende, forschende, sensitive rechte Hälfte zu halten, [...] in den späteren Phasen der literarischen Produktion dagegen an die folgerichtigen, syntaktischen, systematischen Fähigkeiten der linken Seite.“[365]

Weitere Kreativitäts-Ratgeber folgten, Bücher und Artikel zur Verbesserung der Lehre und des Lernens, Lebens- und Beziehungsratgeber sowie Manager-Hilfen, zum Beispiel: *Right-brained kids in left-brained schools* (Today‘s Education 1976; 65); *Split Brain Research and its implications for feminist education* (1983); *Wege des Staunens: Übungen für die rechte Hemisphäre* (1985); *Writing on Both Sides of the Brain: Breakthrough Techniques for People Who Write* (1987); *Use Both Sides of Your Brain: New Mind-Mapping Techniques* (1991); *Organizing for the Creative Person: Right-Brain Styles for Conquering Clutter, Mastering Time, and Reaching Your Goals* (1993); *Right Brain/Left Brain Photography* (1994); *The Whole Brain Business Book* (1996); *Cross-Train Your Brain: A Mental Fitness Program for Maximizing Creativity and Achieving Success* (1999); *The Power of Your Other Hand: A Course in Channeling the Inner Wisdom of the Right Brain* (2001); *Organizing from the Right Side of the Brain: A Creative Approach to Getting Organized* (2004); *A Whole New Mind: Why Right-Brainers Will Rule the Future* (2006); *Unsere kreative Zukunft: Warum und wie wir unser Rechtshirnpotential entwickeln müssen* (2008); *Right Brain Math: A Fun, Easy, Visual Approach to Math* (2011); *The Right-Brain Business Plan: A Creative, Visual Map for Success* (2011).

Auch in der Theologie hielt der Lateralitäts-Gedanke Einzug. Für die Verbindung theoretischer Theologie und praktischer Gemeindearbeit, erklärte der Theologe Howard W. Stone, seien die verschiedenartigen Informationsverarbeitungsprozesse der Hemisphären von Bedeutung. „For one’s theology to have an impact on ministerial practice (and vice versa) both sides of the brain are required“,[366] lautete Stones simple Schlussfolgerung.

Workshops wie „Balancing Your Left/Right Brain“, Lern- und Therapiemethoden wie der „Infinity Walk“, bei dem das lernende oder zu therapierende Gehirn des „Infinity Walkers“ vom Abschreiten einer liegenden Acht profitieren soll, und Musiktechnologien wie die Holosync® Audio Technology versprechen, die beiden Hemisphären und damit sogleich Körper und Seele ins Gleichgewicht zu bringen.

Die Trivialisierung wissenschaftlicher Erkenntnisse ist dann nicht mehr zu steigern, wenn man glaubt, sie in der Produktwerbung einsetzen zu können. Hier setzt der Werbende voraus, dass die bloße Nennung eines Stichworts ausreicht, um ei-

365 Rico GL. Garantiert schreiben lernen. Sprachliche Kreativität methodisch entwickeln. Reinbek: Rowohlt; 1984: 72–73.

366 Stone HW. *Left Brain, Right Brain.* Theology Today 1983; 40: 292–301.

nem Millionenpublikum das Produkt im gewünschten Zusammenhang zu präsentieren.

In der Autowerbung hat das Anpreisen der Hemisphärenfreundlichkeit bereits Tradition. Über den Volvo XC90 V8 AWD heißt es:

> „The XC90 is a well-rounded SUV. It combines rugged sport-utility looks with the feel of a station wagon. It‘s safe. It‘s comfortable. It has fine traction. And it has room for people and their trappings. With the left-brain checklist duly filled, the V8 goes on to score one for the right hemisphere. It has a fine, fast motor. This last element makes this model particularly intriguing, putting the boot as it does to Volvo‘s sensible shoes image.“[367]

Auch der Saab Sedan und der Toyota Corolla (Abb. 8) sollen beide Hemisphären ansprechen.

Auf arstechnica.com [Stand: 06.07.2011] äußert sich ein Kunde begeistert über den Honda Insight. Der „Linkshirn-Grund“ für seine Begeisterung sei, dass das Modell technologisch beeindruckend sei. Der „Rechtshirn-Grund“ sei, dass es einfach Spaß mache, den Wagen zu fahren. – Technische Details für das linke Gehirn, Fahrvergnügen und Geschwindigkeit für das rechte: Die Einteilung ist stets dieselbe.

Die Liste der Beispiele ließe sich endlos fortsetzen, der Trend ist bis heute ungebrochen, trotz aller Kritik, die nicht nur von Seiten der Wissenschaftler selbst

Die linke Gehirnhälfte sagt: einer der saubersten Diesel der Welt dank Toyota D-CAT, 7 Sitze - davon 5 komplett versenkbar, 17" Leichtmetallfelgen, 5 von 5 Sternen beim Euro NCAP-Crashtest, Fahrer-Knieairbag, ABS mit EBD, VSC mit TRC, ETC., ETC., ETC. ...

*Ihre rechte Gehirnhälfte sagt: 177 PS**

Nichts ist unmöglich.

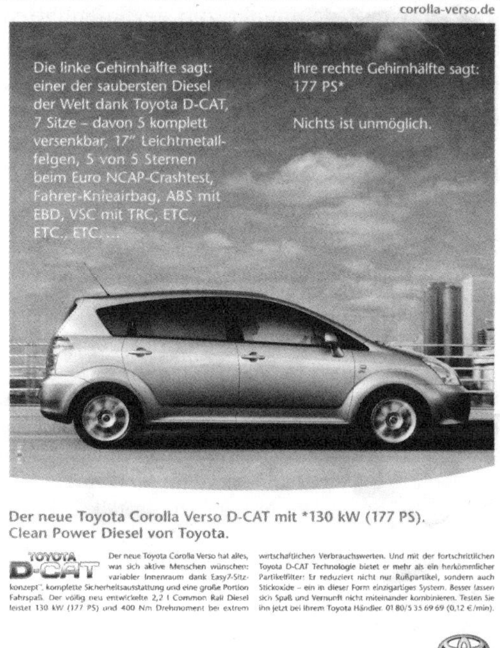

Abbildung 8: Werbeanzeige für den Toyota Corolla. (*Quelle:* Stern 43 [20.10.2005]; Rückseite).

367 Automedia. 2006 Volvo XC90 AWD V8. http://www.automedia.com/2006/Volvo/XC90/AWD/V8/rts20060601xc/2 [Stand: 06.07.2011].

kam [vgl. Kapitel 4.2.5], sondern durchaus auch in der Presse geübt wurde. „Of two minds: Selling the right brain“ betitelte *Discover* einen Artikel im April 1985, in welchem sich nicht nur Beispiele für die Thesen der Anhänger des „Right-Brain Movements“ finden, sondern auch Split-Brain-Forscher und Wissenschaftler wie Sperry, Levy, Gazzaniga, Springer, Deutsch oder Mazziotta zitiert werden, welche sich über die mangelnde wissenschaftliche Grundlage der „Rechtshirn-Bewegung“ beklagen.

> „The quarrel with the right-brain movement, Mazziotta and others say, isn't with the results its practitioners obtain. [...] The problem arises when the right-brain movement implies that its conclusions are based on hard fact, rather than an essentially metaphorical interpretation of scientific discoveries.“[368]

4.2.4.3 Split-Brain im Sprachgebrauch

Dessen ungeachtet ist Split-Brain längst ein Modewort geworden. Statt nur von einem „splitting headache“ (rasenden Kopfschmerzen) ist von „brain splitting headache“ die Rede. Die zwiespältige, in sich widersprüchliche Behandlung eines Themas wird schon einmal als „split brain approach“ bezeichnet, „split brain“ oftmals in einer Weise gebraucht, die der laienhaften Vorstellung psychiatrischer Krankheitsbilder nahekommt, die sich im umgangsprachlich gebrauchten Wort „schizo“ niederschlägt und mitunter als Synonym für „verrückt“ oder nur „ungewöhnlich“ gelten kann.

Auch wenn nicht eindeutig nachweisbar ist, dass die genannten Ausdrücke sich bewusst auf die Operationen beziehen, scheint es Sperry gewesen zu sein, der den Begriff „split brain“ prägte. Im Oxford English Dictionary findet sich zu *split-brain*:

> „[...] used with reference to a person or animal whose corpus callosum has been severed or is lacking, so that there is no direct connection between the two halves of the brain.“[369]

Als früheste Quelle angegeben ist Sperry:

> „1958 R.W. Sperry in Harlow & Woolsey Biol. & Biochem. Bases Behavior 418. In recent efforts to learn more about connectivity principles in perceptual integration, we have been putting to use the demonstrated functional independence of the two hemispheres in what we have come to call the ‚*split-brain‘ preparation [...] In these split-brain animals one can leave intact a whole hemisphere to maintain generalized background function.“[370]

Eine weitere Quelle wird genannt, die den populärwissenschaftlichen Gebrauch des Begriffs belegt:

> „1968 Passmore & Robson *Compan. Med. Stud.* I. xxiv. 94/2. At times, the non-dominant hand may ‚go off on its own‘ and have to be restricted by the dominant hand. One begins to doubt

368 McKean K. *Of two minds: Selling the right brain.* Discover 1985; 6: 30–41
369 The Oxford English Dictionary. Vol. XVI. 2nd edition. Oxford: Claredon Press; 1989: 290.
370 Ebd.

whether a split brain man is singular or plural. But in no sense does he resemble a schizophrenic, in spite of the layman's interpretation of the word."[371]

„Split-Brain" und andere Begriffe aus der Hemisphärenforschung dienen als Namen für Unternehmen und Internetseiten. Um nur einige Beispiele zu nennen: Hinter www.split-brain.com verbirgt sich die Webdesign-Firma Split Brain Solutions, unter www.splitbrain.se findet man eine schwedische Plattenfirma, auf www.rightbrain-leftbrain.com kann man allerlei Kuriositäten und Rock'n'Roll-Fanartikel erstehen, www.corpus-callosum.org führt zur Galerie eines Fotografen, unter www.corpus-callosum.com findet man Unternehmensberatungs-Software und www.corpuscallosum.nl schließlich führt einsame Niederländer vor den Traualtar [Stand jeweils: 04.06.2008 bzw. 06.07.2011].

Auch die IT-Branche hat sich den Begriff „Split-Brain" zunutze gemacht, um eine gravierende Kommunikationsstörung zwischen den Servern eines Computer-Clusters zu beschreiben.[372]

4.2.4.4 Inspiration für Kunst und Literatur

Nicht nur die Sprache ließ sich von der Split-Brain- und Hemisphärenforschung inspirieren, auch in der Kunst wurde die Verwendung der Lateralitäts-Symbolik populär.

In der Musik finden sich zahlreiche Beispiele:

Interpret	**Album**	**Liedtitel**	**Bemerkungen**
Corpus callosum			US-amerikanische Band
Left Brain			US-amerikanische Band
Left Side Brain			britische Band
Kicco De Hippie	*I Love Your Right Brain*		CD, 2004
Toby Madigan	*Left Brain/Right Brain*		CD, 2006
Walt Ehresman	*Split Brain Theory*		CD, 1991
WHJ	*Split Brain*		Schallplatte, 2000
Whitetrash Shaolin	Kilo Charlie Four v.1	*Split brain shadow*	Hip Hop
Nine Inch Nails	The Fragile		Die CDs sind betitelt mit *left* und *right* statt Disk 1 und 2.

371 Ebd.

372 Vgl. Microsoft TechNet. Cluster Continuous Replication.

Aber auch Filmtitel nehmen Bezug auf die Hemisphärenforschung:

Titel	**Regisseur**	**Inhalt/Bemerkungen**
Corpus callosum	Michael Snow	Episodenfilm, Kanada 2002
Split Brain	Farid Fatemi	Frankreich 1988
Split Brain	Hans Weingartner	Episode aus dem Kurzfilm „Kino im Kopf“, Österreich 1999

Welch’ große Bekanntheit das Thema in der Öffentlichkeit erlangt hat, zeigen weitere Filme aus den 1980er Jahren: 1986 erschien in den USA der Fernsehfilm *A Fighting Choice*, in dem ein Jugendlicher mit Epilepsie gegen seine Eltern vor Gericht zieht, um sein Recht auf eine Split-Brain-Operation einzuklagen. Und im britischen Sechsteiler *Am Rande der Finsternis* (Martin Campbell: *Edge of Darkness*, GB 1985), einem Politdrama um nukleare Umweltverschmutzung und Korruption, erklärt der neue Chef der Atommülldeponie Northmore, auf langen Flügen übernehme er selbst gerne das Steuer: „Fliegen beansprucht die rechte Hälfte des Gehirns, das kann sehr stimulierend sein, zumal wir die meiste Zeit die linke Hälfte unseres Gehirns gebrauchen.“

In der europäischen, besonders aber in der amerikanischen Literatur, wird die Split-Brain-Thematik immer wieder aufgegriffen:

In dem 2002 erschienenen Roman *The Nanny Diaries*[373] verarbeiteten die jungen Autorinnen Nicola Kraus und Emma McLaughlin ihre eigenen Erfahrungen als Babysitterinnen. In einer Szene steht die Protagonistin, eine Studentin, die als Kindermädchen jobbt, vor der Bücherwand ihrer Auftraggeber und bestaunt die zahlreichen Erziehungsratgeber der ansonsten wenig treusorgenden Eltern ihres Schützlings, unter ihnen das fiktive Buch: *The Benefits of the Suzuki Method on Your Child's Left Brain Development.* – Aufgrund des autobiografischen Hintergrunds des Romans, dessen Charaktere exemplarisch für die wohlhabenden New Yorker Familien stehen, für welche die Autorinnen arbeiteten, ein weiterer möglicher Hinweis auf das Ausmaß der Popularisierung der Lateralitäts-Symbolik.

Gelegentlich werden auch Sperry oder Gazzaniga selbst in Romanen erwähnt. So gehören ihre Forschungsergebnisse zum Standardwissen des Kognitionsneurologen Gerald Weber, der in Richard Powers’ 2006 veröffentlichtem Roman *The Echomaker*[374] von der Schwester des am Capgras-Syndrom erkrankten Mark Schluter als Experte herangezogen wird, um den jungen Mann von seiner Symptomatik zu befreien.

Tom Wolfes Hommage an Gazzanigas *The Social Brain* besteht in der Erwähnung des Buches, das die Studentin Charlotte in seinem Campus-Roman *I am Charlotte Simmons*[375] aus dem Jahr 2004 als Hausaufgabe zu lesen aufhat.

373 Vgl. Kraus N, McLaughlin E. The Nanny Diaries. London, New York: Penguin Books; 2002: 59.

374 Vgl. Powers R. The Echomaker. New York: Farrar, Straus and Goroux; 2006: 381.

375 Vgl. Wolfe T. I am Charlotte Simmons. New York: Farrar, Straus and Goroux; 2004: 645.

Einen sehr weit gehenden Gebrauch der Split-Brain-Thematik machte der polnische Science-Fiction-Autor Stanislaw Lem, dessen Protagonist aus *Frieden auf Erden*,[376] Ijon Tichy, von der Lunar Agency auf den Mond geschickt wird, auf den die Menschheit im 21. Jahrhundert all ihre Waffen verbannt hat, die in abgesteckten Territorien mittels künstlicher Intelligenz das Wettrüsten kontrolliert fortsetzen. Da keine Nation weiß, ob ihr Arsenal dem feindlicher Nationen über- oder unterlegen ist und der Zugang zu den Waffen durch reichlich Bürokratie verhindert wird, sind Überraschungsangriffe quasi ausgeschlossen. Als aber Aufklärungssonden und -roboter auf dem Mond spurlos verschwinden und man eine Attacke der intelligenten Waffen gegen die Erde befürchtet, wird Tichy ausgesandt, um nach dem Rechten zu sehen. Versehentlich gerät er auf dem Mond in ein Ultraschallfeld, das die Abtrennung des Kleinhirns vom Großhirn bewirken und so zum Tod durch Lähmung führen soll. Da Tichy aber glücklicherweise sagittal zu dem Feld steht, erfährt er stattdessen eine Kallosotomie (oder „Kallotomie", wie sie im Roman genannt wird). Fortan weiß seine Rechte nicht, was seine Linke tut, statt eines nach den Split-Brain-Operationen gelegentlich beobachteten Alien-Hand-Syndroms leidet er unter einer komplett eigenwilligen linken Körperhälfte. Lem nutzt den Zustand seines Protagonisten, um im ersten Kapitel des Romans die Ansichten Gazzanigas, Sperrys oder Julian Jaynes' zur Beschaffenheit des menschlichen Bewusstseins auszuführen.

Eine ähnliche Erzählung Lems, *Die Verdopplung*, inspirierte die japanische Theaterregisseurin Minako Seki zu der Inszenierung *Borderless Split Brain*, in welcher japanischer und westlicher Tanzstil „miteinander ringen".[377]

„Split Brain" hießen auch ein Theaterstück der New Play Competition-Siegerin Cheryl Slean aus dem Jahr 2001 sowie die 3D-Installation der Künstlerin Rotraut Pape beim European Media Art Festival aus demselben Jahr, die es Besuchern ermöglichte, durch Körperbewegungen die Leinwandprojektion zweier Kernspintomografie-Schnitte durch einen männlichen und einen weiblichen Kopf zu beeinflussen und die Bilder zu synchronisieren.

„Split-Brain" ist zu einem Medienereignis geworden, zu einer populärwissenschaftlichen Vorstellung von der Gehirnfunktion, zu einer einprägsamen Theorie der Ursachen des kleinen Unterschieds, der innerseelischen Widersprüchlichkeit und zwischenmenschlichen Konflikte. Mit den Erkenntnissen aus der Hirnforschung haben die verbreiteten Klischees freilich kaum noch etwas gemeinsam. Wie aber konnte es so weit kommen?

4.2.4.5 Vom Faktum zum Mythos

Die Detailverwässerung wissenschaftlicher Erkenntnisse bei fortgesetztem Zitieren, so 1992 der Psychologe Stanley Coren von der University of British Columbia,

376 Vgl. Lem S. Frieden auf Erden. Frankfurt am Main: Insel-Verlag; 1986.
377 Vgl. Seki M. Borderless Split Brain. http://www.borderless-split-brain.info/ [Stand: 06.07.2011].

funktioniere nach dem Stille-Post-Prinzip. In *The Left-Hander Syndrome* beschrieb er die Informationsverfälschung bezogen auf die Hemisphärenfunktionen. Auf einer Tagung, die Coren besuchte, referierte die kanadische Psychologin Doreen Kimura über die dichotischen Gehörprüfungen – Tests zum Vergleich der Hemisphärenspezialisierung auditiver Wahrnehmung. Bei diesen Tests werden den Probanden über Kopfhörer zwei verschiedene akustische Stimuli präsentiert, welche die Testpersonen dann erkennen oder wiedergeben sollen. Auch wenn die auditive Information bilateral projiziert wird, geht man davon aus, dass der Hauptanteil der Information in der kontralateralen Hemisphäre verarbeitet wird. Kimura stellte fest, dass es einen gewissen Vorteil für das rechte Ohr gebe, Sprache zu verstehen, das linke hingegen leichter Melodien erkenne.

Coren schrieb, die Testergebnisse seien als ein „besseres Erkennen von Melodien in der rechten Hemisphäre" interpretiert worden. Auf der Tagung seien auch Journalisten anwesend gewesen, und einige Tage später habe in der New York Times gestanden, „Doreen Kimura, a psychologist from London, Ontario, has found that musical ability is controlled by the right side of the brain." Es sei, so Coren, zu einer Verflachung der Information gekommen, wichtige Details seien verlorengegangen und nun sei nicht mehr vom Erkennen von Melodien die Rede, sondern von musikalischen Fähigkeiten. Verärgert über die wissenschaftliche Ungenauigkeit, habe Coren das Thema mit Hilfe einiger Kollegen und Studenten im Auge behalten und sei bald auf einen Artikel gestoßen, dessen Autor offenbar aus der New York Times abgeschrieben hatte. „London Psychologist, Dr. Doreen Kimura claims that musicians are right-brained!", hieß es dort. Kimura hatte Studenten und keineswegs Musiker untersucht, der Artikel wurde jedoch präsentiert, als handele es sich bei den Inhalten um Fakten und nicht um eine vage Interpretation aus zweiter Hand gewonnener Daten. Die Verfälschung der wissenschaftlichen Ergebnisse setzte sich fort. Etwa einen Monate später bekam Coren den Artikel aus einer Zeitschrift zugeschickt, der behauptete: „An English psychologist has finally explained why there are so many left-handed musicians." Kimura hatte nicht nur plötzlich eine andere Nationalität, auch wurden ihr Aussagen über händigkeitsabhängige Fähigkeiten zugeschrieben, obwohl sie ausschließlich Rechtshänder untersucht hatte.

Die Verbreitung wissenschaftlicher Daten in den Massenmedien hat Coren zufolge nichts mehr mit der Wiedergabe wissenschaftlicher Fakten zu tun, vielmehr handele es sich um die Popularisierung von Wissenschaftsgerüchten. Gerüchten, die mit der Zeit zu vagen Mythen verblassten, ehe sie zu allgemein „akzeptierten Wahrheiten" würden, die oftmals aber auch gar nichts mehr mit der Wirklichkeit gemein hätten. „[...] the truth", schrieb Coren, „is often unpopular", und der Wettbewerb zwischen akzeptabler Fantasie und langweiligen Fakten sei ziemlich ungleich, die Öffentlichkeit sei stärker als eine Handvoll Wissenschaftler, welche allein an der Wahrheit interessiert seien, besonders, wenn die neu geschaffenen Mythen sich wie im Fall der Hemisphärenspezialisierung hervorragend verkauften, da sie sich scheinbar so trefflich dazu eigneten, die Fähigkeiten und das Verhalten der Menschen vorherzusagen.

„Any explanation for a behavior, even if it is wrong, is more comforting than no explanation at all", erklärte Coren. Bequemlichkeit (comfort) sei jedoch nicht der einzige Reiz vorhersagender Systeme wie der Astrologie oder eben populärwissenschaftlicher Verhaltenslehre. Die Menschheit handele, als stehe sie unter einem Zwang, alle Dinge und alle Menschen in Kategorien einzuteilen und zu etikettieren. Zu behaupten, die Verhaltensunterschiede seien in der Organisation des Nervensystems begründet, verleihe der Darstellung eine wissenschaftliche Aura und eine gewisse Illusion der Vorhersagbarkeit. Wie die Astrologie sei auch die „Two-Minds-Theory" flexibel genug, um sowohl für rechtshirnige Linkshänder als auch für linkshirnige Rechtshänder zutreffende Vorhersagen zu machen. Leider, bedauerte Coren, gebe es auch bei den Vertretern der Lateralitäts-Theorie die Tendenz, selektiv zu berichten, zu beobachten und zu erinnern. Viele der Verhaltenseinteilungen seien zunächst einmal unscharf. Passende Daten würden zur Verifizierung der Theorie herangezogen, unpassende Daten jedoch ignoriert, vergessen, verändert oder durch passendere Beispiele ersetzt. Warum, schloss Coren spöttisch seine Ausführungen, solle man auch seine fantastischen Vorstellungen über Hemisphärendifferenzen und Händigkeitsunterschiede von ärgerlichen Fakten stören lassen, die indizierten, dass Rechts- und Linkshänder nahezu dieselbe Hirnorganisation besitzen?[378]

4.2.5 Anteil und Kritik der Split-Brain-Forscher an der „Dichotomanie"

Mehr als 45.000 Artikel und Bücher, so schrieb Robert Ornstein 1997, seien in den vergangenen 25 Jahren über die zerebrale Asymmetrie erschienen, seit er 1972 *The Psychology of Consciousness* (deutsch: 1974) verfasste, ein Buch, in dem er die damals noch jungen Erkenntnisse aus der Split-Brain-Forschung aufgriff. Robert Ornstein und David Galin hatten selbst EEG-Studien durchgeführt, um die Aktivität der Hemisphären in verschiedenen Situationen zu testen [vgl. Abschnitt 4.1.3.3]. Er habe die Forschung an den beiden Gehirnhälften aufgegeben, erklärte Ornstein, da seine Studien, wie er es ausdrückte, dem Wahnsinn neue Methode verliehen hätten. Dass aber neben den zahlreichen wissenschaftlichen Arbeiten zur Lateralität eine regelrechte Vermarktung und populärwissenschaftliche Ausschlachtung der Erkenntnisse stattfand, daran waren die Split-Brain-Forscher selbst nicht ganz unbeteiligt.

Das Kapitel über die beiden Gehirnhälften in *The Psychology of Consciousness* leitete Ornstein mit der Aufgabe ein, der Leser möge die Augen schließen und versuchen, jede Körperhälfte für sich zu spüren und sich zu fragen, welche Hälfte eher weiblich, welche heller, aktiver oder geheimnisvoller sei. Und als Antwort auf diese Fragen bot er an:

378 Coren S. The Left-Hander Syndrome. London: John Murray Ltd.; 1992: 119–129.

„Wenn Sie Rechtshänder sind, empfinden Sie höchstwahrscheinlich Ihre rechte Körperhälfte als eher männlich, hell, aktiv und logisch, die linke Hälfte als eher weiblich, dunkel, passiv, intuitiv, geheimnisvoll und künstlerisch."[379]

Zur damaligen Zeit war es noch üblich, die Gehirnhälften in eine Haupt- und eine Nebenhemisphäre zu unterteilen, und Ornstein prangerte an, dass es sich bei dieser Unterteilung eher um eine gesellschaftliche als eine neurologische Unterscheidung handele, sei doch der dominierende oder Hauptmodus unserer Kultur ein verbaler und intellektueller, und diese kulturelle Betonung könne Beobachtungen beeinflussen. Ebenso kulturell beeinflusst waren jedoch auch, wie in Abschnitt 4.2.4.1 bereits ausgeführt, die Ansichten über die neu entdeckten Funktionen der Hemisphären: Die Befreiung der oftmals noch als weiblich angesehenen rechten Hemisphäre, das Ganzwerden des Menschen durch Zulassen seiner lang vernachlässigten mystischen, anti-intellektuellen Seite, das Hochhalten der Intuition und Aufbegehren gegen die linkshemisphärische Vormachtstellung scheinen nur allzu gut ins kollektive Bewusstsein der späten 1960er, der 70er und frühen 80er Jahre gepasst zu haben. In dieser Zeit wurden die Fähigkeiten der rechten Gehirnhälfte ebenso hervorgehoben wie die Komplementarität beider Hemisphären, auch wenn der Reiz dieser Dichotomien bis heute nicht verloren gegangen ist. Selbst vor den Split-Brain-Forschern schien die erste Begeisterungswelle nicht haltgemacht zu haben.

Sperry erklärte in einem Artikel der *Saturday Review* 1975, die moderne Gesellschaft allgemein und das Bildungssystem mit einer Betonung des Lesens, Schreibens und Rechnens im Speziellen, diskriminierten eine ganze Hälfte des Gehirns. – Ein Gedanke, der in der westlichen Welt weniger von staatlichen Bildungseinrichtungen als vielmehr von privaten Unternehmen und Autoren aufgegriffen wurde.[380]

Bogen sprach von der rechten Gehirnhälfte als „der anderen Seite des Gehirns" (The Other Side of the Brain), so wie man von der Rückseite des Mondes (auf Englisch: The other side of the moon) spricht, jener dunklen, unbekannten Seite, die von der Erde aus nicht zu sehen ist und sich daher unserer unmittelbaren Kenntnis entzieht. Bogen bemühte sich, auch die Funktion dieser bis dahin unbe- oder unerkannten Seite zu beleuchten, die er als appositionale, beigefügte (appositional) Seite bezeichnete, welche er im Gegensatz stehend sah zur propositionalen, führenden oder zu inhaltlicher Logik fähigen (propositional) linken Hemisphäre. Diese Dichotomie geht auf Überlegungen von John Hughlings Jackson zurück, den in Kapitel 2.2.3 bereits erwähnten englischen Neurologen, der im ausgehenden 19. Jahrhundert die elektrophysiologische Natur der Epilepsie entdeckte und sich auch intensiv mit Aphasien beschäftigte. Jackson erläuterte, so Bogen 1969, ein aphasischer Patient verlöre die Erinnerung an Worte im sprachlichen Kontext, nicht aber jene an Worte in anderem Zusammenhang. Das Gehirn verfüge über ein doppeltes Vokabular, und es zeichne die sprachdominante Hemisphäre nicht aus, überhaupt Worte zu besitzen, sondern sie in einer Aussage, in einer Proposition, verwenden zu

379 Ornstein R. Die Psychologie des Bewußtseins. Köln: Kiepenheuer & Witsch; 1974: 78. Vgl. Ornstein (1997): 2–8.

380 Vgl. Sperry R. Left-Brain, Right-Brain. New York: Saturday Review; 9.8.1975.

können. Hughlings Jackson, wie bei Bogen zitiert: „A proposition is not a mere sequence [...] it consists of words referring to one another in a particular manner [so that each] modifies the meaning of the other."[381]

Die rechte Hemisphäre, so wie Jackson es tat, als „automatisch" zu bezeichnen, werde dieser nicht gerecht, so Bogen, es gelte also, einen analogen Begriff zum „propositionalen" Denken der linken Gehirnhälfte zu finden. Bogen entschied sich für „appositional", da dieses Wort „propositional" ähnele und somit die gleichwertige Bedeutung der rechten Gehirnhälfte für die zerebralen Funktionen verdeutliche. Andererseits sei der Begriff vage[382] genug, um Spielraum zur weiteren Erforschung der noch unbekannten rechten Hemisphäre zu lassen:

> „The difficulty in characterizing the ability of the right hemisphere arises largely from our ignorance – we have barely scratched the surface of a vast unknown. We would do well therefore to choose arbitrarily a word, homologous in structure with the word ‚propositional' but sufficiently ambiguous to permit provisional use. For example, we can say that the right hemisphere has a highly developed ‚appositional' capacity. This term implies a capacity for apposing or comparing of perceptions, schemas, engrams etc., but has in addition the virtue that it implies very little else."[383]

Bogen sah das Zusammenspiel der Hemisphären als Ursache der menschlichen Kreativität an. Kreativität sei, wie Graham Wallas[384] es bereits 1926 getan habe, in vier Phasen einteilbar: Vorbereitung, Inkubation, Illumination und Prüfung (preparation, incubation, illumination, verification). Um etwas Neues und zugleich Bedeutungsvolles zu erschaffen, sei eine längere Vorbereitungsphase notwendig, während derer sich ein großer Wissensschatz angeeignet werden müsse. Ebenso wie die zuletzt erfolgende Reorganisation und Verfeinerung des Themas sei diese Vorbereitung, so Bogen, ein vornehmlich linkshemisphärischer Prozess. Anders verhalte es sich mit der Inkubation, während derer man sich eher unbewusst mit der Aufgabe befasse, was zu plötzlichen überraschenden Einsichten führen könne. Bogen mutmaßte, die verbaler Äußerung oftmals nicht zugänglichen, hochproduktiven Denkprozesse der Inkubationsphase seien in der rechten Gehirnhälfte beheimatet. Ohne das Zusammenführen der Ergebnisse beider – auch beim Gesunden teilweise unabhängig voneinander „denkender" – Hirnhälften über das Corpus callosum sei Kreativität nicht möglich.[385] Kreativität aber, so Bogen, habe nicht nur den Menschen als Spezies einzigartig gemacht, vielmehr verleihe sie der menschlichen

381 Bogen (1969): 135–162.

382 Mit dieser recht eigentümlichen Art, einen Begriff zu definieren und doch offen zu lassen, was er bedeuten soll, zog Bogen sich gelegentlich den Spott der Fachkollegen zu. So kommentierte der bereits weiter oben erwähnte Kognitionswissenschaftler Stevan Harnard Bogens auf dieser Seite wiedergegebene Definition: „The term ‚appositional' is due to one of the most imaginative and articulate of the exponents of hemisphere differences, the neurosurgeon Joseph E. Bogen, who has generously left its meaning open for later users [...]" Zitat: Harnad S. *Metaphor and mental duality.* In: Simon T, Scholes R (Hrsg.). Language, mind and brain. Hillsdale(NJ): Erlbaum; 1982: 189–211.

383 Bogen (1969); 135–162.

384 Vgl. Wallas G. The Art of Thought. New York: Harcourt, Brace and Company; 1926.

385 Vgl. Bogen J, Bogen G. Split-Brains: Interhemispheric Exchange in Creativity. http://www.its.caltech.edu/~jbogen/text/creat6.htm [Stand: 06.07.2011].

Existenz des Einzelnen Sinn und Wert. Die Worte, mit denen Bogen die Beachtung auch der rechtshemisphärischen Denkprozesse für kreative Leistungen forderte, waren beinahe wörtlich jene, die Robert Hertz benutzte [vgl. Abschnitt 4.2.4.1 und Fußnote 357]:

> „Creativity requires more than technical skills and logical thought; it also needs the cultivation and collaboration of the appositional mind. If the constraint of an intellectual ideal can make man a unilateral being, physiologically underdeveloped, a better informed and foresighted community will strive toward a more harmonious development of the organism by assuring an appropriate training and a greater consideration for the other side of the brain.“[386]

Als die Erkenntnisse aus der Hirnforschung in den Populärwissenschaften aufgegriffen, trivialisiert und verbreitet wurden, distanzierten sich die Split-Brain-Forscher zunehmend von der öffentlichen Vermarktung ihrer Forschungsergebnisse. Besonders Sperry betonte immer wieder die Individualität der Gehirnorganisation und mahnte, die Gemeinsamkeiten und einigenden Faktoren der beiden Hemisphären nicht aus den Augen zu verlieren, selbst wenn diese über eigene, unabhängige Bewusstseinsanteile verfügten. Auch wenn das Interesse der Forschung sich selbstverständlich auf die divergierenden Aspekte der Hirnfunktion konzentriere, falle es leicht, die vielen Verhaltenskomponenten zu unterschätzen, welche vereint blieben.[387]

1984 schrieb er: „One must caution in this connection that the experimentally observed polarity in right-left cognitive style is an idea in general with which it is very easy to run wild.“[388]

Man könne inzwischen lesen, fuhr Sperry fort, die rechte Hemisphäre beherberge Intuition, den Sitz des Unbewussten, Kreativität, parapsychisches Erleben, den Geist des Orients, ethnokulturelle Veranlagung, Hypnoseempfänglichkeit, die Wurzeln der Gegenkultur, veränderte Bewusstseinszustände und manches mehr: „The extent to which extrapolations of this kind may eventually prove to be more fact or fancy will require many years to determine.“[389]

Bis dahin sei es wichtig, nicht zu vergessen, dass die beiden Hemisphären im normalen, gesunden Gehirn als Einheit eng zusammenarbeiteten und dass verschiedene Geisteszustände nicht nur Unterschiede in der Lateralität umfassten, sondern auch Unterscheidungen in vordere und hintere Hirnanteile und andere Grade der Hierarchie oder Organisation innerhalb des Gehirns.

Fredric Schiffer, der in Kapitel 4.1.5 bereits vorgestellt wurde und der selbst psychologische Tests mit zwei der Kommissurotomie-Patienten durchführte, stellte fest, dass deren isolierte linke Hemisphären wenig gemein hatten mit den populären Ansichten über die linkshemisphärischen, logisch-analytischen Persönlichkeitsmerkmale. 1998 schrieb er: „This suggested to me, that many of our popular ideas about the left and right hemispheres demanded reconsideration.“[390]

386 Bogen J, Bogen G. *The other side of the brain III: The Corpus callosum and creativity.* Bull Los Angeles Neurol Soc 1969; 34: 191–220.

387 Vgl. Sperry (1974): 5–19.

388 Sperry (1984): 668.

389 Ebd.

390 Schiffer (1998): 41, 66.

Es sei gefährlich, Verallgemeinerungen über die Natur der Hemisphären zu treffen. Die Idee, dass die linke und rechte Gehirnhälfte sich bezüglich ihrer kognitiven Fähigkeiten unterschieden, sei zwar gut begründbar, die Vorstellung, dass diese Unterschiede dramatisch seien, sei jedoch allenfalls bezogen auf die Sprache richtig. Viele Aussagen über die Hemisphärenunterschiede seien aufgrund von Durchschnittswerten getroffen, dann aber auf alle Menschen extrapoliert worden und gäben, bezogen auf das Individuum, nur ein sehr unvollständiges Bild.

Diese Kritik betrifft jede Popularisierung und Übertragung der Ergebnisse der Split-Brain-Forschungen auf den Gesunden, eine Kritik, der sich allerdings auch die Split-Brain-Forscher selbst stellen müssen, sofern sie ihre eigenen Erkenntnisse verallgemeinern. Denn zunächst einmal werden diese Erkenntnisse an Patienten mit therapierefraktärer Epilepsie gewonnen, die nicht nur krankheitsbedingte Hirnschädigungen aufweisen, sondern deren Gehirnhälften zudem operativ voneinander getrennt wurden. Das Gehirn eines gesunden Menschen ist jedoch unversehrt und seine Hemisphären über das Corpus callosum miteinander verbunden.

Ende der 1980er Jahre korrigierte Ornstein seine polare Einteilung der Gehirnfähigkeiten und stellte in einem gleichnamigen Buch sein *Multimind*-Modell vor. Der Mensch, führte er aus, besitze nicht einen oder zwei „Geister", sondern eine unendlich große Anzahl derselben. Auf der untersten Ebene jedes Geistes befänden sich die neuronalen Prozesse, die ankommende Informationen verarbeiten und denen Module übergeordnet seien, in denen der Information eine Bedeutung zugewiesen werde. Eingehende Informationen und inhaltliche Verarbeitung seien Vorraussetzung für die Talente, die allen Menschen in unterschiedlichem Maße zu eigen seien, Fähigkeiten, die sich aus der Nutzung verschiedener dieser Module ergäben. Ornstein ging jedoch davon aus, dass wir nicht immer auf alle Talente, auf alle Module und Einzelprozesse, die er unter dem Begriff „Kleine Geister" zusammenfasste, zugleich Zugriff hätten. Das Bewusstsein, das Ornstein lediglich als eine Teilinstanz des Gehirns sah, beleuchte je nach aktuellem Bedarf einige wenige Kleine Geister, die übrigen seien für die entsprechende Zeit dem Bewusstsein nicht zugänglich. Persönlichkeit sei so etwas wie die individuelle Kombination Kleiner Geister.[391]

Gazzaniga et al. wiesen 2002 auf die Schwierigkeit hin, als Lateralitätsforscher die asymmetrischen Hemisphärenfunktionen angemessen zu beschreiben. Frühe Hypothesen hätten sich auf die Eigenschaften der Stimuli und der zu bewältigenden Aufgaben beschränkt, was beispielsweise dazu geführt habe, dass die linke Hemisphäre als verbal, die rechte als räumlich-visuell bezeichnet worden sei. Die Split-Brain-Forschung, aber auch Arbeit mit Schlaganfall-Patienten habe gezeigt, dass derart absolute Trennungen der Eigenschaften selten seien. Viele Aufgaben könnten von jeder Hemisphäre erfolgreich ausgeführt werden, wenngleich mitunter mit wechselnder Effizienz.

Eine alternative Unterscheidung der Hemisphärenspezialisierung sei die nach Verarbeitungsmechanismen. Hier habe man die linke Hemisphäre als analytisch-sequenziell, die rechte als ganzheitlich oder parallel arbeitend beschrieben, was

391 Vgl. Ornstein (1989).

besonders in der populären Presse Anklang gefunden habe. Das Problem mit dieser Differenzierung sei die Annahme, den unterschiedlichen Funktionen der Hemisphären läge eine einzige Dichotomie zugrunde. Der Reiz dieser „Dichotomanie“, so Gazzaniga et al., sei der der Vereinfachung. Bestehende Dichotomien aber hätten alle ihre Beschränkungen. Es sei nicht auszuschließen, dass irgendwann eine passende zugrundeliegende Zweiteilung gefunden werde, allerdings sei es vernünftig anzunehmen, dass die Existenz einer fundamentalen Dichotomie reine Fiktion sei. Hemisphärenasymmetrien seien in vielen Aufgabenbereichen feststellbar. Möglicherweise sei die Evolution der Differenzen das verbindende Element: Als es zu einer Trennung der Gehirnhälften kam, habe es vielleicht einen allgemeinen Impuls gegeben, nicht-identische Systeme zu entwickeln. Eventuell sei ein Gehirn mit Asymmetrien in der Wahrnehmungs- und Verarbeitungsweise sowie der Art, wie auf die eingehenden Reize reagiert werde, effizienter und flexibler als eines mit rein redundanten Eigenschaften. Immerhin gingen die kortikalen Funktionen einer Gehirnhälfte dank der Informationsübertragung durch das Corpus callosum nicht verloren. Sowohl Sprache als auch räumlich-visuelle Aufgaben seien nicht auf eine Hemisphäre beschränkt, sondern würden von beiden Gehirnhälften auf unterschiedliche Weise verarbeitet. Mit der Ausnahme der Sprachproduktion besäßen beide Hemisphären Fähigkeiten in jedem kognitiven Bereich. Gazzaniga et al. schlossen:

> „Seeing the brain organized in this way, we begin to realize that much of what we learn from clinical tests of hemispheric specialization tells us more about our tasks rather than the computations performed by each hemisphere. This point is also evident in split-brain research.“[392]

Oder wie Ornstein es ausdrückte: Die für ihre Fachrichtung erforderlichen Fähigkeiten der Wissenschaftler beeinflussen ihre Wahrnehmung und somit ihre Beurteilung der Geister und Fähigkeiten anderer Menschen.[393]

392 Gazzaniga/Ivry/Mangun (2002): 426, vgl: 423–426.
393 Vgl. Ornstein (1989): 33–34.

5 SCHLUSSÜBERLEGUNGEN

Die zerebralen Kommissurotomien, die in den 1960er Jahren wiederaufgenommen wurden, um Patienten mit therapierefraktärer Epilepsie zu behandeln, spielten aufgrund ihres eher palliativen Charakters innerhalb der Epilepsiechirurgie von Anfang an eine nachrangige Rolle. Für die einzelnen Patienten brachten die Operationen allerdings teilweise deutliche Verbesserungen bezüglich der Schwere und Häufigkeit der epileptischen Anfälle. Eine durch Wilson et al. vereinheitlichte Operationstechnik konnte die erzielten Ergebnisse verbessern, insbesondere im Hinblick auf Nebenwirkungen und Komplikationen des Eingriffs. Durch neue Therapiemethoden wie die Vagusnervstimulation haben die Kommissurotomien jedoch weiter an Bedeutung verloren, wenngleich sie in wenigen ausgewählten Fällen noch heute indiziert sein können.

Die Wiederaufnahme der Kommissurotomien erfolgte auch aus wissenschaftlichem medizinischem Forschungsinteresse und in der Hoffnung, bei der psychologischen Nachuntersuchung der Patienten die in Sperrys Tierexperimenten gewonnenen Erkenntnisse über die voneinander unabhängig agierenden Hemisphären und das Corpus callosum bestätigen oder für den Menschen falsifizieren zu können. Tatsächlich waren die bei den Nachfolgetests festgestellten Hemisphärenunterschiede beim Menschen sowohl quantitativ als auch qualitativ weitaus vielfältiger als es die Ergebnisse der tierexperimentellen Studien hatten erwarten lassen. Die Untersuchungen an den Patienten verliehen der Lateralitätsforschung neuen Auftrieb und haben wesentlich dazu beigetragen, Erkenntnisse über Gemeinsamkeiten und Unterschiede der Hemisphären zu gewinnen. Gerade zu Beginn wurden die Ergebnisse der Studien jedoch oftmals überbewertet und vereinfacht dargestellt, sowohl von den Forschern selbst, wie später auch von den Medien. Die Tatsache blieb oftmals unberücksichtigt, dass die Gehirnhälften beim gesunden Menschen eben nicht voneinander getrennt arbeiten, sondern über vielfältige neuronale Strukturen miteinander verbunden sind. Ebenso wurde nicht selten außer Acht gelassen, dass viele der neuen Einsichten an immer wieder denselben, wenigen Patienten gewonnen wurden, die bereits vor der Operation unter teilweise schwerwiegenden, krankheitsbedingten Veränderungen ihres Gehirnes litten. Trotz heute teilweise divergierender Auffassungen über die tatsächlichen qualitativen Hemisphärenunterschiede beim Gesunden und ihre praktische Relevanz, kann die Bedeutung der sogenannten Split-Brain-Studien und ihrer Ergebnisse für die Lateralitätsforschung an sich nicht in Abrede gestellt werden.

Unter anderem die Auszeichnung Sperrys mit dem Nobelpreis für Physiologie und Medizin richtete die internationale Aufmerksamkeit auf die Lateralitätsforschung und trug zur internationalen Verbreitung der Erkenntnisse über die Hemisphären bei. Das immense Interesse, das der Split-Brain-Thematik in der Öffentlichkeit entgegengebracht wurde und wird, ist, wie Coren erläuterte [vgl. Abschnitt 4.2.4.5], nicht zuletzt der ebenso simplen wie scheinbar allgemeingültigen Vorhersagbarkeit menschlichen Verhaltens aufgrund zwei verschiedener Denkweisen zuzuschreiben, die nun wissenschaftlich nachgewiesen zu sein schienen. Die Vereinfachung komplexer Sachverhalte und eine Etikettierung mit oft zwei einander entgegengesetzten Attributen liegt, folgen wir Kinsbournes Ausführungen, in der Physiologie unserer Sinneswahrnehmung begründet, die durch Überproportionierung einzelner Aspekte und damit einhergehender Kontrastverschärfung eine schnellere Informationsverarbeitung erlaube.

Anhand der sogenannten Split-Brain-Studien läßt sich nachvollziehen, welchen Einfluss wissenschaftliche Erkenntnisse auf unser Alltagsverständnis medizinischer Themen nehmen. Dabei wird deutlich, dass es keineswegs immer die evidenzbasierten „harten Fakten" sind, die eine rasche Verbreitung und Popularisierung erfahren, sondern von diesen Fakten abgeleitete Vereinfachungen, die mehr mit populären Mythen als mit den wissenschaftlichen Erkenntnissen selbst in Einklang stehen. Gerade neuropsychologisches Wissen über die Funktionsweise des Gehirns hat eine größere Chance, die Aufmerksamkeit der Öffentlichkeit zu wecken, eignet es sich doch scheinbar nicht nur dazu, menschliches Verhalten vorherzusagen, sondern auch, der Antwort auf die zentrale Frage nach Ursprung und Beschaffenheit des menschlichen Bewusstseins näherzukommen.

Die vorliegende Arbeit zeigt, wie wichtig es für die Medizin und Wissenschaft ist, neue Hypothesen erst nach sorgfältiger Prüfung und in rein faktenbezogener Darstellung zu verbreiten. Weiterhin wird die Verantwortung deutlich, die nicht nur den Wissenschaftlern selbst zukommt, sondern auch Journalisten und Autoren, die einmal veröffentlichte Erkenntnisse zu rasch und ohne Berücksichtigung konträrer Studienergebnisse aufgreifen und durch zu starke Verflachung der Fakten weniger zur Verbreitung medizinischen Wissens als zur Popularisierung wissenschaftlich nicht haltbarer Klischees beitragen.

6 ANHANG

6.1 KURZBIOGRAPHIEN DER SPLIT-BRAIN-FORSCHER

6.1.1 Roger W. Sperry

Roger Wolcott Sperry, geboren am *20.8.1913* in Hartford, Conneticut/USA, studierte am Oberlin College, Ohio. 1935 erwarb er den Bachelor of Arts in Englisch, 1937 den Master of Arts in Psychologie. Sperry besuchte die University of Chicago, die er 1941 mit einem Ph.D. in Zoologie abschloss.

1942 bis 1946 arbeitete er als wissenschaftlicher Mitarbeiter an der Harvard University, zunächst unter dem Psychologen Karl Lashley, später in der Primatenbiologie. Es folgten weitere berufliche Stationen an der University of Chicago als Assistenzprofessor der Anatomie (1946–1952) und Extraordinarius der Psychologie (1952–1953). 1952 bis 1953 war Sperry zudem Leiter der Abteilung für Neurologische Erkrankungen und Blindheit in den National Institutes of Health. Ab 1954 lehrte er als Professor für Psychobiologie am California Institute of Technology in Pasadena.

1981 teilte sich Sperry den *Nobelpreis für Physiologie und Medizin* mit David Hubel und Torsten Wiesel. Sperry wurde ausgezeichnet *für seine Entdeckungen über die funktionelle Spezialisierung der Gehirnhemisphären.*

Am *17.4.1994* starb Sperry im Alter von 80 Jahren in Pasadena, Kalifornien/ USA.

6.1.2 Joseph E. Bogen

Joseph Elliot Bogen, geboren als J. E. Tietz am *13.7.1926* in Cincinnati/USA begann 1943 ein Studium am California Institute of Technology in Pasadena, das er nicht beendete.

Von 1944 bis 1946 diente er in der U.S. Navy. Nach seiner Entlassung aus dem Militärdienst machte er einen Bachelor of Arts in Wirtschaft am Whittier College in Kalifornien. Anschließend belegte er mehrere naturwissenschaftliche Kurse an der University of Cincinnati und der University of California in Los Angeles, ehe er an der University of Southern California für ein Medizinstudium angenommen wurde.

1956 schloss Bogen sein Studium erfolgreich ab und arbeitete bis 1958 als Assistenzarzt in der Chirurgie am New York Hospital/Cornell Medical Center. 1958 kehrte Bogen zurück nach Los Angeles, wo er ein Jahr als wissenschaftlicher Mitarbeiter am California Institute of Technology tätig war, ehe er in der Neurochirurgie am White Memorial Medical Center zu arbeiten begann. Von 1968 bis 1980 war er als Consultant der Neurochirurgie am California Institute of Technology tätig. Ab 1973 lehrte Bogen als Professor an der University of Southern California, eine

Tätigkeit, der er bis kurz vor seinem Tod am *22.4.2005* nachging. Er starb in Pasadena, Kalifornien/USA im Alter von 78 Jahren.

6.1.3 Michael S. Gazzaniga

Michael Saunders Gazzaniga, geboren am *12.12.1939* in Los Angeles, Kalifornien, machte 1961 seinen Abschluss am Dartmouth College in Hanover/Kalifornien, ehe er als Doktorand der Psychobiologie unter Roger Sperry am California Institute of Technology in Pasadena zu arbeiten begann. Gazzaniga entwickelte im Rahmen seiner Ph.D.-Arbeit einen Großteil der in diesem Buch beschriebenen Lateralitätstests an den sogenannten Split-Brain-Patienten.

Nach seinem Abschluss 1964 lehrte er als Assistenzprofessor, Extraordinarius und später Professor an der University of California in Santa Barbara (1967–1969) und der New York University Graduate School (1969–1973). Von 1973 bis 1978 war er Professor für Psychologie an der State University of New York in Stony Brook. Von 1977 bis 1988 leitete Gazzaniga die Abteilung für kognitive Neurowissenschaften am Cornell University Medical College in New York, seit 1982 ist er Präsident des Cognitive Neuroscience Institutes und von 1988 bis 1992 lehrte an der Dartmouth Medical School in Hanover/New Hampshire, ehe er von 1992–1996 das Zentrum für Neurowissenschaften an der University of California in Davis leitete. Von 1993 gründete Gazzaniga die Cognitive Neuroscience Society, seit dem Jahr 1996 ist Gazzaniga Leiter des Zentrums für kognitive Neurowissenschaften am Dartmouth College und seit 2006 Direktor des Sage Centers for Study of Mind der University of California in Santa Barbara.

Weitere Informationen finden sich auf der persönlichen Internetseite von Michael Gazzaniga unter www.psych.ucsb.edu/~gazzanig [Stand: 06.10.2011].

6.2 QUELLENVERZEICHNIS

6.2.1 Literatur

4. Mos. 15: 27–31

Aboitiz F, Montiel J. *One hundred million years of interhemispheric communication. The history of the corpus callosum.* Braz J Med Biol Res 2003; 36: 409–420.

Adler M, Saupe R. Psychochirurgie. Zur Frage einer biologischen Therapie psychischer Störungen. Stuttgart: Ferdinand Enke Verlag; 1979.

Akelaitis A. *A study of gnosis, praxis and language following section of the corpus callosum and the anterior commissure.* J Neurosurg 1944; 1: 94–102.

Alpers BJ, Grant FC. *The clinical syndrome of the corpus callosum.* Arch Neurol Psychiatry 1931; 25: 67–86.

Andermann F, Olivier A, Villemure J-G. *Callosotomy or Hemispherectomy in the Treatment of Patients with Intractable Seizures and Hemiparesis?* In: Reeves A, Roberts D (Hrsg.). Epilepsy and the Corpus Callosum 2. New York: Plenum Press; 1995: 253–256.

Andersen B, Rogvi-Hansen B á, Kruse-Larsen C, Dam M. *Corpus callosotomy: Seizure and psychosocial outcome – A 39-month follow-up of 20 patients.* Epilepsy Res 1996; 23: 77–85.

Andrushko VA, Verano JW. *Prehistoric trepanation in the Cuzco region of Peru. A view into an ancient Andean practice.* Am J Phys Anthropol 2008; 137: 4–13. DOI 10.1002/ajpa.20836.

Aristoteles. Über die Seele. Hamburg: Felix Meiner Verlag; 1995.

Armstrong E, Chisholm S, Göhring H, Harnad SR, Steklis HD, Rohrl VJ, Tunnell GG, Wallace JM, Paredes JA, Hepburn MJ. *On Split-Brain Research and the Culture-and-Cognition Paradox.* Curr Anthropol 1976; 17: 318–326.

Barilan YM. One or Two: *An Examination of the Recent Case of the Conjoined Twins from Malta.* J Med Philos 2003; 28: 27–44.

Baur M, Ziegler G. Die Odyssee des Menschen. Es begann in Afrika. München: Ullstein; 2001.

Bellinger G. *Polarität des Seins und Geschehens.* In: Bellinger G [Hrsg]. Knaurs Lexikon der Mythologie. München: Knaur; 1999: 404–405.

Bellis TJ, Wilber LA. *Effects of Aging and Gender on Interhemispheric Function.* J Speech, Lang Hear Res 2001; 44: 246–263.

Bennet MR, Hacker PMS. Philosophical Foundations of Neuroscience. Oxford: Blackwell; 2003.

Birbaumer N, Schmidt R. Biologische Psychologie. 3. Auflage. Heidelberg: Springer; 1996.

Bischof N. *Der biologische Sinn der Zweigeschlechtlichkeit.* In: Sullerot E (Hrsg.). Die Wirklichkeit der Frau. München: Verlag Steinhausen; 1979: 38–60.

Bischof N et al. *Über die evolutionistische Anthropologie.* In: Sullerot E (Hrsg.). Die Wirklichkeit der Frau. München: Verlag Steinhausen; 1979: 454–467.

Blume W, Aicardi J, Dreifuss F. *Syndromes Not Amenable to Resective Surgery.* In: Engel J Jr. (Hrsg.). Surgical Treatment of the Epilepsies. 2nd edition. New York: Raven Press Ltd; 1993: 103–118.

Bogen J. *The other side of the brain II: An appositional mind.* Bull Los Angeles Neurol Soc 1969; 34: 135–162.

Bogen J. *Mental duality in the intact brain.* Bull Clin Neurosci 1986; 51: 3–29.

Bogen J. *The callosal syndromes.* In: Heilmann K, Valenstein E (Hrsg.). Clinical Neuropsychology. 3rd edition. New York: Oxford University Press; 1993: 337–407.

Bogen J. *On the Neurophysiology of Consciousness: Part I. An Overview.* Conscious Cogn 1995a; 4: 52–62.

Bogen J. *On the Neurophysiology of Consciousness: Part II. Constraining the Semantic Problem.* Conscious Cogn 1995b; 4: 137–158.

Bogen J. *The Neurosurgeon's Interest in the Corpus Callosum.* In: Greenblatt SH, Dagi TF, Epstein MH (Hrsg.). A History of Neurosurgery. Park Ridge, Illinois: American Association of Neurological Surgeons; 1997: 489–498.

Bogen J. *My developing understanding of Roger Wolcott Sperry's Philosophy.* Neuropsychologia 1998; 36: 1089–1096.

Bogen J, Bogen G. *The other side of the brain III: The Corpus callosum and creativity.* Bull Los Angeles Neurol Soc 1969; 34: 191–220.

Bogen J, Fisher ED, Vogel P. *Cerebral Commissurotomy. A Second Case Report.* J Am Med Assoc 1965; 194: 1328–1329.

Bogen J, Gazzaniga M. *Cerebral commissurotomy in man: minor hemisphere dominance for certain visuospatial functions.* J Neurosurg 1965; 23: 394–399.

Bogen J, Vogel P. *Cerebral Commisurotomy in Man, Preliminary Case Report.* Bull Los Angeles Neurol Soc 1962; 27: 169–172.

Bogen J, Vogel P. *Treatment of generalized seizures by cerebral commissurotomy.* Surg Forum 1963; 14: 431–433.

Bradshaw J, Nettleton N. Human Cerebral Asymmetry. Englewood Cliffs, New Jersey: Prentice-Hall; 1983

Bremer F, Brihaye J, André-Balisaux G. *Physiologie et pathologie du corps calleux.* Schweiz Arch Neurol Psych 1956; 78: 31–87.

Broadbent W. *Sensori-motor Ganglia and Association of Nerve Nuclei.* Br For Med Chir Rev 1866; 37: 468–481.

Bubnoff N, Heidenhain R. Über *Erregungs- und Hemmungsvorgänge innerhalb der motorischen Hirncentren.* Pflügers Archiv für die gesamte Physiologie 1881; 26: 137–200.
Capelle W. Die Vorsokratiker. Stuttgart: Kröner Verlag; 1963.
Capra F. Wendezeit. Bausteine für ein neues Weltbild. Bern, München: Scherz Verlag; 1983.
Chalmers D. *Das Rätsel des bewußten Erlebens.* Spektrum der Wissenschaft Digest: Rätsel Gehirn 2002; 3: 12–19.
Cole M, Scribner S. Culture and Thought. A Psychological Introduction. New York: Wiley; 1974.
Corballis M. The Lopsided Ape. Evolution of the Generative Mind. New York: Oxford University Press; 1993.
Coren S. The Left-Hander Syndrome. London: John Murray Ltd.; 1992.
Crandall PH. *Postoperative management and criteria for evaluation.* In: Purpura DP, Penry JK, Walter RD (Hrsg.). Neurosurgical management of the epilepsies. Advances in neurology. Vol. 8. New York: Raven Press; 1975: 265–279.
Damasio A. *Wie das Gehirn Geist erzeugt.* Spektrum der Wissenschaft Digest: Rätsel Gehirn 2002; 3: 6–11.
Dandy WE. *Congenital cerebral cysts of the cavum septi pellucidi (fifth ventricle) and cavum vergae (sixth ventricle).* Arch Neurol Psychiatry 1931; 25: 44–66.
Dawkins R. Das egoistische Gen. Ergänzte und überarbeitete Neuauflage. Heidelberg, Berlin, Oxford: Spektrum Akademischer Verlag; 1994.
Dawkins R. The God Delusion. London: Bantam Press; 2006.
De Lacoste-Utamsing C, Holloway R. *Sexual Dimorphism in the Human Corpus Callosum.* Science 1982; 216: 1431–1432.
Delank HW, Gehlen W. Neurologie. 9. Auflage. Stuttgart: Georg Thieme Verlag; 2001.
Dennett D. Consciousness explained. Boston, Toronto, London: Little, Brown and Company; 1991.
Descartes R. *Meditationen über die Philosophie, in denen das Dasein Gottes und die Verschiedenheit der menschlichen Seele vom Körper bewiesen werden.* In: Schröder E (Hrsg.). Hamburg: Felix Meiner Verlag; 1959.
Dimond S, Beaumont G. *Experimental Studies of Hemisphere Function in the Human Brain.* In: Dimond S, Beaumont G (Hrsg.). Hemisphere Function in the Human Brain. London: Elek Science; 1974: 48–88.
Dodson E. *Definitions and Classification of Epilepsy.* In: Shorvon S, Fish D, Dodson E et al. (Hrsg.). The Treatment of Epilepsy. 2nd edition. Oxford: Blackwell Publishing; 2004: 3–15.
Doty RW. *The five mysteries of the mind, and their consequences.* Neuropsychologia 1998; 10: 1069–1076.
Duden, Band 7. Das Herkunftswörterbuch. 3. Auflage. Mannheim: Dudenverlag; 2001.
Edwards B. Garantiert zeichnen lernen. Das Geheimnis der rechten Hirn-Hemisphäre und die Befreiung unserer schöpferischen Gestaltungskräfte. Reinbek: Rowohlt; 1982.
Ellis A, Young A. Einführung in die Kognitive Neuropsychologie. Bern, Stuttgart, Toronto: Verlag Hans Huber; 1991.
Emory L, Williams D, Cole C et al. *Anatomic Variation of the Corpus Callosum in Persons with Gender Dysphoria.* Arch Sex Behav 1991; 20: 409–417.
Engel J Jr. (Hrsg.). Surgical Treatment of the Epilepsies. 2nd edition. New York: Raven Press Ltd.; 1993.
Engel J, Van Ness P, Rasmussen T, Ojemann L. *Outcome with Respect to Epileptic Seizures.* In: Engel J Jr. (Hrsg.). Surgical Treatment of the Epilepsies. 2nd edition. New York: Raven Press Ltd.; 1993: 609–622.
Erickson TC. *Spread of the epileptic discharge: an experimental study of the after-discharge induced by electrical stimulation of the cerebral cortex.* Arch Neurol Psychiatry 1940; 43: 429–452.
Feldman R, Alterman R, Goodrich J. *Contemporary psychosurgery and a look to the future.* J Neurosurg 2001; 95: 944–956.
Feldman R, Goodrich J. *Psychosurgery: A Historical Overview.* Neurosurgery 2001; 48: 647–659.

Fendrich R, Gazzaniga M. *Evidence of foveal splitting in a commissurotomy patient.* Neuropsychologia 1989; 27: 273–281.

Fließ W. Der Ablauf des Lebens. Grundlegung zur exakten Biologie. Leipzig, Wien: Franz Deuticke; 1906.

Fritsch G, Hitzig E. *Über die elektrische Erregbarkeit des Großhirns.* Arch Anat Physiol wiss Med 1870; 37: 300–332.

Fritsch V. Links und Rechts in Wissenschaft und Leben. Stuttgart: W. Kohlhammer Verlag; 1964.

Galin D. *Implications for Psychiatry of Left and Right Cerebral Specialization.* Arch Gen Psychiatry 1974; 31: 572–583.

Gardner H, Brownell HH, Wapner W, Michelow D. *Missing the point. The role of the right hemisphere in the processing of complex linguistic materials.* In: Pereeman E (Hrsg.). Cognitive processing in the right hemisphere. New York: Academic Press; 1983.

Gates J, De Paola L. *Corpus Callosum Section for Epilepsy.* In: Shorvon S, Fish D, Dodson E et al. (Hrsg.). The Treatment of Epilepsy. 2nd edition. Oxford: Blackwell Publishing; 2004: 798–811.

Gates J, Wada J, Reeves A et al. *Reevaluation of Corpus Callosotomy.* In: Engel J Jr. (Hrsg.). Surgical Treatment of the Epilepsies. 2nd edition. New York: Raven Press Ltd.; 1993.

Gazzaniga M. *Cerebral Dominance Viewed as a Decision System.* In: Dimond S, Beaumont G (Hrsg.). Hemisphere Function in the Human Brain. London: Elek Science; 1974: 367–382.

Gazzaniga M. *Right Hemisphere Language Following Brain Bisection, A 20-Year Perspective.* Am Psychol 1983; 38: 525–537.

Gazzaniga M. Nature's mind. New York: Basic Books; 1992: 112–137.

Gazzaniga M. *The Split Brain Revisited.* Sci Am 1998; 279: 35–39.

Gazzaniga M. *Cerebral specialization and interhemispheric communication.* Brain 2000; 123: 1293–1326.

Gazzaniga M. The Ethical Brain. New York, Washington D.C.: Dana Press; 2005.

Gazzaniga M, Bogen J, Sperry R. *Observations on visual perception after disconnection of the cerebral hemispheres in man.* Brain 1965; 88: 221–236.

Gazzaniga M, Holtzman J, Deck M, Lee B. *MRI assessment of human callosal surgery with neuropsychological correlates.* Neurology 1985; 35: 1763–1766.

Gazzaniga M, Ivry R, Mangun G. Cognitive Neuroscience. 2nd edition. New York: W.W. Norton & Company; 2002.

Gazzaniga M, LeDoux J. The Integrated Mind. New York: Plenum Press; 1978.

Gazzaniga M, LeDoux J, Wilson D. *Language, praxis, and the right hemisphere: Clues to some mechanisms of consciousness.* Neurology 1977; 27: 1144–1147.

Gazzaniga M, Smylie C. *Facial recognition and brain asymmetries: clues to underlying mechanisms.* Ann Neurology 1983; 13: 536–540.

Gazzaniga M, Sperry R. *Language after Section of the Cerebral Commissures.* Brain 1967; 90: 131–148.

Gerrig R, Zimbardo P. Psychologie. 18. Auflage. München: Pearson Studium; 2008.

Geschwind N. *Disconnection syndromes in animals and man.* Brain 1965; 88: 585–644.

Geschwind N. *The Organization of Language and the Brain.* Science 1970; 170: 237–294.

Gould SJ. *Individuality: cloning and the discomfiting cases of Siamese twins.* The Sciences 1997; 37: 14–16.

Gross D. *Der Beitrag Gottlieb Burckhardts (1836-1907) zur Psychochirurgie in medizinhistorischer und ethischer Sicht.* Gesnerus 1998; 55: 221–248.

Hagner M. Homo cerebralis. Der Wandel vom Seelenorgan zum Gehirn. Frankfurt am Main: Suhrkamp; 2008: 196–223.

Harbaugh RE, Wilson DH, Reeves AG, Gazzaniga MS. *Forebrain Commissurotomy for Epilepsy: Review of 20 Consecutive Cases.* Acta Neurochir 1983; 68: 263–275.

Harnad S. *Metaphor and mental duality.* In: Simon T, Scholes R (Hrsg.). Language, mind and brain. Hillsdale (NJ): Erlbaum; 1982: 189–211.

Harrington A. Medicine, Mind, and the Double Brain. New Jersey: Princeton University Press; 1987.

Harrington A, Oepen G. *„Whole Brain" Politics and Brain Laterality Research.* Eur Arch Psychiatr Neurol Sci 1989; 239: 141–143.

Hartje W, Poeck K. Klinische Neuropsychologie. 5. Auflage. Stuttgart: Georg Thieme Verlag; 2002.

Hécaen H, Marcie P. *Disorders of Written Language Following Right Hemisphere Lesions: Spatial Dysgraphia.* In: Dimond S, Beaumont G (Hrsg.). Hemisphere Function in the Human Brain. London: Elek Science; 1974: 345–366.

Heister G, Landis T, Regard M, Schroeder-Heister P. *Shift of functional cerebral asymmetry during the menstrual cycle.* Neuropsychologia 1989; 27: 871–880.

Herrmann N. Das Ganzhirn-Konzept für Führungskräfte. Welcher Quadrant dominiert Sie und Ihre Organisation? Wien: Ueberreuter; 1997.

Hertz R. *La prééminence de la main droite: étude sur la polarité religieuse.* Revue Philosophique 1909; 68: 553–580.

Hertz R. *The Pre-eminence of the Right Hand: A Study in Religious Polarity.* In: Needham R (Hrsg.). Right & Left. Essays on Dual Symbolic Classification. Chicago, London: The University of Chicago Press; 1973: 3–31.

Hess K, Steck A (Hrsg.). Neurologie-Kompendium. 2. Auflage. Bern, Göttingen, Toronto: Verlag Hans Huber; 2000.

Hines T. *Left Brain/Right Brain Mythology and Implications for Management and Training.* Acad Manage Rev 1987; 12: 600–606.

Hohl M. Linke Hirnhälfte und Zensur. Bern: Peter Lang; 1995.

Hufschmidt A, Lücking CH. Neurologie compact. Leitlinien für Klinik und Praxis. 3. Auflage. Stuttgart: Georg Thieme Verlag; 2003.

Hughlings Jackson J. *On affections of speech from disease of the brain.* Brain 1878; 1: 304–330.

Jäncke L, Steinmetz H. Brain Size: *A possible Source of Interindividual Variability in Corpus Callosum Morphology.* In: Zaidel E, Iacoboni M (Hrsg.). The Parallel Brain. The Cognitive Neuroscience of the Corpus Callosum. Cambridge (MA): MIT Press; 2003: 51–63.

Jaynes J. Der Ursprung des Bewußtseins durch den Zusammenbruch der bikameralen Psyche. Reinbek: Rowohlt; 1988.

Karnath H-O, Thier P. Neuropsychologie. Heidelberg: Springer; 2003.

Kesey K. One Flew Over the Cuckoo's Nest. New York: Viking Press; 1962.

Kingstone A, Gazzaniga M. *Subcortical transfer of higher order information: more illusory than real?* Neuropsychology 1995; 9: 321–328.

Kinsbourne M. *Hemispheric Specialization and the Growth of Human Understanding.* Am Psychol 1982; 37: 411–420.

Klingelhöfer J, Spranger M. Klinikleitfaden Neurologie, Psychiatrie. 2. Auflage. München: Urban & Fischer; 2001.

Kolb B, Whishaw I. Neuropsychologie. 2. Auflage. Heidelberg, Berlin: Spektrum Akademischer Verlag; 1996.

Kraus N, McLaughlin E. The Nanny Diaries. London, New York: Penguin Books; 2002.

Krusche H. Der Frosch auf der Butter. NLP: Die Grundlagen des Neuro-Linguistischen Programmierens. Berlin: Ullstein; 2005.

Kujsten M (Hrsg.). Reflections on the Dawn of Consciousness: Julian Jaynes‘s Bicameral Mind Theory Revisited. Julian Jaynes Society; 2007.

Lamprecht F. Praxis der Traumatherapie. Was kann EMDR leisten? Stuttgart: Pfeiffer bei Klett-Cotta; 2000.

Lem S. Frieden auf Erden. Frankfurt am Main: Insel-Verlag; 1986.

Leuret F, Gratiolet LP. Anatomie compare du système nerveux considéré dans ses rapports avec l'intelligence. Paris: Ballière; 1839.

Levy J, Nebes R, Sperry R. *Expressive language in the surgically separated minor hemisphere.* Cortex 1971; 7: 49–58.

Levy J, Trevarthen C, Sperry RW. *Reception of bilateral chimeric figures following hemispheric deconnexion.* Brain 1972; 95: 61–78.

Lhatoo SD, Solomon JK, McEvoy AW et al. *Prospective Study of the Requirement for and the Provision of Epilepsy Surgery in the United Kingdom.* Epilepsia 2003; 44: 673–676.

Libet B. *Neuronal vs. subjective timing for a conscious sensory experience.* In: Buser PA, Rougeul-Buser A (Hrsg.). Cerebral Correlates of Conscious Experience. North Holland, Amsterdam: Elsevier; 1978: 69–82.

Libet B. *A testable field theory of mind-brain interaction.* J Consc Stud 1994; 1: 129–126.

Libet B. Mind Time. Wie das Gehirn Bewußtsein produziert. Frankfurt am Main: Suhrkamp; 2005.

Libet B, Gleason CA, Wright EW, Pearl DK. *Time of Conscious Intention to Act in Relation to Onset of Cerebral Activities (Readiness-Potential). The Unconscious Initiation of a Freely Voluntary Act.* Brain 1983; 106: 623–642.

Liebsch R. Kurzlehrbuch Neurologie. 2. Auflage. München: Urban & Fischer; 2001.

Liepmann H. Die linke Hemisphäre und das Handeln. Drei Aufsätze aus dem Apraxiegebiet. Berlin: Springer; 1908.

Lindgren U. *Eine Brücke zur Antike.* Spektrum der Wissenschaft Spezial: Forschung und Technik im Mittelalter 2002; 2: 40–41.

Luessenhop A. *Surgical Disconnection of the Cerebral Hemispheres for Intractable Seizures.* J Am Med Assoc 1970; 213: 1630–1636.

MacDonald P. History of the Concept of Mind. Aldershot: Ashgate Publishing Limited; 2003.

MacLean P. The Tribune Brain in Evolution. New York: Plenum Press; 1990.

Maudsley H. *The Double Brain.* Mind 1889; 14: 161–187.

McDougall W. Body and Mind. London: Methuen & Co Ltd.; 1918.

McKean K. *Of two minds: Selling the right brain.* Discover 1985; 6: 30–41.

McManus C. Right Hand, Left Hand. The Origins of Asymmetry in Brains, Bodies, Atoms and Culture. London: Weidenfeld & Nicolson; 2002.

Metzinger T (Hrsg.). Bewußtsein – Beiträge aus der Gegenwartsphilosophie. Paderborn: Schöningh; 1996.

Mitchell RW. *Mental models of mirror-self-recognition: two theories.* New Ideas Psychol 1993; 11: 295–325.

Mohr C, Michel CM, Lantz G, Ortigue, S, Viaud-Delmon I, Landis T. *Brain-State dependent Functional Hemispheric Specilization in Men but not in Women.* Cereb Cort 2005; 15: 1451–1458.

Morin A. *The Split-Brain Debate Revisited: on the Importance of Language and Self-Recognition for Right Hemispheric Consciousness.* J Mind Behav 2001; 22: 107–118.

Myers D. Psychologie. Heidelberg: Springer; 2005.

Myers RE, Sperry RW. *Interocular transfer of a visual form discrimination habit in cats after section of the optic chiasm and corpus callosum.* Anat Rec 1953; 115: 351–352 (Abstract).

Myers RE, Sperry RW. *Interhemispheric Communication Through the Corpus callosum.* Arch Neurol Psychiatry 1958; 80: 298–303.

Needham R. *The Left Hand of the Mugwe.* In: Needham R (Hrsg.). Right & Left. Essays on Dual Symbolic Classification. Chicago, London: The University of Chicago Press; 1973: 109–127.

Needham R (Hrsg.): Right & Left. Essays on Dual Symbolic Classification. Chicago, London: The University of Chicago Press; 1973.

Netter F. Netters Neurologie. Stuttgart: Georg Thieme Verlag; 2001.

O'Callaghan M, Carroll D. Psychosurgery. A Scientific Analysis. Lancaster: MTP Press Limited; 1982.

Older J. *Psychosurgery: Ethical Issues and a Proposal for Control.* Am J Orthopsychiatry 1974; 44: 661–674.

Ornstein R. Die Psychologie des Bewußtseins. Köln: Kiepenheuer & Witsch; 1974.

Ornstein R. Multimind. Ein neues Modell des menschlichen Geistes. Paderborn: Junfermann-Verlag; 1989.

Ornstein R. The right mind. San Diego, New York, London: Harcourt Brace & Company; 1997.

Paredes JA, Hepburn MJ. *The Split Brain and the Culture-and-Cognition Paradox.* Curr Anthropol 1976; 17: 121–127.

Pease A, Pease B. Warum Männer nicht zuhören und Frauen schlecht einparken. Ganz natürliche Erklärungen für eigentlich unerklärliche Schwächen. 18. Auflage. München: Ullstein; 2002.

Penry JK, Dean JC. *Prevention of intractable partial seizures by intermittent vagal stimulation in humans. Preliminary results (abstract).* Epilepsy 1990: 31 (suppl 1): 40–43.

Pert C. Molecules of Emotion. The Science Behind Mind-Body Medicine. New York: Scribner; 1997.

Phelps EA, Gazzaniga MS. *Hemispheric differences in mnemonic processing: the effects of left hemisphere interpretation.* Neuropsychologia 1992; 30: 293–297.

Pinel J. Biopsychologie. 2. Auflage. Heidelberg, Berlin: Spektrum Akademischer Verlag; 2001.

Platon. *Timaios.* In: Platon. Spätdialoge II. Zürich, München: Artemis Verlag; 1974.

Platon. *Phaidon.* In: Platon: Sämtliche Werke in zehn Bänden. Griechisch und Deutsch nach der Übersetzung Friedrich Schleiermachers [...]. Band IV. Frankfurt am Main, Leipzig: Insel Verlag; 1991.

Popper K, Eccles J. The Self and Its Brain. Berlin, New York, London: Springer; 1977.

Povinelli DJ. *Can animals empathize? Maybe not [30 paragraphs].* Sci Am 1998; 9: 67–75.

Powers R. The Echomaker. New York: Farrar, Straus and Goroux; 2006.

Pschyrembel: Klinisches Wörterbuch. 259. Auflage. Berlin: Walter de Gruyter; 2002.

Puccetti R. *The case for mental duality.* Behav Brain Sci 1981; 4: 93–123.

Puccetti R. *Dennett on the Split Brain.* Psycoloquy 1993; 52(4).

Puente A. *Roger W. Sperry: From Neuro-Science to Neuro-Philosophy.* In: Stringer A, Cooley E (Hrsg.). Pathways to prominence. Reflections of 20th century neuropsychologists. New York: Psychology Press; 2002.

Reeves A, Risse G. *Neurological Effects of Callosotomy.* In: Reeves A, Roberts D (Hrsg.). Epilepsy and the Corpus Callosum 2. New York: Plenum Press; 1995: 241–249.

Rico GL. Garantiert schreiben lernen. Sprachliche Kreativität methodisch entwickeln. Reinbek: Rowohlt; 1984.

Ritter J, Gründer K (Hrsg.). Historisches Wörterbuch der Philosophie. Überarbeitete Neuauflage. Basel: Schwabe & Co. AG; 1992.

Roberts D, Rayport M, Maxwell R et al.: *Corpus Callosotomy.* In: Engel J Jr. (Hrsg.). Surgical Treatment of the Epilepsies. 2nd edition. New York: Raven Press Ltd.; 1993: 519–526.

Roberts D, Reeves A, Nordgren R. *The Role of Posterior Callosotomy in Patients with Suboptimal Response to Anterior Callosotomy.* In: Reeves A, Roberts D (Hrsg.). Epilepsy and the Corpus Callosum 2. New York: Plenum Press; 1995.

Robinson D. *Cerebral Plurality and the Unity of Self.* Am Psychol 1982; 37: 904–910.

Roelcke V, Maio G (Hrsg.). Twentieth century ethics of human subjects research. Historical perspectives on values, practices and regulations. Stuttgart: Franz Steiner; 2004.

Ruch F, Zimbardo P. Psychology and Life. 8th edition. Glenview, Illinois: Scott and Foresman; 1971.

Ruch F, Zimbardo P. Lehrbuch der Psychologie. Berlin, Heidelberg, New York: Springer; 1974, 1975 (2. Auflage).

Schiffer F. Of two minds. The revolutionary science of dual-brain psychology. New York: The Free Press; 1998.

Schirmer M. Neurochirurgie. 9. Auflage. München: Urban & Schwarzenberg; 1998.

Schmidt D, Elger CE. Praktische Epilepsiebehandlung. 2. Auflage. Stuttgart, New York: Georg Thieme Verlag; 1999.

Schmidt U, Frewer A. History and Theory of Human Experimentation. The Declaration of Helsinki and Modern Medical Ethics. [History and Philosophy of Medicine, Volume 2]. Stuttgart: Steiner; 2007.

Schönpflug W, Schönpflug U. Psychologie. 4. Auflage. Weinheim: Beltz, Psychologie Verlags Union; 1997.

Schramm A, Grunst S (Hrsg.). Neurologie, Psychiatrie. 2. Auflage. München: Urban & Fischer; 2003.

Schubbe O (Hrsg.). Traumatherapie mit EMDR. Ein Handbuch für die Ausbildung. Göttingen: Vandenhoeck & Ruprecht; 2004.

Schwartz A. Neurologie systematisch. 2. Auflage. Bremen: Uni-Med Verlag; 2000.

Searle J. *Consciousness.* Ann Rev Neurosci 2000; 23: 557–578.

Shapiro F. *Die EMDR-Behandlung: Überblick und Integration.* In: Shapiro F (Hrsg.). EMDR als integrativer psychotherapeutischer Ansatz. Paderborn: Junfermann Verlag; 2003: 49–81.

Short RV. *Die Evolution der menschlichen Fortpflanzung.* In: Sullerot E (Hrsg.). Die Wirklichkeit der Frau. München: Verlag Steinhausen; 1979: 222–252.

Shorvon S. *Introduction to Epilepsy Surgery and its Presurgical Assessment.* In: Shorvon S, Fish D; Dodson E et al. (Hrsg.). The Treatment of Epilepsy. 2nd edition. Oxford: Blackwell Publishing; 2004: 579–598.

Siegel D. *Die Entwicklung des Geistes und die Auflösung von Traumata: Einige Ideen über Informationsverarbeitung und eine interpersonelle Neurobiologie der Psychotherapie.* In: Shapiro F (Hrsg.). EMDR als integrativer psychotherapeutischer Ansatz. Paderborn: Junfermann Verlag; 2003: 113–154.

Snyder G. Instrumentum Medici. Der Arzt und sein Gerät im Spiegelbild der Zeiten. Ingelheim: Boehringer Sohn; 1972.

Solso R. Kognitive Psychologie. Heidelberg: Springer; 2005.

Soon CS, Brass M, Heinze H-J, Haynes J-D. *Unconscious determinants of free decisions in the human brain.* Nat Neurosci 2008; 11: 543–545.

Spencer D, Ojemann G. *Overview of Therapeutic Procedures.* In: Engel J Jr. (Hrsg.). Surgical Treatment of the Epilepsies. 2nd edition. New York: Raven Press Ltd.; 1993.

Spencer S, Gates J, Reeves A et al. *Corpus Callosum Section.* In: Engel J Jr. (Hrsg.). Surgical Treatment of the Epilepsies. New York: Raven Press; 1987: 425–444.

Spencer S, Spencer D. *Seizure Types: Results of Partial and Complete Callosostomy in Adults.* In: Reeves A, Roberts D (Hrsg.). Epilepsy and the Corpus Callosum 2. New York: Plenum Press; 1995.

Spencer S, Spencer D, Sass K et al. *Anterior, total, and two-staged corpus callosum section: differential and incremental seizure responses.* Epilepsia 1993; 34: 561–567.

Sperry R. *Neurology and the mind-brain problem.* Am Sci 1952; 40: 291–312.

Sperry R. *The Eye and the Brain.* Sci Am 1956; 194: 48–52.

Sperry R. *Cerebral Organization and Behavior.* Science 1961a; 133: 1749–1757.

Sperry R. *Some developments in brain lesion studies of learning.* Fed Proc 1961b; 20 (Part I): 609–616.

Sperry R. *The great cerebral commissure.* Sci Am 1964; 210: 42–52.

Sperry R. *Brain Bisection and the Mechanisms of Consciousness.* In: Eccles J. Brain and Conscious Experience. Heidelberg, New York: Springer; 1966a: 298–313.

Sperry R. *Mind, brain and humanist values.* In: Platt JR (Hrsg.). New Views of the Nature of Man. Chicago: University of Chicago Press; 1966b: 71–92.

Sperry R. *Lateral Specialization in the Surgically Separated Hemispheres.* In: Schmitt FO, Worden FG (Hrsg.). The Neurosciences Third Study Program. Cambridge (MA): The MIT Press; 1974: 5–19.

Sperry R. Left-Brain, Right-Brain. New York: Saturday Review; 9.8.1975.

Sperry R. *Mental Phenomena as causal determinants in brain function.* In: Globus G, Maxwell G, Savodnik I (Hrsg.). Consciousness and the Brain. New York: Plenum Press; 1976: 163–177.

Sperry R. *Forebrain Commissurotomy and Conscious Awareness.* J Med Phil 1977; 2: 101–126.

Sperry R. *Mind-brain interaction: Metalism yes; Dualism no.* Neuroscience 1980; 5: 195–206.

Sperry R. *Consciousness, personal identity and the divided brain.* Neuropsychologia 1984; 22: 661–673.

Sperry R. Naturwissenschaft und Wertentscheidung. München, Zürich: Piper; 1985.

Sperry R, Gazzaniga M, Bogen J. *Interhemispheric relationships: the neocortical commissures;*

syndromes of hemispheric disconnection. In: Vinken PJ, Bruyn GW (Hrsg.). Handbook of Clinical Neurology. Vol. 4. Amsterdam: North Holland Publishing Company; 1969.

Sperry R, Zaidel E, Zaidel D. *Self recognition and social awareness in the disconnected minor hemisphere.* Neuropsychologia 1979; 17: 153–166.

Springer S, Deutsch G. Linkes, rechtes Gehirn. 4. Auflage. Heidelberg, Berlin: Spektrum Akademischer Verlag; 1998.

Stamm JS, Sperry RW, Miner N. *Relearning tests for interocular transfer following division of optic chiasma and corpus callosum in cats.* J Compar Physiol Psych 1956; 49: 529–533.

Stamm JS, Sperry RW. *Function of corpus callosum in contralateral transfer of somesthetic discrimination in cats.* J Compar Physiol Psych 1957; 50: 138–143.

Stiles A. *Robert Louis Stevenson's Jekyll and Hyde and the Double Brain.* SEL Studies in English Literature 1500–1900 2006; 46: 879–900.

Stone HW. *Left Brain, Right Brain.* Theology Today 1983; 40: 292–301.

Taylor M, David AS. *Agenesis of the corpus callosum: A United Kingdom series of 56 cases.* J Neurol Neurosurg Psychiatry 1998; 64: 131–134.

The Oxford English Dictionary. Vol. XVI. 2nd edition. Oxford: Clarendon Press; 1989.

Thiel JF. Grundbegriffe der Ethnologie. Berlin: Dietrich Reimer Verlag; 1992.

Trescher JH, Ford FR. *Colloid cyst of the third ventricle: report of a case; operative removal with section of posterior half of the corpus callosum.* Arch Neurol Psychiatry 1937; 37: 959–973.

Van Wagenen WP, Herren RY. *Surgical Division of commissural pathways in the corpus callosum.* Arch Neurol Psychiatry 1940; 44: 740–759.

Voneida T. *Roger Wolcott Sperry, August 20, 1913 – April 17, 1994.* In: National Academy of Sciences, Biographical Memoirs v.71. Washington: National Academy Press; 1997: 315–332.

Wallas G. The Art of Thought. New York: Harcourt, Brace and Company; 1926.

Wernicke C. Der aphasische Symptomenkomplex. Eine psychologische Studie auf anatomischer Basis. Breslau: M. Cohn & Weigert; 1874.

Wieser HG. *Operative Behandlung der Epilepsien.* In: Fröscher V, Hufnagel A (Hrsg.): Die Epilepsien. 2. Auflage. Stuttgart: Schattauer; 2004.

Williamson P. *Corpus Callosum Section: Preoperative Evaluation.* In: Reeves A, Roberts D (Hrsg.). Epilepsy and the Corpus Callosum 2. New York: Plenum Press; 1995: 123–135.

Willis R (Hrsg.). Mythen der Welt. München: Orbis Verlag; 1998.

Wilson D, Reeves A, Gazzaniga M. *Division of the corpus callosum for uncontrollable epilepsy.* Neurology 1978; 28: 649–653.

Wilson D, Reeves A, Gazzaniga M. *„Central" commissurotomy for intractable generalized epilepsy: Series two.* Neurology 1982; 32: 687–697.

Wilson D, Reeves A, Gazzaniga M, Culver C. *Cerebral commissurotomy for control of intractable seizures.* Neurology 1977; 27: 708–715.

Wilson F. The Hand. How Its Use Shapes the Brain, Language, and Human Culture. New York: Patheon Books; 1998.

Wilson F. Die Hand: Geniestreich der Evolution. Ihr Einfluß auf Gehirn, Sprache und Kultur des Menschen. Stuttgart: Klett-Cotta; 2000.

Witelson S. *The Brain Connection: The Corpus Callosum is Larger in Left-Handers.* Science 1985; 229: 665–668.

Wolfe T. I am Charlotte Simmons. New York: Farrar, Straus and Goroux; 2004.

Zaidel D. *A view of the world from a split-brain perspective.* In: Critchley E (Hrsg.). Neurological Boundaries of reality. London: Farrand Press; 1994: 161–174.

Zaidel E. *A Response to Gazzaniga: Language in the Right Hemisphere, Convergent Perspectives.* Am Psychol 1983; 38: 542–546.

Zaidel E, Iacoboni M (Hrsg.). The Parallel Brain. The Cognitive Neuroscience of the Corpus Callosum. Cambridge (MA): MIT Press; 2003.

Zaidel E, Zaidel D, Bogen J. *The Split brain.* In: Adelman G, Smith B (Hrsg.). Encyclopedia of Neuroscience. 2nd edition. Amsterdam: Elsevier; 1999: 1930–1936.

Zangwill O. *Consciousness and the Cerebral Hemispheres.* In: Dimond S, Beaumont G (Hrsg.). Hemisphere Function in the Human Brain. London: Elek Science; 1974: 264–278.
Zimbardo P. Lehrbuch der Psychologie. 3. Auflage. Berlin, Heidelberg, New York: Springer; 1978.
Zimbardo P. Psychologie. 4. Auflage. Berlin, Heidelberg, New York: Springer; 1983.
Zimbardo P, Gerrig R. Psychologie. 7. Auflage. Berlin, Heidelberg, New York: Springer; 2003.
Zimbardo P, Gerrig R. Psychologie. 16. Auflage. München: Pearson Studium; 2004.

6.2.2 Internetquellen

Automedia. 2006 Volvo XC90 AWD V8.
http://www.automedia.com/2006/Volvo/XC90/AWD/V8/rts20060601xc/2
[Stand: 06.07.2011]

Bogen J, Bogen G. Split-Brains: Interhemispheric Exchange in Creativity.
http://www.its.caltech.edu/~jbogen/text/creat6.htm
[Stand: 06.07.2011]

Bogen J, Vogel P. Neurologic Status in the Long Term Following Complete Cerebral Commissurotomy.
http://www.its.caltech.edu/~jbogen/text/lyon.html
[Stand: 06.07.2011]

Bogen J. Roger Wolcott Sperry.
http://www.its.caltech.edu/~jbogen/text/amerphil.html
[Stand: 06.07.2011]

Corpus Callosum Corporation.
www.corpus-callosum.com
[Stand: 06.07.2011]

Corpus callosum. Huwelijksdiensten op maat.
www.corpuscallosum.nl
[Stand: 04.06.2008]

Dawkins R. The Selfish Gene: Thirty years on. Rede zum Erscheinen der 30-jährigen Jubiläumsausgabe des Buches, gehalten am 16. März 2006 in The Old Theatre, London.
http://www.edge.org/3rd_culture/selfish06/selfish06_index.html
[Stand: 06.07.2011]

Declaration of War Against Exploiters of Lakota Spirituality.
http://puffin.creighton.edu/lakota/war.html
[Stand: 06.07.2011]

Deravian R. Corpus-callosum.org.
www.corpus-callosum.org
[Stand: 04.06.2008]

Deutsches Epilepsiemuseum Kork. Das Steinschneiden.
www.epilepsiemuseum.de/alt/bosch.html
[Stand: 06.07.2011]

Deutsches Epilepsiemuseum Kork. Die Geschichte der Epileptologie.
http://www.epilepsiemuseum.de/alt/body_histord.html
[Stand: 06.07.2011]

Gazzaniga M. Curriculum Vitae.
http://www.psych.ucsb.edu/~gazzanig/cv.htm
[Stand: 06.07.2011]

Herrmann International.
http://www.hbdi.com/
[Stand: 06.07.2011]

Libet B. Can Conscious Experience Affect Brain Activity?
http://www.imprint.co.uk/pdf/Libet.pdf
[Stand: 06.07.2011]

Microsoft TechNet. Cluster Continuous Replication.
http://technet.microsoft.com/en-us/library/bb124521.aspx
[Stand: 06.07.2011]

National Institutes of Health: *Surgery for Epilepsy.* NIH Consens Statement Online: 1990 Mar 19–21 [cited year month day]; 8(2):1–20.
http://neurosurgery.mgh.harvard.edu/Functional/epil-nih.htm
[Stand: 06.07.2011]

Project on the Decade of the Brain. Presidential Proclamation 6158.
http://www.loc.gov/loc/brain/proclaim.html
[Stand: 06.07.2011]

Puente AE. The Roger W. Sperry Site.
http://www.rogersperry.info/
[Stand: 06.07.2011]

RightBrain/LeftBrain™ & ModernToys™
www.rightbrain-leftbrain.com
[Stand: 06.07.2011]

Seki M. Borderless Split Brain.
http://www.borderless-split-brain.info/
[Stand: 06.07.2011]

Sperry RW, Levy J. *Mental Capacities of the Disconnected Minor Hemisphere Following Commissurotomy.* Proc 78th Ann Conv APA; 1970
http://people.uncw.edu/puente/sperry/sperrypapers/70s/157-1970.pdf
[Stand: 06.07.2011]

Split Brain Solutions. Webdesign.
www.split-brain.com
[Stand: 04.06.2008]

Splitbrain Production Stockholm.
www.splitbrain.se
[Stand: 06.07.2011]

The Nobel Assembly of Karolinska Institutet. The Nobel Prize in Physiology or Medicine 1981.
http://nobelprize.org/nobel_prizes/medicine/laureates/1981/press.html
[Stand: 06.07.2011]

Wikipedia. Bilder von Hieronymus Bosch.
de.wikipedia.org/wiki/Bilder_von_Hieronymus_Bosch#Das_Steinschneiden
[Stand: 06.07.2011]

Wilde O. The Decay of Lying: An Observation.
http://www.victorianweb.org/authors/wilde/decay.html
[Stand: 06.07.2011]

6.2.3 Zeitungsartikel

Eine Übersicht ist in Kapitel 4.2.1 zu finden.

6.3 ABBILDUNGSVERZEICHNIS

6.4 ABSTRACT (ENGLISH)

Objective: This paper discusses the historical significance of cerebral commissurotomies, also known as „split-brain operations“. The objective of this paper is to compile the basic theoretical, clinical and experimental information that lead to the resumption of commissurotomies in the 1960s.

This paper also analyzes the importance of commissurotomies in modern epilepsy therapy and the influence of such operations on psychological and philosophical issues, as well as how these operations contributed to a common understanding of hemisphere functions and how these popular ideas deviate from scientific results.

Methods: Review of historical and present literature and media on the split-brain topic.

Results: Between 1939 and 1943, W.P. Van Wagenen and R.Y. Herren were the first to perform cerebral commissurotomies to treat intractable epilepsy in humans.

The follow-up studies by J.A. Akelaitis did not show any neurological disorders or cognitive deficits, but, since the operations were not considered to be successful with regard to seizure reduction, they soon were abandoned.

When P.J. Vogel and J.E. Bogen again started performing commissurotomies in 1962, they based them on R.W. Sperry‘s and R.E. Myers animal studies from the 1950s as well as on Akelaitis' findings. By sectioning the corpus callosum and optic chiasm in cats and monkeys, Bogen's mentor Sperry proved that the corpus callosum significantly contributes to interhemispheric communication. These experiments led the authors of speaking of the hemispheres as working indepenently of one other, suggesting that each seemed to possess a consciousness of its own.

In addition to the hope of preventing a generalization of the seizures by sectioning the corpus callosum, a primary reason for reviving the procedure was to find out whether an independent conscious mind would be observed in each hemisphere in humans, too.

The follow-up studies, some of which were carried out by M.S. Gazzaniga et al. for more than twenty years, provided unparalleled insight into how the hemispheres work and how consciousness develops. In 1981, Sperry was awarded the Nobel Prize for his discoveries regarding functional specialization of the cerebral hemispheres.

A refined surgical technique developed by D.H. Wilson and others helped to improve the results of surgery such that even today the operation is taken into account as a palliative method in occasional instances.

While commissurotomy only plays a tangential role in modern treatment of epilepsy, the findings from the follow-up tests significantly contributed to an understanding of hemispheric functioning. They did not only influence the philosophical discussion on human consciousness as well as psychotherapy, but were also applied in popular science, where stereotypical ideas about hemispheric differences, which increasingly deviated from the original scientific discoveries, were propagated and finally found their trivializing way into many facets of popular culture.

Conclusion: This paper shows by the example of the split-brain studies that not always the scientific facts are propagated and popularized fastest, but simplifications derived from the scientific data, that seem to facilitate our desire to predict complex human behaviour and find an answer to the question on the origin and nature of consciousness. It is made clear that scientists as well as journalists and non-scientific authors bear responsibility to scrutinize scientific results before publishing them, to prevent the spread of long-lasting stereotypes.

GESCHICHTE UND PHILOSOPHIE DER MEDIZIN / HISTORY AND PHILOSOPHY OF MEDICINE

Herausgegeben von Andreas Frewer.

Franz Steiner Verlag ISSN 1860–6199

1. Frank Stahnisch / Florian Steger (Hg.)
   Medizin, Geschichte und Geschlecht
   Körperhistorische Rekonstruktionen von Identitäten und Differenzen
   2005. 318 S. mit 35 Abb. auf 18 Tafeln, geb.
   ISBN 978-3-515-08564-9
2. Ulf Schmidt / Andreas Frewer (Hg.)
   History and Theory of Human Experimentation
   The Declaration of Helsinki and modern Medical Ethics
   2007. 370 S. mit 6 Abb., geb.
   ISBN 978-3-515-08862-6
3. Martin Mattulat
   Medizinethik in historischer Perspektive
   Zum Wandel ärztlicher Moralkonzepte im Werk von Georg Benno Gruber (1884–1977)
   2007. 187 S. mit 23 Abb., geb.
   ISBN 978-3-515-08863-3
4. Hinderk Conrads / Brigitte Lohff
   Carl Neuberg – Biochemie, Politik und Geschichte
   Lebenswege und Werk eines fast verdrängten Forschers
   2006. 221 S. und 28 Abb. auf 16 Taf., geb.
   ISBN 978-3-515-08894-7
5. Brigitte Lohff / Hinderk Conrads
   From Berlin to New York
   Life and work of the almost forgotten German-Jewish biochemist Carl Neuberg (1877–1956). With a bibliography of Carl Neuberg's publications by Michael Engel and Brigitte Lohff. Transl. from the German by Anthony Mellor-Stapelberg
   2007. 294 S. mit 28 Abb. auf 16 Taf., geb.
   ISBN 978-3-515-09062-9
6. Daniel Schäfer / Andreas Frewer / Eberhard Schockenhoff / Verena Wetzstein (Hg.)
   Gesundheitskonzepte im Wandel
   Geschichte, Ethik und Gesellschaft
   2008. 308 S., geb.
   ISBN 978-3-515-09076-6
7. Florian Bruns
   Medizinethik im Nationalsozialismus
   Entwicklungen und Protagonisten in Berlin (1939–1945)
   2009. 225 S. und 21 Abb. auf 10 Taf., geb.
   ISBN 978-3-515-09226-5
8. Andreas Frewer / Bernhard Bremberger / Günther Siedbürger (Hg.)
   Der „Ausländereinsatz" im Gesundheitswesen (1939–1945)
   Historische und ethische Probleme der NS-Medizin
   2009. 285 S. mit 6 Abb., geb.
   ISBN 978-3-515-09201-2
9. Almut Caspary
   In Good Health
   Philosophical-Theological Analysis of the Concept of Health in Contemporary Medical Ethics
   2010. 209 S., geb.
   ISBN 978-3-515-09318-7
10. Christine Wolters
    Tuberkulose und Menschenversuche im Nationalsozialismus
    Das Netzwerk hinter den Tbc-Experimenten im Konzentrationslager Sachsenhausen
    2011. 287 S. mit 2 Abb., geb.
    ISBN 978-3-515-09399-6